KB233656

암 치료법 드디어 찾았다!

암 치료법
드디어 찾았다!

저자 | 약학박사 황준이 지음

1판 1쇄 인쇄 | 2012. 1. 10
1판 1쇄 발행 | 2012. 1. 20

발행처 | 건강다이제스트사
발행인 | 이정숙
디자인 | 김영미

출판등록 | 1996. 9. 9
등록번호 | 03-935호
주소 | 서울특별시 용산구 효창동 5-3호 대신 B/D 3층(우편번호 140-896)
TEL | (02)702-6333 FAX | (02)702-6334

값 15,000원
ISBN 978-89-7587-072-9 13510

암 치료법 드디어 찾았다!

약학박사 **황준이** 지음

건강다이제스트 社

생체부활요법에 따른 암 치료에 깊은 관심을 갖게 된 것은 사랑하는 어머님이 유방암 수술을 받으신 후 타계하신 것이 계기가 되었다.

평소 건강하게 생활하시다가 우연한 기회에 콩알만 한 덩어리가 젖가슴으로부터 만져져 혹시나 해서 S대학병원을 찾아가셨다가 검사 결과 악성 종양으로 판명되어 졸지에 한쪽 유방을 잃게 되셨다.

암 덩어리가 깨끗이 제거되었다는 담당의사의 말에 안심하면서 퇴원을 했으나 며칠 후 생체 내 면역기능 저하에 따른 후유증으로 심한 통증을 수반하는 대상포진이 발병되어 고통 가운데서 병상을 지켜야 했고, 곧이어 재발된 암으로 인해 이루 형용할 수 없는 고통 속에서 고생고생 하시다가 끝내는 하늘의 부르심을 받게 되셨다.

솔직히 이 같은 경험을 하고 나서부터 현대의학에서 대표적인 암 치료 방법이라고 하는 조기발견에 따른 수술요법과 방사선요법, 화학요법 등에 대해 적잖은 의구심을 갖게 되었다. 현대적 교육을 받고 자라난 약사로서 그때까지 일반적으로 생각하여 왔던 암 치료의 개념이 바뀌게 되었다.

미국을 비롯한 선진 각국에서 암 예방과 치료를 위해 연간 예산으로 이루 헤아릴 수 없을 정도의 막대한 액수가 지출되고 있지만 아직까지 암 치료는 말할 것도 없고 원인 규명조차도 정확히 확인하지 못하고 있는 것이 현실이고 보면 현재의 암에 대한 정의나 치료개념 자체가 잘못되지 않았는가 생각한다.

현대의학적으로 암을 정의한다면 암세포가 어떤 이유로 해서 생체 내에 일단 발생하면 끝없이 증식하기 때문에 암세포가 자진 붕괴하거나 자연치유란 절대로 불가능하다는 것이 지금까지의 기본 개념이다.

따라서 암 치료에 있어서 최선의 방법이란 오직 조기에 발견해서 환부를 도려내고 방사선 조사나 화학요법제인 항암제에 의존할 수밖에 없다는 것 이외에 달리 어떻게 해 볼 도리가 없다고 결론짓고 있는 것이 지금의 상황이다.

그러나 바로 이러한 점이 근본적인 암 치료 대책을 세우는 데 있어 문제가 되고 있다고 말할 수 있다.

혈액생리학의 권위자인 일본의 모리시다 박사는 현대의학의 한계성을 지적하면서 암은 어떠한 경우이든 국소병이 아니라 혈액 오염에 따른 전신적 질환으로 그 발생 원인은 어디까지나 현대의 문명 공해와 반자연적인 생활환경에서 연유하기 때문에 전신적인 정혈에 힘쓰고 무력화된 조직세포를 다시 활성화시켜 생체 내 면역기능과 자연치유력을 높이기만 하면 자연히 치유가 가능하다고 주장하여 왔다.

수많은 학자들에 의해 현대의 최첨단 과학지식과 장비를 총동원하여 암 연구에 몰두하여 왔음에도 불구하고 비자연적 생활조건과 잘못된 영양개념 및 각종 화학물질과 공해로 오염된 여건에서 생활하는 현대인들에게 암 발생이 급증하고 있음은 모리시다 박사의 주장에 상당한 일리가 있음을 말해준다 하겠다.

우리나라 경우를 보더라도 해마다 꾸준한 암 발생률 증가는 80세까지 생존한다고 가정할 때 국민 3명 중 1명은 암에 걸린다는 상황에까지 이르게 되었다.

현재의 치료방법을 적용시킬 때 암이 조기에 발견된다고 하더라도 장기의 일부 또는 전체가 잘려 나간다는 것을 감안하면 한 가정당 가족 구성원이 3~5명이라고 할 때 가족 중 1~2명은 장기의 일부 내지는 전체가 제거된 상태로 살아가야만 한다고 생각하니 너무나도 서글픈 일이 아닐 수 없다.

아울러 우리 주변에는 이루 헤아릴 수 없을 정도로 많은 소위 항암성분이 함유되어 있다는 광고식품들이 넘쳐나고 있지만 이 또한 암 예방과 치료에 있어서는 크게 도움이 되지 못하고 있는 것이 현실이다.

그러나 암으로 진단을 받은 사람이 낙심하지 않고 꾸준한 투병정신으로 생체부활요법을 시행함으로써 고통이 덜어지고 삶의 질도 높아질 뿐만 아니라 나아가 암종까지 사라지는 경우도 종종 보게 된다.

　결국 암 예방과 치료의 지름길은 먼 곳에 있지 않고 우리와 가까운 곳에 있다는 사실을 알게 되었기에 이 귀중한 진리를 보다 많은 분들에게 전하여 암으로 인하여 고통 받고 있는 환우와 가족들로 하여금 참기 어려운 그 고통의 질곡으로부터 조금이나마 벗어날 수 있도록 도움을 드리기 위해 작은 책자로 엮어 보았다.

　끝으로 이 한 권의 책자가 절망과 고통으로 신음하며, 지푸라기라도 잡고 싶은 애달픈 심정으로 갈 방향을 몰라 방황하고 있는 모든 환우분들과 가족들에게 암은 치료될 수 있다는 희망과 용기를 심어주는 지침서가 되어 암 치료에 있어서 작은 보탬이 되었으면 하는 마음 간절하다.

　이 책자가 출판되기까지 많은 수고를 아끼지 않으셨던 건강다이제스트사에 심심한 감사의 말씀을 드리며 어머님 영전에 머리 숙여 봉헌하여 드린다.

2012년 1월

CONTENTS

CHAPTER 05 잘 걸리는 14대 암 정체를 알면 이긴다

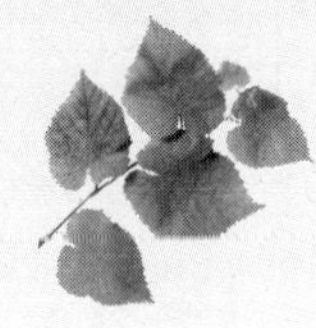

암을 이기는 비결로 가장 중요한 것은
내 몸 안에 내재되어 있는 자연의 의사,
즉 자연치유력을 높이는 데 있다.
자연치유력을 높여주면 건강 회복이라는 기쁨을 누릴 수 있다.

암은 치료된다

암 진단을 받았을 때 절망부터 하지 말자

지금까지 암 발생 과정과 치료 방법들이 많은 학자들에 의하여 갖가지 이론으로 제시되어 왔고 실제로 임상에 응용되어졌다. 그러나 불행히도 아직까지 암 발생에 대한 정확한 원인조차 규명되지 않았을 뿐 아니라 치료 방법 또한 인체에 미치는 부작용과 삶의 질이란 측면에서 볼 때 상당한 문제점을 안고 있음을 부인할 수 없다.

그런 탓에 대부분의 사람들은 암이란 말만 들어도 곧 죽음으로 받아들인다. 사형선고를 연상할 정도로 암에 대한 두려움과 공포심은 실로 크다.

실제로 우리들 주변에 있는 암 환우 중에서 암의 고통에서 해방되어 완전히 치료된 사람들보다는 암의 세력에 압도되어 끝내는 목숨을 잃게 된 사람들이 많은 것도 이 같은 두려움을 가중시키는 원인이 되고 있다.

왜 그런 결과가 나타날까? 사람들은 자신이 암환우라는 사실을 듣게 되면 대부분의 경우 완전히 치료된다는 확신보다는 죽는다는 고정관념에 사로잡히기 때문이다.

『하늘은 스스로 돕는 자를 돕는다.』

『호랑이에게 물려가도 정신만 차리면 산다.』

아마 이 두 가지 격언을 모르는 사람은 없을 것이다. 지금 이 시간 오랫동안 귀에 익은 이 두 개의 짧은 구절의 내용을 조용히 그리고 여러 번 반복해서 마음속으로 외쳐보길 바란다.

지금은 비록 말할 수 없는 절망 가운데 처해 있다 하더라도 낙심하지 말고 지금까지 자연의 순리에서 벗어나 무리하게 생활했던 자신의 지난날을 겸허한 마음으로 반성하고 이제부터라도 자연의 순리에 따라 살겠다는 마음가짐이 필요하다.

이와 함께 죽음의 공포에서 벗어나 내일에 대한 희망과 꼭 치료된다는 확신과 매사에 자신감을 갖고 매일매일의 삶 속에서 최선을 다하며 참되게 살려고 노력하는 암 투병 생활을 시작할 때, 비록 의학적으로는 절망적인 환우라도 깨끗이 완치되어 다시 건강한 생활로 복귀하는 제2의 삶을 약속받게 된다.

투병생활에서 뿐 아니라 인생의 삶 속에서도 마음가짐 그 자체가 자신이 계획한 목표를 달성하는 데 얼마나 중요한 역할을 하는지 다음의 두 가지 이야기 가운데에서 찾아볼 수 있다.

옛 로마의 황제 줄리어스 시저는 해상에서 돌풍을 만나 생사의 갈림길에서 모두들 떨고 두려워하는 상황에 처해 있을 때에도

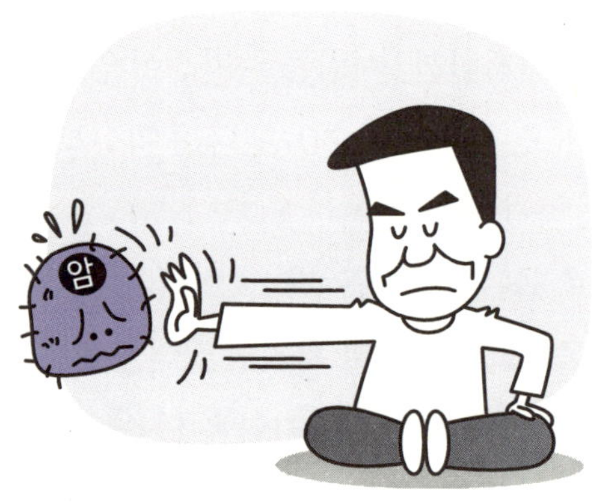

두려워하기는커녕 오히려 태연하게 껄껄 웃으면서 선장에게 『이 배에는 시저가 타고 있다. 폭풍우 같은 것은 두려워 할 필요 없다.』 라고 자신 있게 외쳤다. 그러자 공포에 싸여있던 선상의 모든 사람은 이에 힘을 얻어 항해를 계속했고 배는 무사히 목적한 항구에 닿았다.

영국의 탐험가이자 선교사인 데이빗 리빙스톤은 아프리카 탐험 중 맹수에 물려가게 됐다. 그러나 두려운 마음을 갖기보다는 하나님께서 나에게 맡겨주신 소명을 다 마치기 전까지는 결코 죽지 않는다는 확신을 갖고 대처하였다. 결국 그는 무사히 생명을 보존했고, 탐험과 선교의 사명을 마칠 수 있었다는 이야기는 너무나도 유명하다.

그러나 이와는 반대로 자신의 모든 것을 포기하고 부정적이고 비관적인 자세를 가지고 투병생활에 임한다면 암 치료는 기대할 수 없다. 비관과 절망감이 질병 치료에 있어 얼마나 커다란 악영향을 끼치게 되는지 예를 들어보자.

환우 자신은 위염 정도로 알고 투병생활을 하고 있는데 누군가로부터 『사실 당신의 병명은 암이므로 앞으로 몇 개월밖에 살지 못할 것』이라는 말을 들었다고 치자. 이때 환우가 스스로 크게 낙담하고 자신을 잃어버린다면 바로 그 순간부터 인체의 면역기능은 급속히 저하된다. 아울러 건강의 균형이 깨어짐은 물론 병변 역시 빠른 속도로 진행되어 실제로 몇 개월 후에는 운명을 달리하게 됨을 종종 보게 된다.

반면 암이란 사실을 접했을 때 자신의 질병을 인정하고 지금까지 살아온 삶을 반성하며 언젠가는 반드시 건강을 회복하겠다는 삶의 의지와 치료에 대한 확신을 갖고 적극적으로 살아간다면 암의 병변은 서서히 줄어들고 마침내 건강회복이라는 기쁨을 누리게 될 수 있다.

필자는 인간에게 나타나는 대부분의 질병은 인간 스스로가 만들었다고 생각한다. 그러므로 스스로 만든 병을 진정으로 고칠 수 있는 최선의 방법은 자기 자신에게 달려 있다. 자신의 몸 안에 존재하고 있는 자연치유력 회복에 있기 때문에 투병에 임하는 환우 자신의 마음가짐이 자연치유력 회복에 있어서 얼마나 중요한 역할을 하고 있는지 거듭 강조하게 된다.

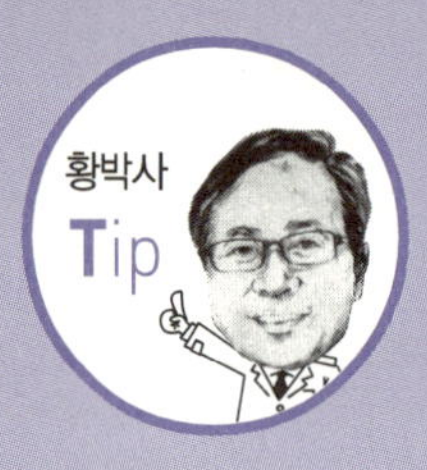

마음의 상태가 건강과 질병을 결정한다

우리는 보통 건강이나 질병을 생각할 때 몸만을 생각한다. 예를 들어 누가 암에 걸렸다고 하면 우리 몸 안의 어떤 조직을 구성하는 세포가 발암물질에 노출되어 암이 발생한다고 생각하지, 암 발생에 있어서 마음이 크게 작용한다는 생각은 별로 하지 않는다.

이러한 생각은 17세기의 철학자 데카르트가 몸과 마음은 별개라고 주장한 때부터 시작했으며, 현대의학이 생물의학을 기초로 하여 발전하면서 더욱 심화되었다.

그러나 최근 스트레스에 대한 연구가 활발하게 이루어지면서 몸과 마음은 불가분의 하나라는 결론을 얻게 되었고, 마음에서 일어나는 현상이 어떻게 우리 몸에 영향을 끼치는지에 대한 기전도 거의 대부분 규명되어 가고 있다.

그 결과 건강을 유지하거나 질병이 발생하는 과정에 마음의 상태가 절대적인 작용을 한다는 사실을 알게 되었다. 예를 들어 마음이 화를 내면 몸에는 많은 부정적인 현상이 일어난다. 화를 낸다는 것은 순수하게 마음(정신적)에서 일어나는 현상이지 우리의 팔, 다리, 심장, 폐, 위장 그리고 세포 등은 화를 내야 할 이유가 없다.

그러나 우리 마음이 화를 내면 육체 영역인 혈압이 올라가고, 맥박과 호흡이 빨라지며, 얼굴색이 붉게 변하고, 손·발·다리가 후들후들 떨린다. 위장의 혈액공급이 줄어들고, 동공이 확대되며, 면역 수준이 낮아지는 육체적인 현상이 일어난다. 화를 내는 일이 자주 일어나면 그 결과 노화가 촉진되고 동맥경화증이 악화되며 심혈관계 질환이나 악성종양을 포함한 각종 만성 퇴행성질환의 발생 위험을 높여 평균적으로 수명이 단축된다.

우리의 마음 상태 또는 우리가 어떤 생각을 하느냐에 따라 우리 뇌에서는 거기에 상응하는 각종 뇌 호르몬과 인체 호르몬이 분비되며, 동시에 신경을 통제한다. 호르몬은 혈관을 통하여 우리 몸의 모든 세포에 마음이 어떤 상태에 있는가를 또는 어떤 생각을 하는가를 순식간에 알린다. 그러면 세포들은 세포 내에서 즉시 마음의 상태 또는 생각에 상응하는 생화학반응을 일으켜 마음의 상태(생각)를 따른다.

마음의 상태(생각)와 몸의 모든 세포는 즉시 동조한다. 즉 몸과 마음은 하나라는 것을 의미하는 것이다. 우리가 좋은 생각을 하면 우리 몸의 모든 세포도 좋은 화학반응을 일으키고 나쁜 생각을 하면 나쁜 화학반응을 일으킨다는 것이다.

일례로 우리가 잘 아는 엔도르핀이나 도파민 등도 뇌 호르몬의 일종이다. 우리 뇌에서는 극미량 존재해 측정하기 어려운 수많은 종류의 뇌 호르몬이 생각이나 마음의 상태에 따라 분비되어 몸의 세포, 조직, 장기 그리고 면역수준에 이르기까지 직접 영향을 미친다고 생각하고 있다.

삶을 영위하는 과정에서 마음의 부담, 긴장, 고통 그리고 상처를 주는 모든 것, 이로 인해 영향을 받은 마음의 상태가 바로 건강을 해치고 질병을 일으키는 마음의 상태다.

그동안 마음에 영향을 주는 것을 한마디로 스트레스라고 설명해 왔으나 이는 너무 단순화한 개념이다. 가족이나 사랑하는 사람의 죽음, 실직, 이혼, 시험 낙방 등의 사회적인 현상과 더불어 개개인의 심리적인 것들에 의해 마음의 상태가 크게 영향을 받는다. 이러한 마음의 상태는 분노, 증오, 질투, 울분, 한탄, 근심, 걱정, 우울, 한맺힘 등으로 나타난다.

이러한 마음의 상태가 되면 단기적으로는 몸에 여러 가지 부정적인 영향을 미친다. 예를 들어 소화불량, 두통, 탈모, 설사 또는 변비, 피부소양증, 히스테리, 고혈압, 우울증 등의 여러 증상이 나타난다. 장기간 유지되면 각종 만성 퇴행성질환이 나타난다. 물론 마음에 주는 영향력의 강도라든지 마음이 받아들이는 강도에 따라 몸에 나타나는 증상의 강도도 결정된다.

한편 몸의 모든 기능을 원활하게 해주고 최상의 상태로 유지시켜 주는 마음의 상태가 있다. 기쁘고, 즐겁고, 평화스러울 때 나타나는 마음의 상태, 예를 들면 재미있는 일이나 우스운 일이 있을 때, 승진이나 입학과 같은 좋은 일이 있을 때 나타나는 마음의 상태다.

그러나 이러한 일은 일반적으로 자주 오는 것도 아니고 지속적인 것이 못된다. 부정적인 것에 의해 영향을 받은 마음의 상태는 상당히 오래 가지만 긍정적인 것에 의한 마음의 상태는 비교적 오래 가지 못한다. 가장 오래 가고 깊이가 있는 마음의 상태는 다른 사람을 사랑하고 도와줌으로써 얻는 마음의 상태라고 한다.

다른 사람을 도와주었을 때의 뿌듯한 기쁨이 건강에 가장 도움을 주는 마음의 상태라는 것이다. 경제적으로 어려운 사람, 어려움에 처한 사람, 고통을 받는 사람들을 위해 봉사하고 돌아올 때의 기쁨이 가장 강도 높은 기쁨이다.

건강을 증진시키고 질병을 예방하려면 마음의 상태를 가급적 항상 긍정적으로 유지해야 한다. 현대생활에서 불가피하게 받을 수밖에 없는, 끊임없이 밀려오는 스트레스의 파도 속에서 어떻게 마음의 상태를 평화스럽게, 기쁘고 즐겁게 유지할 수 있을 것인가?

사람들은 현대 사회생활에서 받는 스트레스를 일반적으로 불가피한 것으로 보고 있다. 그러나 스트레스의 많은 부분은 본인이 결정한다는 것에 대해서는 잘 모르고 있다. 외부에서 똑같은 스트레스를 주어도 사람에 따라서 받아들이는 정도는 다 다르다. 전혀 스트레스로 인정하지 않는 사람부터 너무 스트레스가 심해서 밤잠을 자지 못하는 사람까지 그 마음의 반응은 아주 다양하다.

외부에서 오는 것을 스트레스라고 하고 그 스트레스를 받아 마음상태에 어떤 변화를 가져오는 것을 디스트레스(destress)라고 한다. 스트레스의 정도는 같아도 디스트레스의 정도는 다 다르다는 것이다.

스트레스를 받을 때 디스트레스로 받아들이는 정도는 그 사람의 수양 정도에 따라 차이가 날 수 있다. 예를 들어 마음을 비운 사람은 스트레스를 별로 받지 않는다. 사소한 일에 신경을 쓰지 않는 사람, 어떤 일에 집착을 하지 않는 사람, 욕심이 적은 사람, 시기하지 않는 사람, 자기 능력 이상의 것을 바라지 않는 사람, 순리를 아는 사람, 항상 묵상이나 명상을 하는 사람, 도의 경지에 있는 사람, 종교에 귀의한 사람들은 대개 마음의 평화와 기쁨을 유지한다. 이러한 사실은 누구나 마음의 평화와 기쁨을 누리기 위해 노력하면 가능해진다는 것을 의미한다.

예를 들어 화를 내지 않기로, 남을 미워하지 않기로, 큰 욕심을 내지 않기로, 하루에 한 번씩 다른 사람에게 감사하는 말을 하기로, 나를 필요로 하는 사람을 돕기로 결정하고 노력하면 어느 정도 가능해지고 그만큼 건강해지고 질병의 발생 위험을 낮출 수 있다.

암 치료법 드디어 찾았다!

암…
과연 불치의 병인가?

대부분의 사람은 암이라는 단어는 곧 죽음과 사형선고를 뜻한다는 선입견을 가지고 있으므로 환우 자신과 가족들은 치료에 앞서 두려움에 사로잡힌다. 그 때문에 환우는 갖가지 치료를 받기는 하지만 대부분은 치료의 보람도 없이 고통과 절망의 연속 속에서 끝내는 죽어가고 있는 것이 현실이다.

『정말로 암이란 병은 현대의학에서 어떻게 손 쓸 수도 없는 불치의 병인가?』라는 질문에 일본의 혈액생리학 전공 의사인 모리시다 박사는 『나는 암을 불치의 병이라고 생각하지 않는다. 다만 현재의 단계에서는 암의 원인이나 치료에 관해서 정확한 지식이 모자랄 뿐이라고 생각하고 있다. 병이란 모두 그 사람 자신이 만든 것이므로 자기 자신이 못 고칠 까닭이 없다. 인간은 본래 건강하게 태어났으니 천수(天壽)를 다하는 것이 자연스러운 것이다. 병이 든다는 것은 생활조건에 있어서 어딘가에 잘못된 점이 있기 때문이다. 그 점을 분명히 파악하지 못하는 것에 문제가 있다고 생각한다.」고 답했다. 일리 있는 말이다.

사실 질병이란 현재 자신의 심신 건강상태가 어떠한지를 나타내며 신체의 어느 부위에 어떠한 이상이 있다는 점을 알려주는 것일 뿐 별다른 것이 아니다. 사람들은 보통 건강상태가 저하되어 일어난 신체의 현상을 「증상」이라고 말하고, 그것에 이름을 붙여 「○○병」이라고 부르고 있을 따름이다.

인간의 건강상태를 물과 비유해서 생각해 볼 때 처음에는 맑고 신선한 생수라 할지라도 일정한 용기에 담아 오래 두게 되면 그 물은 점점 탁해져 결국에는 썩는다. 이 탁해지고 썩고 냄새나는 현상을 병의 증상이라고 볼 수 있다.

그렇다면 병의 증상을 없애기 위해서는 어떻게 해야 할까? 방법은 단 한 가지 길밖에 없다. 그것은 당연히 썩고 냄새나는 물에 생명력을 부여해야만 된다. 이 부패한 물을 흐르게 하면서 정화장치(자연치유력)를 사용하여 신선한 공기와 접하게 해서 충분한 산소가 녹아들게 한다. 그러면 물은 다시 깨끗하게 되고 냄새는 사라지게 될 것이다.

만일 이때 정화장치를 사용하지 않고 소독약이나 탈취제만을 사용한다면 일시적으로는 깨끗해질 수 있다. 그러나 가라앉은 앙금은 다른 형태의 병원균으로 나타날 잠재력을 가지고 있다. 이와 같이 주사나 약물은 경우에 따라 필요한 것이기는 하지만 인간이 내포하고 있는 자연치유력을 도와주는 선에서만 사용해야 할 것이다.

그렇다면 인간을 비롯하여 모든 생물이 태어나면서부터 갖고 있다는 자연치유력이란 무엇을 말하는 것일까?

간단히 말해 몸에 상해를 입거나 이상이 생겼을 때 본래의 상태로 돌아가려는 본능적인 작용들을 말한다. 잠을 잔 후 피로가 회복되는 것, 섭취한 음식이 소화되어 피와 살이 되고 생활 에너지로 사용된 후 불필요한 독소들이 대·소변과 땀으로 배설되는 작용 등은 모두가 자연치유력의 하나라고 볼 수 있다. 이 힘이 우리의 몸 안에 있기 때문에 약물도 효력을 나타낼 수 있고, 수술도 가능한 것이다.

자연치유력과 면역력이 극히 약화된 허약체질이나 노쇠한 상태에서는 수술을 하여도 수술 상처가 잘 아물지 않고 약을 복용하여도 잘 낫지 않는다.

금세기에 있어서 또 다른 공포의 대상이 되고 있는 AIDS(Acquired Immune Deficiency Syndrome, 후천성면역결핍증)도 자연치유력이 파괴된 질병의 하나라고 볼 수 있다.

예부터 질병치료에 있어서 첫째가 섭생이요, 둘째가 약이라는 말이 전해지고 있는데 여기서의 섭생도 자연치유력의 양생(養生)을 뜻한다고 볼 수 있다. 결국 암 치료에 있어서도 갖가지 방법들을 총동원시켜 이 자연치유력을 높여 나가기만 한다면 문제는 해결될 수 있다.

암 극복의 열쇠,
내 몸의 자연치유력을 높여라

암을 이기는 비결로 가장 중요한 것은 내 몸 안에 내재되어 있는 자연의 의사, 자연치유력을 높이는 데 있다. 그러자면 어떻게 해야 할까? 자, 지금부터 내 몸속에 잠자고 있는 자연치유력을 높이기 위한 방법을 알아보자.

1. 암을 이겨낼 수 있다는 마음가짐이 중요하다

건강의 고마움을 충분히 깨닫고 건강이란 자기 자신의 일이지 결코 남의 일이 아니란 사실을 이해하는 것이다. 의사나 약사가 투여하는 약의 도움도 필요하지만 치료는 어디까지나 환우 자신의 일이다.

어떤 의서에 다음과 같은 내용의 글이 쓰여 있던 것이 생각난다.

『환우의 병은 단지 외부로부터 온 것일 뿐 환우 자신의 책임은 아니라고 생각하여 옳은 말이다. 그러나 현대인들은 의사나 약사나 환우 할 것 없이 모두가 질병 치료에 있어서 합성약물 투여나 수술에 의지하려는 경향이 짙다. 이러한 까닭에 인간 모두에게 내재되어 있는 자연치유력 회복을 통한 치료방법을 택하기보다는 병소를 도려냄과 동시에 고단위 약물요법이 행해지고 있는 것이 아닌가 생각한다.

2. 섭생의 중요성을 깨달아야 한다

대부분의 질병은 섭생을 무시하고 절제하지 않고 아무렇게나 행동하고 먹고 마셔서 얻어진다. 섭생에 유의하여 생활을 한다면 건강이 다시 돌아오는 것은 당연하다.

섭생이란 양생(養生), 즉 생명력을 기르는 것이다. 생명력의 근원은 맑은 공기, 신선한 물, 덜 조리된 자연식, 무한한 태양에너지, 그리고 병을 이기겠다는 강한 투병 의지인 정신력에 있다. 이늘 자연의 힘이야말로 생명력을 높여주고 치료에 있어 절대적인 영향력을 지니고 있음을 알아야 한다. 섭생에 있어 가장 기본적인 것은 자연식으로 식생활을 바꾸되, 잘 씹어 먹고 편식하지 말아야 하며 적당한 운동과 함께 마음의 평화를 갖는 것이라 하겠다.

3. 부득이 약을 투여할 경우에는 2가지 사항을 주의해야 한다

그 하나는 투약할 약이 섭생에 도움을 주는 약제인가? 아니면 단지 일시적으로 억제만 하는 약제인가?

또 다른 하나는 근본적으로 치료를 위한 약제인가? 아니면 대증요법적 약제인가?

특히 현대의학에서 난치병이라고 일컫는 만성질환이나 성인병 치료를 위해 근본적인 치료는 생각하지 않고 단지 일시적인 개선을 목적으로 약제를 장기간 투약할 경우, 이에 따르는 약물 부작용과 인체에 미치는 역효과도 무시할 수 없는 문제 중 하나다. 아무리 뚜껑을 덮고 덮어도 썩고 냄새나는 것은 언젠가는 새어 흘러나오게 마련이다.

근본적 치료 없이 그때그때 일시적인 대증요법적으로 치료에 임한다면 우리 인체에도 그와 같은 현상이 나타나 치명적인 상태로까지 전개되어 갈 것이다. 따라서 어떠한 질환도 치료에 임할 때는 근본적으로 치료가 될 수 있는 방법을 선택해야 할 것이며, 사용되는 약제는 가급적 합성의약품은 피하고 천연약물을 위주로 하는 것이 바람직하다.

4. 생활 속에서 꾸준한 실천이 뒤따라야 한다

지금까지 설명한 내용을 충분히 검토하여 보고 마음속으로 생체부활요법으로 암 치료에 임하는 것이 옳은 치료방법이라는 확신이 섰다면 꼭 나을 수 있다는 믿음을 갖고 꾸준히 그리고 최선을 다해 이들 방법의 내용대로 각자의 생활 속에서 실천하여야 한다.

암을 비롯한 모든 질병의 원인은 먼 곳에 있는 것이 아니라 우리의 일상생활 가운데서 찾을 수 있다. 즉 갖가지 공해로부터 오염된

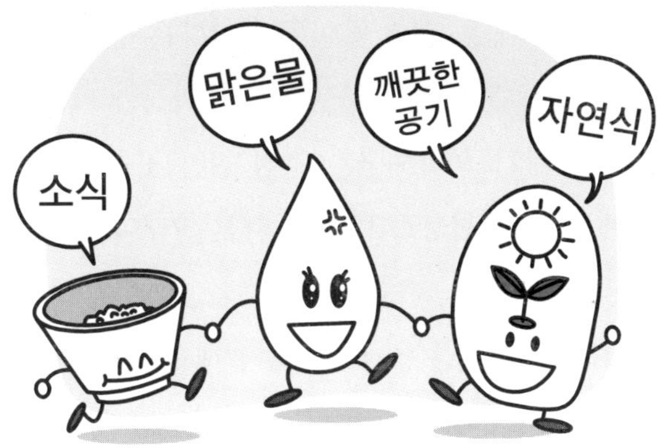

공기와 물을 호흡하고 마시며, 과식하고, 태양광선의 과부족 속에서 계속되는 정신적 스트레스를 받고 있는 상태에서는 자연히 우리 몸 속의 자연치유력도 떨어지게 된다. 이러한 여건 하에서 암을 비롯한 각종 질병들이 자리를 잡게 되는 것이다.

그러므로 병의 발생 기전을 잘 이해하게 되면 어떻게 하는 것이 올바른 치료방법인지 자연히 깨달을 수 있다. 그 치료방법이란 오직 하나! 약해진 자연치유력을 다시 회복시키는 방법밖에는 그 어떤 것도 진정한 치료방법이라고 할 수 없다.

결국 암 치료의 근본적인 대책은 한 마디로 말해 생활혁멍 그 자체라고 말할 수 있다. 여러 생활 여건 가운데 잘못된 점은 과감히 시정해 나가고 보다 자연스러운 환경 속에서 여유 있는 마음을 가지고 생활을 해야 한다. 그러면 잠자고 있던 자연치유력은 깨어나 힘차게 작동하게 되는데 바로 이 순간부터 암 치료에 대한 서광이 비치기 시작한다고 보아야 할 것이다.

또 한 가지 비유를 든다면 암을 비롯한 난치성 질환을 치료한다는 것은 하우스 리모델링하는 것과 동일하다고 생각한다. 집 내부의 벽지가 떨어졌거나 페인트 칠한 곳이 벗겨졌다든지 할 때는 간단히 벽지를 바르고 페인트를 다시 칠하면 깨끗해지지만 파손 정도가 심해 하수배관이 깨져나가고 하수구가 막혀 집안 곳곳에 악취가 진동하고, 구들은 내려앉고, 천장과 벽은 뜯겨진 상태이고, 집안 구석구석 곰팡이가 가득하며 녹이 슬어 도저히 손을 쓸 수 없게 된 경우는 일시적으로 벽지를 바른다든지 페인트를 칠해 보아야 큰 의미가 없다.

이러한 때에는 우선적으로 철저한 철거작업이 이루어져야 하는데 심한 경우에는 골조만 남겨놓고 모두를 철거해야 할 때도 있을 것이다. 그런 다음 필요로 하는 것을 갖추어 세팅해야 근본적인 수리가 이루어졌다고 말할 수 있다.

이와 마찬가지로 우리의 몸도 몸살 정도로 가볍게 아플 때는 간단히 약 먹고 쉬게 되면 회복되지만 암을 비롯한 난치성 질환의 경우와 같이 형편없이 망가진 상태라면 단지 약 먹고 쉬었다고 해서 치료되지 않는다. 이러한 때에는 우선 철저한 해독과정이 이루어져야 하며, 이와 함께 각 조직과 장기에 필요한 영양소와 산소가 충분히 공급되어야만 진정한 치료의 기쁨을 맛볼 수 있게 되는 것이다.

『주사 한 방에 간암 완치』

한 대학병원 암센터에서 개발한 간암 치료제 홀륨에 대한 치료 효과를 다룬 기사였다. 그러나 당시 대한간학회는 『간암 환우 8명에 대한 예비 실험이고 재발 여부 등을 관찰한 기간이 3~4개월에 불과하다.』며 과학적 검증이 불충분하다는 반박 성명을 냈다.

이처럼 세간의 관심을 끈 항암치료 중 변죽만 울리고 흐지부지되는 경우는 허다하다. 수년 전 또 다른 대학병원의 p53유전자 치료도 이와 비슷하다. 당시 암세포를 퇴치하는 p53유전자를 리포좀이라는 미세지방으로 포장해 혈관을 통해 주사하면 전이성 간암을 고칠 수 있다는 내용이 신문에 대서특필 되었다.

그러나 미국 임상암학회 연구에 따르면 16명의 전이성 간암에 대해 p53을 이용한 유전자 치료를 했으나 치료 효과가 없는 것으로 밝혀졌다.

지난 50여 년간 항암효과가 있다고 발표된 약제는 50만 종을 넘고 있으나 실제 효과가 공인되어 널리 쓰이는 항암제는 50여 종에 불과하다.

암환우의 절박한 심리를 이용한 근거 없는 암 치료법이 곳곳에서 시행되고 있는 것은 더욱 심각하다. 약침요법으로 불리는 대체요법은 환우의 암 덩어리에 직접 주사를 놓으면 암세포가 녹아 흘러나와 암이 치료된다고 주장한다. 국내 한 대학병원 종양내과 K 교수는 『원래 암 덩이리 기운데는 고름이 흘러나온다고 암 치료가 되는 것은 절대 아닐 뿐더러 오히려 감염 등 합병증을 일으킬 수 있다.』고 말했다.

또한 환우의 소변으로 암을 진단할 수 있다거나 파동으로 암세포를 치료할 수 있다는 주장 등이 제기됐으나 슬그머니 자취를 감췄다.

최근 면역력을 키워 암 치료를 한다고 주장해 인기를 얻고 있는 미슬토요법도 논란의 대상이 되고 있다. 국내 대학병원 종양내과 N 교수는 『독일 등지에서 효과가 입증됐다고 주장하나, 임상시험 등을 통해 항암효과가 확인되지 않았고 획기적 혹은 기적의 대체요법대로라면 암은 벌써 정복됐을 것이다.』라고 말했다.

마음의 응어리가 풀리면 암도 낫는다

문명이 발달함에 따라 사회는 더욱더 복잡해졌다. 이러한 환경 속에서 생활하는 현대인들은 그 어느 때보다도 많은 정신적·육체적 스트레스를 받으며 하루하루 살아가고 있다.

헤아릴 수 없을 정도로 많은 스트레스 가운데서도 암을 비롯한 갖가지 질병의 발병과 관계가 깊은 것은 아마도 사람과 사람 사이에서 오는 스트레스가 아닌가 싶다.

경제적 손실이라든지 사회생활 가운데 얻어진 불이익은 어느 정도 시간이 지나면 잊혀지게 된다. 그러나 사람과 사람 사이에서 발생된 불쾌한 감정은 시간이 지날수록 오히려 골이 깊어진다. 그 중에서도 고부간의 갈등, 부부간의 갈등, 부모와 자식간의 갈등, 친인척간의 갈등, 직장상사와 동료들간의 갈등은 스트레스 강도가 세다. 그러나 문제는 이러한 사람들과 가까이서 매일 교류를 해야 한다는

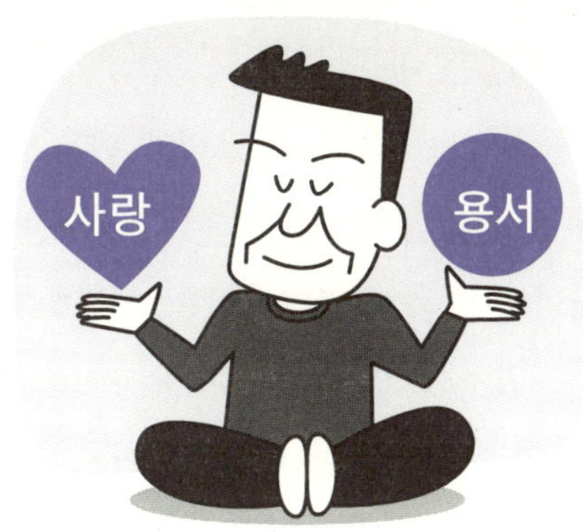

데 있다. 인간과의 불편한 관계가 오래 지속되면 될수록 그 사람에 대한 응어리가 쌓이게 된다. 나아가 심신의 부조화를 초래하기도 하고 급기야 질병이 생기기도 한다. 초기에는 가슴이 두근거린다든지 숨이 차다든지 잠이 오지 않는다든지 하는 가벼운 증상들이 나타난다. 그러다가 더욱 진행되면 노이로제 또는 이와 관련한 신체 조직이나 장기에 이상이 생기기도 한다. 만성소화불량, 만성피로, 기타 암의 전조증을 나타내기도 하고 경우에 따라 암으로까지 진행되어 간다는 사실을 인지해야 한다.

마음의 갈등을 비롯해 정신적 요인 때문에 암이 발생하였다고 한다면 이 경우 마음의 응어리만 깨끗이 풀어버리면 암 또한 사라지게 되어 있다. 이러한 필자의 견해와 일치하는 내용이 들어 있는 책 한 권을 소개한다.

일본의 谷口雅春 선생이 집필한 〈마음과 암〉이라는 제목의 책자로 『천지일체(天地一體)와 화해하고 특히 가족과 친지 등 가까이 지내는 사람들과의 보이지 않는 마음의 갈등과 증오와 원망하는 마음을 일소하고 진정한 인간의 순수한 마음을 되찾았을 때 암체(癌體)가 사라지는 기적을 보았다.」는 내용이다.

그러나 마음을 돌려먹는다는 것이 그렇게 쉬운 일은 아니다. 겉으로는 마음을 돌린 것 같지만 속으로는 더 굳어지는 경우도 있고, 화평과 사랑을 외치면서 마음 한가운데에는 엉뚱하게도 미움과 시기와 탐욕이 도사리고 있을 수 있기 때문이다.

평안하고 화평한 마음을 소유하게 되면 인체의 면역력과 자연치유력은 강화되어 간다는 사실을 받아들이자. 그리고 암 치료에 있어서는 사람뿐만 아니라 자연 모두를 사랑하고 용서할 수 있는 마음의 여유를 가지는 것이 무엇보다 중요하다는 걸 꼭 기억하자.

암 치료법 드디어 찾았다!

암환우의 심리반응 5단계

우리에게 〈인생수업(Life Lessons)〉이라는 책으로 더 알려진 시카고대학의 정신과 의사 엘리자베스 퀴블러로스는 암 환우가 임종을 맞는 단계에는 5가지가 있다고 밝혔다.

■ 1단계 : 부정

「당신이 죽으면 죽었지 나는 아니다.」

환우가 자신이 암이라는 사실을 전혀 받아들이지 않는다. 진단이 잘못되었을 것이라며 이 병원 저 병원을 돌아다니며 진료를 받기도 한다. 암이란 죽음을 의미하며 아직 나는 그런 것과는 거리가 멀다고 생각한다.

■ 2단계 : 분노

「다른 사람들에게 나쁜 짓 하지 않고 열심히 살았는데, 그 결과가 암이라니…. 다른 사람들은 나쁜 짓 많이 해도 오래오래 사는데 왜 하필 나에게 이런 큰 병이 생겼단 말인가.」

화가 나고 분노가 치밀어 오르는 시기다. 옆에 있는 사람에게 화를 내고 감정의 기복이 심하다.

■ 3단계 : 타협

여기저기 알아봐도 자신이 암에 걸렸다는 사실이 확실하므로 받아들이기 시작한다. 암에 걸린 것이 아니라고 발버둥 쳐봐야 자신만 힘들어지기 때문이다. 암에 걸렸다는 사실과 언젠가는 죽을 것이라는 사실은 인정하지만 아직까지 심각하게 받아들이지는 않고 조건부로 받아들인다.

즉 「자녀가 결혼할 때까지」 또는 「손자를 볼 때까지」라는 식으로 말이다. 운명이나 신에게 타협을 구하는 시기이기도 하다. 절이나 교회에 많은 헌금을 하기도 하고, 평소에 하지 않던 봉사활동도 한다. 그렇게 좋은 일을 하면 암이 천천히 성장하고 수명이 연장될 것이라고 은연 중에 생각한다. 평소보다 더 활기차 보일 수 있다.

■ 4단계 : 우울

타협의 단계를 통해 좋은 일도 하고 종교에 귀의해 보기도 하고 병원에서 열심히 치료도 받아 보지만 몸 상태가 점차 나빠지면서 「우울의 단계」에 접어든다. 이 단계에서 환우는 극도의 상실감을 경험한다. 암이 진행되면서 몸은 더욱 힘들어지는 데다 우울하고 무기력해진다. 먼저 죽은 가족들이 생각나고 이유 없이 눈물이 나기도 한다. 또한 심리적 무기력감에 사로잡힌다. 이때 자칫 「힘내세요」하는 식으로 접근하다가는 오히려 역효과가 날 수 있다.

■ 5단계 : 수용

자신의 운명에 더 이상 분노하거나 우울해하지 않으며 대개 지나간 자신의 감정들을 이야기하거나 차분해진다. 환우 스스로 임종에 대한 준비를 하기도 한다. 환우와 가족 모두에게 도움과 지지가 필요한 시기다. 죽음을 수용해 순응하면 죽음을 넘어설 수 있는 계기가 마련될 수 있다. 죽음을 수용하는 시점에서부터 죽음은 더 이상 걸림돌이나 장애가 되지 않는다.

이 5단계를 거치는 것이 일반적이지만 환우에 따라서는 각 단계가 순서대로 나타나지 않기도 하고 여러 가지 단계가 한꺼번에 나타나기도 한다. 어떤 환우는 죽을 때까지 죽음을 수용하지 않고 분노나 우울의 단계에서 멈춰 선 채 힘들게 죽음을 맞기도 한다.

자신이 어떠한 상황에 처해 있든 자신의 상황을 받아들이는 것이 중요하다. 이 5단계를 겪는 시간이 짧으면 짧을수록 환우도 가족도 편안해진다. 가족은 환우의 심리를 충분히 이해하려고 노력해야 하며, 환우가 두려움을 느끼지 않도록 적극적으로 도와주어야 한다.

미국 캘리포니아 주립대학의 패티슨 교수는 암 환우가 느끼는 두려움을 다음의 8가지로 구분했다.

① 누구도 가보지 못한 죽음이라는 미지의 세계에 대한 두려움

② 가족이나 친지, 동료, 사회로부터 고립되는 두려움

③ 가족을 비롯해 사랑하는 사람들과 영원히 헤어진다는 두려움

④ 자신의 육체가 없어진다는 것에 대한 두려움

⑤ 병에 따른 자기 지배 능력 상실에 대한 두려움

⑥ 고통에 대한 두려움

⑦ 「내가 무엇을 위해 이 세상을 살아 왔나.」하는 식의 주체성 상실

⑧ 병들어 어린아이처럼 될지 모른다는 퇴행에 대한 두려움

환우가 느끼는 두려움은 일반인이 생각하는 것보다 훨씬 크다. 겉으로 내색하지 않아도 사람인 이상 두려울 수밖에 없다. 그런 까닭에 의료진과 보호자가 환우를 적극적으로 도와주어야 하며 옆에서 해 주어야 할 일이 많다.

암이 나으려면
장부터 깨끗하게 하라

일반적으로 우리 몸의 소장은 음식물을 소화하고 소화된 영양분을 흡수하는 곳으로만 알고 있다. 그러나 일본의 千島喜久男과 森下敬一 박사의 학설에 따르면 『소장은 생명의 시원현상(始原現象)이 일어나는 장기로 만약 소장이 제 기능을 다하지 못하면 1차로 생명력이 저하되고, 노화현상도 이곳으로부터 비롯된다.』고 주장했다.

십이지장과 공장(空腸)과 회장(回腸)으로 이루어진 소장의 점막은 주름이 많이 잡혀 있는데 주름만으로도 표면적이 약 3배로 늘어나게 된다. 또한 각 주름에는 길이 0.5~1mm의 융모가 밀집해 있다. 이들의 표면적을 계산하면 다시 10배로 늘려진다. 그리고 이 융모의 표면에는 길이 1㎛의 미융모(微絨毛)가 있어서 소장을 원통으로 봤을 때 원통 표면적은 다시 약 600배까지 넓혀지게 된다.

따라서 길이가 6.5~7m, 넓이 4cm가량 되는 소장의 총 표면적은 테니스 코트처럼 커져 섭취한 음식물을 소화하고, 분해시키고, 운반하며, 필요한 영양분을 흡수하는데 충분한 면적이라 할 수 있다.

千島, 森下의 이론에 의하면 『소장의 기능이 떨어지게 될 때 신체의 노화현상이 나타남은 물론이고 갖가지 질병을 유발시킨다.』는 사실이다.

소장의 기능을 감퇴시키는 원인으로는 과도한 스트레스로 인한 소장의 운동성 저하, 음식물 소화와 영양 흡수능력 저하, 자극성 음식과 독성물질의 섭취에 따른 소장 점막의 손상, 대장의 배변기능 이상, 장내 세균에 의한 이상발효에서 오는 유독성 가스의 역류 등을 들 수 있다.

그러나 더 큰 원인은 많이 먹는 과식, 급하게 먹는 속식, 가려 먹는 편식과 육류나 동물성 지방, 가공식품, 식품첨가물 및 정백 소금의 과다 섭취에 있다. 이로 인하여 소화액과 소화효소 및 담즙 등이 부족하게 되면서 불소화물이 남게 된다.

채소와 과일, 덜 정제된 곡물을 적게 먹는 것도 소장의 운동성을 떨어뜨린다. 융모와 융모 사이에는 불소화물, 즉 숙변이 쌓인다. 이 숙변은 소장 기능 감퇴에 직접적으로 커다란 영향을 미친다.

아주 건강한 사람이거나 좋은 식습관 요령을 따른다면 설사 불소화물이 생기더라도 장 점막 세포의 자정작용과 소장 자체의 진자운동, 연동운동 등에 의해서 항상 아래로 이동하여 내려간다. 그러나 소장 내에 존재하는 세균의 작용으로 담즙으로부터 유리 담즙산이 만들어지고, 세균발효로 인하여 산독성 물질이 과다하게 생겨나거나 앞에서 언급한 이유로 해서 소장의 기능이 떨어지면 장 점막을

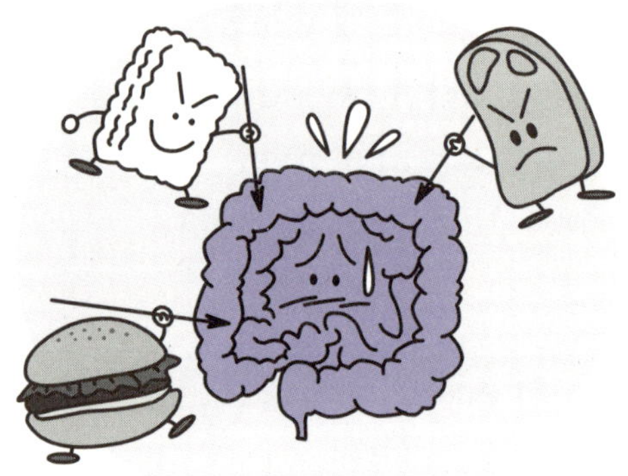

통해 흡수되지 않은 분해산물이 장벽에 달라붙게 된다.

이러한 상황에서 장점막 세포의 기능이 더욱 저하되어 가고 장벽에는 새로운 분해산물이 겹겹으로 끼면서 점점 더 두꺼운 층이 이루어진다. 이 분해산물은 소화도 되지 않고 대사도 이루어지지 않기 때문에 점차로 타르 상태의 숙변으로 변하게 된다.

소장 점막에 일단 숙변이 고착해버리면 여간해서는 몸 밖으로 배출되지 않는다. 그리고 여기에서 발생되는 독소는 자연히 체내로 흡수되기 마련인데 이로 인해 건강에 커다란 장해가 일어난다.

한편 대장에서는 소화작용도 일어나지 않고 융모도 없어서 숙변이 잘 끼지 않는다. 숙변이 끼었다고 해도 비교적 쉽게 빠져 나온다. 그렇지만 변비 증세가 있거나 대장내근층에 결함이 있을 때, 그리고 신경의 긴장상태가 오랫동안 계속되면 근층이 얇기 때문에 수축으로 생긴 주름 부분에 대변이 정체하여 숙변으로 남게 되는 경우가 종종 있다.

체내에 숙변이 쌓여 있게 되면 장내 환경이 혼탁해지고 이상 발효로 인하여 아민(Amine), 암모니아(Ammonia)류의 질소화합물과 유화수소와 페놀류 및 인돌류 등의 부패산물이 생성되고 동시에 많은 독소가 발생하게 된다. 장내에서 이와 같은 부패현상이 일어나면 장벽의 생리가 나빠지면서 장내에 발생한 여러 가지 유해성분들은 장벽을 통과하여 체액과 혈액 속으로 유입된다.

이 같은 상황에서 체액과 혈액은 많이 더럽혀지고 질도 떨어지게 된다. 이렇게 오염된 체액과 혈액이 전신으로 순환하게 되면 체세포도 약해지고 오염물질로 인한 이상자극으로 세포의 기능 자체도 균형을 잃어버린다. 정상적인 세포 대신 생리 기능이 떨어진 세포나 병적인 세포가 만들어지게 되는 것이다.

따라서 숙변 등으로 인해 장의 환경조건이 나빠지면 그 기능이 감퇴하게 되면서 만성질환이 발병할 소지가 크다. 그러므로 암뿐 아니라 모든 질병을 치료하기 위해서는 먼저 장을 깨끗하게 하는 방향으로 치료 계획을 세워야 할 것이다. 그것은 정장된 상태에서만이 자연치유력이 크게 증가되고 치료효과도 높아지기 때문이다.

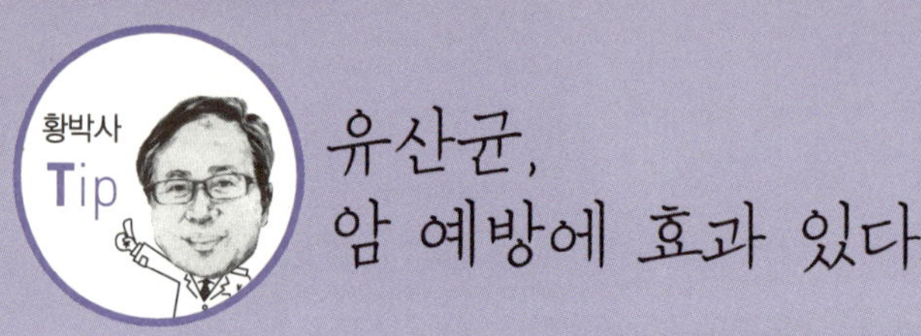

유산균,
암 예방에 효과 있다

　　발효유 제품에 함유된 유산균이 장내 발암 촉진의 생성을 억제해 각종 암을 예방한다는 사실이 학계에 보고되었다.

　　〈유산균과 건강〉 국제학술심포지엄에서 미국 보건연구재단의 밴더루 S.레디 박사는 〈암 예방을 위한 유산균의 효과〉란 논문 발표를 통해 유산균의 항암작용에 관한 연구결과를 발표하여 업계의 관심을 끌었다.

　　연구 논문에서는 유산균이 함유된 발효유를 매일 섭취할 경우 대장균과 같은 부패세균을 현저히 감소시켜 결국 발암 촉진 물질이나 암 전단계 물질의 생성을 억제한다고 전제하고 실제로 유럽에서 결장암 발생률이 가장 낮은 핀란드인들은 다른 나라 사람보다 많은 하루 평균 110g의 발효유를 섭취하는 것으로 나타났다고 발표했다.

　　이 같은 효과는 체내 유해세균의 증식을 억제하는 등 장내세균의 대사를 정상화하고 대장의 생리적 변화나 담즙산 분해에도 좋은 영향을 미치기 때문이라고 분석했다.

　　한편 불가리쿠스와 카제이, 비피더스 애시도필러스 등 유산균을 생쥐에 투여한 결과 육종암과 에리히복수암의 성장이 억제되고 백혈병에 걸린 생쥐의 수명도 연장된 것으로 나타났다.

　　그동안 세계 각국의 연구진을 통해 유산균에 의한 장내 유해세균의 억제 효과, 혈중 콜레스테롤 저하 효과, 면역기능 강화 효과, 대장암 예방 효과 등의 연구결과가 발표됐었다.

　　독일의 홀자펠 박사는 〈유산균의 항암작용에 대한 실험연구〉 논문을 통해 유산균은 장내 세균의 안정화, 장내 병원균의 증식 억제, 혈중 콜레스테롤치 저하, 숙주의 면역 강화, 영양소 이용의 향상, 발암 관련 효소들의 활성 억제 등의 효능을 발휘한다면서 이 결과 결장암 등 각종 암의 발생이 감소된다고 밝혔다.

암 이기는 비밀 병기는 면역력과 저항력

질병에 잘 걸리는 원인이 태어나면서부터 체질이 약해서라고 생각하는 것은 큰 잘못이다. 똑같은 여건에서도 병에 잘 걸리는 사람이 있는가 하면 좀처럼 병에 걸리지 않는 사람이 있다.

하나의 예를 들어보자. 일상생활에서 자주 접하게 되는 감기에 대해서 생각해보면 잘 알 수 있다. 조그만 환경변화에도 감기를 달고 사는 사람이 있는가 하면 평생에 한두 번 걸릴까 말까 할 정도로 그것도 가볍게 넘기는 사람이 있다. 그 이유는 무엇일까?

이것은 체질이 약해서 감기에 걸린다기보다는 체질을 약화시키는 쪽으로 생활을 하고 있는 것에 그 원인이 있다. 결국 감기에 잘 걸리는 체질이나 감기에 저항력이 없는 신체를 만드는 것은 다름 아닌 자기 자신인 것이다.

감기에 걸리면 대부분의 사람들은 「감기 바이러스가 몸 안에 들어

왔기 때문에 걸렸다.」고 생각한다. 즉 감기 바이러스가 몸속으로 침투하여 난동을 부리기 때문에 목이 붓고 열이 나며 기침을 하게 되고 콧물이 난다는 것이다.

따라서 바이러스 침입이라는 원인이 병을 일으키는 결과를 낳는다는 진행과정을 장황하게 설명하게 된다. 이러한 이론에 따른다면 건강한 사람이거나 약한 사람이거나 관계없이 병원균이 들어오면 모두 병에 걸려야만 할 것이다. 그러나 실제로는 그렇지 않다. 강력한 독감이 맹위를 떨치더라도 독감에 걸리는 쪽보다 걸리지 않는 쪽이 더 많다. 이러한 사실로 미루어 볼 때 병원균이 들어왔다고 해서 누구나 병에 걸리는 것은 아니다.

질병이란 병원균의 힘보다 신체의 저항력이 떨어져 있을 때 생기게 된다. 그러므로 병원균의 침입은 어디까지나 이차적인 원인이며, 저항력이 떨어진 상태가 진정한 질병의 원인이다. 다시말해 신체 내 저항력 저하 ⇨ 병원균의 침입 ⇨ 발병이라는 진행과정을 밟게 된다. 결과적으로 저항력이 강한 사람은 감기에 잘 걸리지 않고 걸렸다고 하더라도 가볍게 끝난다. 이 같은 저항력을 가리켜 「면역기능」이라 부르며, 내가 암에 걸리느냐 안 걸리느냐의 열쇠는 모두 이 면역기능이 쥐고 있다고 해도 과언이 아니다.

면역기능의 시스템은 지극히 정교하게 이루어져 있다. 틈만 있으면 우리 몸에 침입하여 병을 일으키는 병원균을 쳐부수고 전멸시킨다. 말하자면 우리 몸의 방위군이며 전투부대라고 할 수 있다. 이 면역기능이 정상 상태를 유지하는 동안 우리 몸도 건강을 유지하게 되는 것이다.

　인체 내에서 중요한 역할을 수행하고 있는 면역기능에 대해서 조금 더 알아보도록 하자. 만일에 감기 바이러스가 체내에 침입하였다 하더라도 처음에는 감기 바이러스가 들어왔다는 것조차 느끼지 못한다. 이렇다 할 자각 증세도 나타나지 않는다. 그러나 어떤 이유로 면역기능이 떨어지게 되면 감기 바이러스는 혈액 속으로 들어가 증식을 계속하다가 서서히 건강한 세포에까지 상처를 입히고 파괴시켜 결국 감기라는 병에 걸려 고통을 받게 되는 것이다.

　우리 몸 안에서 이러한 면역기능을 담당하고 있는 주역은 백혈구다. 백혈구 안에는 마크로파지, T임파구, B임파구 등이 존재하고 있는데 면역체계에 없어서는 안 될 이들이 맡은 역할은 다음과 같다.

마크로파지(Macrophage, 대식세포)

　순찰과 방위의 임무를 맡고 있으며 혈액과 임파액을 따라 돌아다닌다. 몸 안에 침입한 병원균을 비롯하여 이물질과 파괴된 세포를 만나면 자신의 세포막으로 아메바처럼 긴 팔로 둘러싸서 먹어 치운 후 소화효소로 아미노산이나 당분으로 분해하여 파괴해 버린다. 말그대로 체내 해로운 것들을 닥치는 대로 먹어 치우기 때문에 대식세포라고도 한다.

T임파구(T-Lymphocyte, T세포)

　골수에서 만들어진 임파구의 일부는 흉선을 통하여 면역세포로 변신한다. 이것이 T세포다. T세포는 침입자를 공격하며 입체적인 공격의 임무를 감당하기 위해 다시 3종류로 나눈다.

　① 킬러 T세포(Killer T-cell) : 병원균 등 외적을 직접 공격하는 살세포

다.

② 헬파 T세포(HelperT-cell) : 병원균 등이 침입하였을 때 임파구(B세포)와 협력하여 병원균을 공격하는 항체라는 미사일을 만드는 일을 돕는 세포다.

③ 서프렛서 T세포(Suppressor T-cell) : 헬파 T세포와는 반대로 B세포가 항체를 과다하게 만들어 몸에 해를 주지 않도록 하기 위해 항체 생산을 억제하는 세포다.

B임파구(B-Lymphocyte, B세포)

B세포에서 분열 성숙한 세포는 형질세포라 하여 항체라는 미사일을 만드는 병기제조 공장이다. 또한 B세포는 놀라운 기억력을 지니고 있다. 한 번 침입한 적에 대해서는 절대로 잊어버리지 않는다. 그러므로 안면이 있는 적이 나타나면 이 공장에서는 항체 미사일을 제조하기 시작한다. 단 한 개의 형질 세포에서 10만 개의 미사일을 만들어내는 놀라움을 지니고 있다.

따라서 암을 비롯한 모든 질병의 예방과 치료를 위해서는 각자가 지니고 있는 자신의 면역력과 저항력을 높여 자정작용과 자연치유력을 정상적으로 유지시키는 방향으로 나가야만 한다.

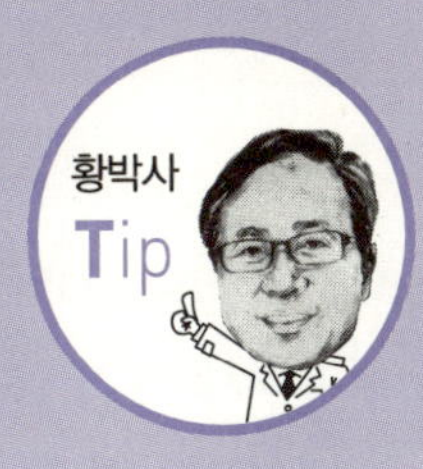

암 잡는 체온 37도의 비밀

　저체온일 때는 혈류장애로 각종 질환들이 유발되기 때문에 건강을 유지하기 위해서는 정상체온 유지가 중요하다.

　인간은 온혈동물이기에 아무리 추워도 우리 몸은 일정한 온도(36.5~37℃)를 유지한다. 이렇게 유지되는 체온은 에너지 공급원인 음식의 소화를 통해 대부분 얻는다.

　몸에서 만들어진 열량 중 20%는 간으로 가며 근육으로도 20%가 가는데 운동을 하게 되면 근육에 더 많은 열량이 간다. 그리고 열량 중 45%까지는 몸을 통해 외부로 방사된다.

　우리 몸의 온도는 신체기관의 활동을 도와주는 효소의 작용이 37~37.5℃에서 일어나기 때문에 일정하게 유지된다. 만약 우리 몸속의 온도가 3~4℃ 이상 벗어나게 되면 육체적, 정신적인 능력이 현저하게 떨어지게 된다.

　일반적으로 체온이 36~37℃일 때를 정상체온이라고 하며 입안이나 직장에서 재는 체온은 이보다 0.5℃ 정도 더 높다.

　저체온은 기본적으로 혈액이 제대로 순환되지 못하거나 신진대사에 장애가 있을 때 발생하는데 몸이 차갑다는 말은 정상적인 신진대사가 이뤄지지 않고 있다는 것을 의미한다.

　저체온(Hypothermia)의 가장 큰 원인은 운동량 부족이다. 운동을 하면 근육에서 열이 만들어지고 이들 열에너지는 혈액에 의해 온몸의 세포 구석구석으로 분배된다. 특히 운동은 몸이 움직이면서 산소를 취하여 노폐물인 이산화탄소와 휘발성 유해물질들을 폐에서 방출하고 지방, 콜레스테롤 및 불필요한 노폐물 등을 태워버리고 혈액을 정화시켜 암과 같은 질병을 예방한다.

　이런 점에서 하루 30분씩 일주일에 5일 이상 꾸준히 운동하는 것이 바람직하지만 현대인들은 운동하는 시간보다 컴퓨터나 텔레비전 앞에 앉아 있는 시간이 더 많다. 움직이지 않고 오랫동안 앉아 있으면 신진대사율이 떨어져 열량이 몸에 비축된다. 이는 비만으로 이어지기 쉬우며 혈액순환 방해로 이어져 저체온의 원인이 된다.

저체온증은 추운 곳에서 오랫동안 있어도 나타나는데 우리 몸은 추위에 노출되면 체온을 높이기 위해 각종 신체반응이 일어나게 된다. 그러나 몸을 움직이지 않거나 대사반응이 일어나지 않으면 체온은 떨어지기 시작하고 결국 몸이 얼게 되어 저체온증이 생긴다.

이와 함께 세포 조직에 산소 결핍 증상이 생기게 되고 근육은 딱딱하게 굳게 되며 혈압은 떨어지고 심장박동이 약해진다. 가장 많은 손상을 입는 곳은 뇌로 점차 감각이 없어지고 잠이 오면서 마치 따뜻하고 덥다는 환상이 생긴다. 이 같은 현상이 계속 진행되면 뇌부종이 생기고 숨이 멈추면서 죽음을 맞게 된다.

이처럼 체온은 우리 생명과 밀접한 관련이 있다. 감기나 폐렴과 같은 염증반응, 류머티스나 교원병과 같은 자가면역질환, 암 등 거의 모든 질병은 열을 동반한다. 열은 컨디션이 좋지 않다는 경고이자 질병을 치유하려는 치료반응이라고 할 수 있다.

저체온이 되면 심장의 혈류량이 떨어지게 되고 이에 따라 소화기능도 저하되는데 이는 음식물 흡수에 지장을 주고 이것이 장기화되면 만성질환이 된다. 또 저체온이 되면 혈관이 좁아지거나 막혀 간이 손상되며 발열기관으로서 제 기능을 수행할 수 없게 된다.

사망률과 시간의 상관관계를 살펴보아도 체온과 밀접한 관련이 있다. 사망률은 하루 중 체온과 기온이 제일 낮아지는 오전 3~5시에 가장 높다. 사람은 체온이 36.5℃ 이상을 유지해야 건강과 생명을 유지하는데 체온이 내려가면 세포나 혈액 중의 노폐물을 처리할 수 없어 물질의 화학반응이 충분히 이뤄지지 못하게 되어 중간대사물이나 산독물이 생성된다.

저체온은 특히 암을 유발하는 주요 원인 중 하나로 알려져 있다. 실제로 저체온증을 보이는 사람 중 상당수가 암이나 당뇨, 저혈압, 심장질환을 앓고 있다. 또 매사에 의욕이 없고 게으르며 특별한 병명이 없어도 몸이 쑤시거나 아프다고 호소하기도 한다.

암세포는 35℃에서 가장 많이 증식하고 39.3℃ 이상이 되면 죽는다. 다시 말해 저체온, 몸의 냉기가 암을 만드는 커다란 요인이 되는데 이를 반영하듯 암은 우리 몸 가운데서 열이 많이 나는 심장과 비장, 소장에는 생기지 않는다.

심장은 체중의 200분의 1밖에 되지 않지만 체열의 9분의 1을 산출할 만큼 열을 내는 기관이다. 비장은 적혈구가 밀집해 있어 붉고 온도가 높고, 소장도 소화를 위해 항상 격렬하게 연동운동을 하기 때문에 열을 많이 낸다.

이와 달리 암이 빈발하는 위, 식도, 폐, 대장, 자궁 등은 속이 비어 있고 주위에만 세포가 있어 체온이 낮아지기 쉽다. 특히 체온보다 낮은 외부와 항상 통해 있기 때문에 더욱 차가워지기 쉽다.

여성의 유방도 몸에서 돌출돼 있어 체온이 낮다. 유방암은 유방이 큰 사람일수록 잘 걸린다고 알려져 있는데 이는 유방의 크기와 상관없이 영양을 운반하는 동맥의 수가 같기 때문이다. 다시 말해 유방이 커도 동맥의 수가 많아지지 않기 때문에 온도는 더욱 낮아질 수밖에 없다.

이처럼 암이 저체온과 관련이 있다는 사실이 알려지면서 현대의학에서 온열요법을 도입하고 있다.

따라서 암을 비롯해 질병을 예방 및 치료하려면 적정 체온을 유지하는 것이 가장 중요하다. 우리 몸은 36.5℃보다 약간 높은 37℃를 유지해야 건강하게 살아갈 수 있다. 하지만 현실적으로 오히려 36℃에 머물러 있는 사람이 많고 심지어 35℃인 사람들도 적지 않다.

체온의 40% 이상은 근육에서 발생하므로 걷기를 비롯한 운동, 입욕 등으로 항상 몸을 따뜻하게 할 필요가 있다. 체온이 오르면 혈액 중의 노폐물이 연소 분해되고 혈액을 정화할 필요가 없어지기 때문에 암과 질병이 자연스럽게 사라진다.

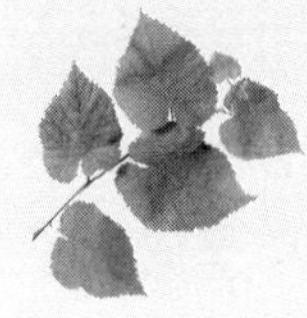

현재 암 치료를 위해 행해지고 있는 방법은
수술요법, 항암요법, 방사선요법이다.
그런데 이런 치료기법에 많은 문제점이 노출되면서
논란이 되고 있다.

현재의 암 치료 만족스럽습니까?

현재의 암 치료법 이대로 좋은가?

암을 치료하기 위해서는 조기 발견과 조기 치료가 반드시 필요하다고 이야기한다. 물론 어떠한 질병이건 조기에 적절한 치료를 받는 것이 바람직하다. 그러나 암의 경우에 조기발견이란 어느 정도의 시기를 말하는 것일까?

암 치료를 받다가 환우가 죽게 되면 한결같이 치료를 늦게 해서 그랬다고 말하는 경우를 종종 듣게 된다. 그렇다면 일찍 발견만 하면 정말로 치료가 되고 완치가 보장된다고 말할 수 있을까?

현재 암 치료를 위해 주로 행해지고 있는 방법으로는 수술요법(Cutting), 화학요법(Killing), 방사선요법(Burning)을 들 수 있다. 그러나 이들 3가지 치료방법에 대해서도 각각 그 나름대로의 문제점이 있음은 부인할 수 없다.

■ **수술요법의 근간을 이루고 있는** 사고방식에는 『나쁜 곳을 도려내면 그것으로 족하다.』는 뜻이 담겨 있다. 그러나 생각만큼 그렇게 간단하지 않다. 모든 질병은 국소적인 병이라기보다는 전신적인 병이기 때문이다. 특히 암은 혈액의 오염에 의해서 일어나는 전신적인 병의 대표적 질환이라 할 수 있다.

그러므로 종양 부위만 도려냈다 해도 언제 다른 부위에 또 나타날지는 아무도 모르는 일이다. 실제로 진행되고 있는 암의 경우 수술을 하게 되면 신체의 저항력도 함께 약화되기 때문에 병세가 더욱 악화되거나 전이되는 경우가 많다. 따라서 근치수술로 암을 완전히 정복할 수 있다는 주장은 다시 한 번 재고되어야 할 것이다.

■ **화학요법도 많은 문제점이 있다.** 지금까지 화학요법을 위해 많은 종류의 항암물질이 개발되어 왔고 실제로 투약하여 왔다. 그러나 치료 효과와 인체에 미치는 부작용을 고려할 때 신뢰할 수 있는 약제가 과연 몇이나 있을까 생각하게 된다. 현재 사용되고 있는 항암제 중에는 오히려 발암성까지 나타내고 있으니 이 또한 심각한 문제가 아닐 수 없다. 몸 안에 있는 암세포를 박멸하기 전에 정상세포까지 타격을 주게 되어 계속적인 화학요법제 사용은 암세포와 함께 건강한 신체조직까지도 사멸한다. 따라서 화학요법제 투약에 앞서 신중한 판단이 필요하다.

■ **방사선요법의 경우에도 대단한 위험성을** 안고 있음은 부정할 수 없다. 방사선을 쬐면 암 조직이 파괴되는 것은 사실이다. 그러나 이와 함께 주변의 정상적인 조직까지 막대한 피해를 입게 되

어 오히려 정상세포로부터 암세포가 발생하는 현상이 나타나는 경우가 있는가 하면 기존 암 종양의 증식이 빠르게 진행될 수도 있다.

이러한 사실을 비추어 볼 때 암이 조기 발견됐다고 해도 안심할 수 없다. 경우에 따라서는 현재의 방법으로 암에 대한 조기치료를 받게 되면 조기사망이라는 결과를 가져올 수도 있기 때문이다.

그러나 이와는 대조적으로 암이 발생했어도 다행히 발견되지 않았기 때문에 아무런 치료를 받아보지 않은 채 자연히 나아버렸다는 예도 적지 않다. 지금처럼 치료법에 대한 확실한 대책이 확립되어 있지 않은 상황에서는 오히려 조기발견이 안 되는 편이 낫다고 주장하는 암 전문가도 있다.

물론 수술요법을 시행하여 실제로 완치되는 경우도 많다. 그런데 그것이 수술로 암 조직을 도려냈기 때문만은 아닐 것이다. 자신의 몸 안에 있는 암 조직을 떼어냈다는 환우 자신의 정신적인 안도감과 함께 대수술을 계기로 하여 수술 전의 나쁜 생활 여건에서 벗어나 건강을 위해 노력하고 또한 건강한 식생활을 실천함으로써 몸속의 자연치유력이 향상되었기 때문일 것이다.

다음은 일본의 권위지 〈문예춘추〉에 실린 『고통스럽기만 하고 유효성이 증명되지 않은 암 검진은 과연 필요한 것인가?』라는 곤도 마꼬도 교수의 글을 소개한다. 이 글을 통해 우리는 지금까지 알고 있던 암의 개념과 함께 조기발견이 암 치료에 있어서 최우선이라는 통념과 현재 시행되고 있는 암 치료법에 대해 얼마 만한 문제점이 있는지 알게 될 것이다. 나아가 새로운 차원에서 암을 이해하고 과연 이상적이고 합리적인 암 치료법이 무엇인지를 함께 생각해보는 계기가 되었으면 한다.

국민적 행사로 대대적으로 실시하고 있는 암 검진을 하고 있는 나라는 일본뿐이다. 특히 위나 대장 검진에 있어서는 구미에서조차 하지 않고 있다. 왜 그럴까?

의료 행위의 통칙에는 『유효하다고 단정할 수는 없으나 불이익은 반드시 생긴다.』고 되어 있다. 당연히 검진에 따른 부담이나 불이익은 있는 법이다. 이를테면 위 투시 후에는 바륨 때문에 변비로 고생할 수가 있고, 흔히 있는 일은 아니나 장 폐색으로 사망할 수도 있다.

유방의 방사선 촬영 때는 유방을 족집게로 압박하기 때문에 통증이 있을 수도 있다. 방사선의 발암작용도 문제여서 해마다 위 투시한 사람 중 200명 이상이 백혈병에 걸린다고 한다.

심리의 영향도 무시할 수 없다. 대장 검사 때의 대변 채취도 불유쾌한 일이긴 하지만 남에게 넘겨주게 되니 스트레스가 쌓이는 일이다. 여성은 검진 종사자에게 나체를 보여주고도 멀쩡할 수 있을까? 유방암 검진 때는 알지도 못하는 상대방이 자신의 유방을 만진다. 자궁암은 더욱 심각하다. 음부를 타인에게 적나라하게 보여주어야 하니 말이다.

검진을 했는데도 암이 발견되지 못한 경우가 있다. 검진 후 1년 안에 암이 생긴 것을 「암을 놓친 경우」로 규정한다면 위가 10%, 대장이 20%, 폐가 30% 정도는 미리 발견하지 못한 것이 된다. 그러나 이것은 평균적인 것이고 이를테면 위암을 놓치는 비율은 3%~35%의 격차가 난다. 이 통계는 정직하게 보고한 의료시설의 경우이고, 암을 발견 못한 확률은 그보다 높을 것이다.

반대로 멀쩡한 사람이 암 환우가 되는 경우도 있다. 절제한 병변을 현미경으로 병리 진단을 해보니 양성인데도 암으로 오진이 내려지는 경우다. 나는 방사선과 의사로서 유방보존법을 주장하고 있다. 때문에 유방 절제를 해야 한다는 진단을 받은 다른 병원의 환우들이 자연히 나의 병원으로 도망 온다.

여기 반 년 동안 이런 환우를 대상으로 병리 진단을 다시 한 30건의 암 환우 중 양성으로 변경 진단된 것이 3건(10%)이나 있었다. 재작년의 유방암 발생 수는 2만 3000명이라고 하니까 연간 2000명 이상이 양성임에도 불구하고 유방을 절제당하고 있는지도 모르는 일이다.

요정검(要精檢)의 진단이 내려진 확률도 장기에 따라서 다르다. 1000명이 검진을 받았다고 하자. 요정검에서 자궁은 10명, 폐·대장·유방은 20~40명, 위는 150명 정도가 나왔다. 그런데 대상 장기나 정검률의 여하에도 불구하고 정검에서 암이 실제로 발견된 경우는 한 사람 있을까 말까 하는 비율이었다. 다시 말해 1000명에서 한 사람 있을까 말까 하는 암환우를 발견하기 위해 999명을 검진하는 법석을 떨어야 했고, 9~149명의 정밀 검사도 허사가 되고 만 것이다.

이렇게 괜히 검사를 받은 사람들은 어떤 생각을 하고 있을까? 몇 번이고 오고 가라고 해서 시간을 낭비하고 결과가 나오기까지 숨죽이고 있어야만 하고, 노이로제에 걸릴 정도로 겁을 잔뜩 집어먹고 있다가 겨우 한 명의 암 환우를 발견했다는 담당자의 이야기를 듣고 안도의 한숨만을 쉬고 있어야 할까?

그렇게 수고를 해서 조기 발견된 암 환우가 양질의 치료를 받게 되느냐 하고 묻는다면 이 역시 방심은 금물이다. 조기 암에서 수술을 받다가 죽는 경우도 있다. 설령 죽음을 면했다고 하더라도 위나 자궁의 경우는 전부 들어내야 하고, 직장은 인공항문으로 갈아 끼워야 하고, 유방은 늑골이 들여다보이는 수술이 될지도 모른다.

이처럼 불이익이 있으면서 암 검진의 유효성에 대해서 일본 정부는 만족하고 있는 것일까? 지방행정기관이 실시하는 위, 자궁, 폐, 유방 등의 암 검진은 노인보건법의 헬스 계획에 근거하고 있고, 국고보조금까지 보태주고 있다.

더욱이 최근에는 대장암의 검진을 헬스 계획에 집어넣었다. 직접적인 근거는 후생성이 조직한 연구반의 보고에 있다. 검진을 받은 사람은 대장암 사망의 위험이 절반으로 줄었다는 것과 암으로 사망한 사람은 건강인보다 검진을 덜 받았다는 것이 연구반의 『검진이 유효하다.』는 논리다. 이 논리는 과연 정당한 것일까?

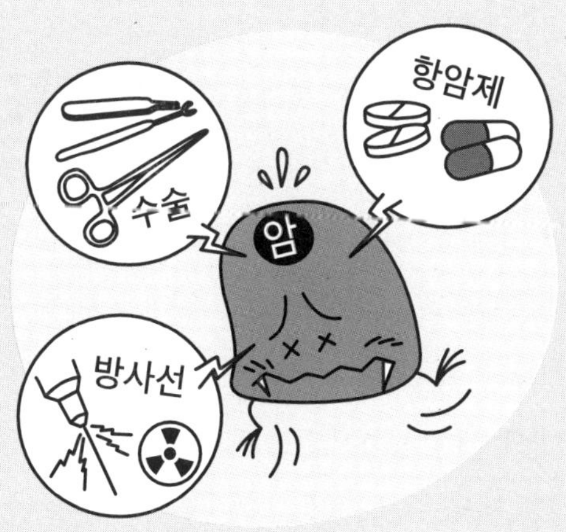

　암의 치료법은 당장에라도 재검토되지 않으면 안 된다. 조기발견의 보상이 유방 절제이거나 인공항문이라니 너무 슬픈 일이다. 물론 어느 장기든 부담이 적은 축소치료라는 것이 있는데 의사는 자기류의 치료법에 집착하려고 든다. 그 방면의 대가나 전문의일수록 큰 수술이 되기 일쑤다. 당시 조그마한 암인데도 크게 끊어내는 의사가 많다는 이야기다. 조기 발견하려고 노력하기 전에 축소치료를 권장했어야 했다.

　일본 암 치료의 가장 큰 문제점은 수술 지상주의다. 우리는 이 문제점부터 치료해야 한다. 암 검진에서 발견된 조기 암은 축소치료를 원칙으로 해야 한다는 것을 제안하고 싶다.

　위나 자궁 검진의 근거에도 기존 타입의 연구가 있다. 더욱이 검진 받는 사람의 라이프스타일이 조사되지 않고 있다. 실은 검진을 받지 않은 사람 중에도 위암이나 자궁암은 그 이전부터 자연히 감소되고 있기 때문이다.

　위암의 주원인은 일본인의 전통적인 식사습관에 있고 자궁암의 원인 역시 성 행위의 윌스 감염에 있는 듯하다. 그리하여 식사의 서구화와 콘돔 사용 등 라이프스타일의 변화가 암을 감소시킨 것으로 볼 수 있다.

　따라서 위나 자궁의 검진이 유효하다고 하려면 검사를 받지 않은 사람에 비해 검사를 받은 사람의 라이프스타일이 좋지 않았음을 시사하지 않으면 안 된다. 그러나 그것이 시사된 일은 한 번도 없다.

　그렇다면 검진문제에 대해서 국가는 어떻게 해야 하나? 적어도 검진에 대해서 선전을 해서는 안 되며 직장 단위의 검진을 강제로 해서는 안 된다. 고령자에게 암 환우가 많이 발생한다는 이유로 검진 문제를 정당화할 수는 없다. 발생률의 상승과 함께 「더디게 퍼지는 암(전이의 진도가 꽤 늦은 성질의 암)」이나 「해롭지 않은 암」이 증가할 추세이고 정기검진 때의 갖가지 사고는 고령자로부터 빈발한다는 사실을 생각해 보자. 검진의 유효성이 증명될 때까지 암 대책은 건강지도나 금연교육에 그치는 것이 좋을 것이다.

그럼에도 불구하고 검진확대는 있어서는 안 된다. 국가는 검진 수진율을 현행의 10%에서 30%로 3배나 늘리려고 하고 있다. 그러나 정기검진을 기다리는 사람이 자꾸 많아지면서 진짜 급한 환자나 증상이 중증이어서 고생하는 환우의 진단이나 치료는 어려운 형편이다. 그럼에도 수진율만 높인다면 병원은 정기검진을 기다리는 사람들로 넘쳐날 것이다. 실로 보통일이 아니다.

암 검진에는 넌센스적인 귀결이 따라다닌다. 건강했던 사람이 어느 날 갑자기 환우로 취급받기도 한다. 조그만 암이었는데 장기가 몽땅 절제되고 만다. 조기 암이라고 진단되었을 때는 불요불급한 수술이 아닐까 한 번쯤 의심해보는 마음가짐이 필요하다. 장기를 없애버리거나 암 수술이 의심가는 지경에 이른다면 이는 진정한 의미에서의 의료가 아니다. 최대의 문제는 작은 암을 발견하려고 노력한 만큼 폐단 역시 크다는 사실일 것이다.

암이 미소(微小)해질수록 무해암(無害癌)의 빈도가 높아질 것이고 또한 오진도 증가한다. 어떤 쪽이 되었든 치료의 무용을 말하기에 앞서 하나의 죄악이 아닐까. 조기발견이라는 선의의 출발이 죄악이 되면 이야말로 모순이 아닐 수 없다.

이러한 모순은 의사의 능력이나 의료기기가 좋아질수록 커진다. 의학의 진보와 함께 모순이 확대된다는 것은 진보냐 검진이냐의 둘 중 하나에 문제가 있는 것이 아닐까?

암 검진에 대해 생각이 미치면 『암이란 도대체 무엇일까?』 하는 질문에 부딪힌다. 암은 과연 질병인 것일까? 연령이 배로 오르면 암의 발생률은 16배로 커진다고 한다. 그렇다면 노화의 일종이 아닐까?

엉뚱한 생각인지 모르나 죽기 전에 걸리는 병치고 암보다 더 좋은 병은 없다. 암이면 최후까지 인간으로서의 존엄을 지킬 수 있다. 치매는 그야말로 무서운 질병이고 뇌졸중이 된다면 반신마비가 되어 본인은 물론 가족들도 큰일이다. 심근경색은 설령 살아남는다 해도 일상생활이 제한된다. 대처방안만 틀림없다면 암의 일상생활은 오히려 편하다. 암이 늦게 발견되기 쉬운 것은 자연의 상태에서는 암이 그 얼마나 고통스럽지 않은지를 보여준다. 고통을 받고 있다면 그것은 치료를 받으면서 오는 부작용이나 후유증 때문이다. 장기가 없어졌으니 일상생활이 부자연스럽다. 효과 없는 항암제를 대량으로 쓰니까 심신 모두가 갈기갈기 찢어진다.

암의 본질에 대한 생각이나 암에 대한 마음가짐을 이제는 고쳐야 한다. 암이 노화라고 한다면 암으로 인해 죽는다는 것은 수명이 아니겠는가? 노화와 싸운다고 해서 승산은 없는 법이다. 금연이나 영양 균형이 맞는 식생활을 해야 한다는 대책도 따지고 보면 암의 발병을 늦춰줄 뿐이지 예방이 될 수는 없는 법 아닌가?

그리고 암으로 죽는 것은 전체 사망의 1/4에 불과하다. 불로불사(不老

不死)란 있을 수 없는 일이다. 그렇다면 암과 맞대결해서 싸울 생각을 해서는 안 되며, 암을 달래고 손으로 쓰다듬어 주면서 공존을 도모하는 것이 한 방법일 것이다.

장수하기 위해서는 면역요법조차 좋은 방법이 못 되는 것 같다. 방치 관찰한 위암 환우의 전국 집계가 있다. 수술 불능까지 진행된 암이나 전신상태 불량의 환우다. 제일 성적이 좋았던 것은 글자 그대로 아무런 치료를 받지 않았던 환우다(5년 생존율 40%). 항암제나 면역요법을 사용한 환우는 성적이 좋지 않다(5년 생존율 10%). 40%라고 하면 수술의 생존율과 큰 차이가 없다.

각자의 인생 목표는 죽을 때까지 건강하고 행복하게 사는 것이다. 조기 발견이나 수술은 그 목표와는 거리가 있는 것이 아닐까? 암을 방치한다 해도 뇌졸중이나 심근경색 등으로 어느 날 갑자기 죽을 수도 있을 것이다. 만일 암을 치료했는데 결국 다른 병으로 죽어버렸다면 이 또한 허망한 일이 아닌가? 암에 걸렸다는 사실을 때늦게 발견했다고 한다면 환우로서의 생존기간은 그만큼 짧아서 좋았다는 역설을 우리는 진정으로 생각해 볼 필요가 있지 않을까?

사람이란 암에 걸리지 않기 위해서 살고 있는 것도, 암을 발견하기 위해서 살고 있는 것도 아닐 것이다. 사람은 무엇 때문에 암에 대해서 신경을 쓰고 매일매일 어두운 인생을 보내야 하는가? 검진을 받으면 불이익은 필연적인 사실이다. 적어도 이익은 없다. 관심을 암이나 검진 이외의 것에 돌렸을 때 우리는 마음 편하고 즐거운 인생을 보낼 수가 있을 것이다.

항암제에 얽힌 미스터리 4가지

미스터리 ❶ 항암제가 암 전이 촉진한다?

암 치료를 목적으로 사용하는 항암제가 오히려 암의 전이를 촉진할 수 있다는 연구결과가 발표돼 충격을 던져주고 있다. 일본 오사카 성인병원센터의 연구팀은 특정한 타입의 항암제가 혈관의 내피를 손상시켜 암의 전이를 쉽게 해줄 수 있음이 조사 결과 밝혀졌다고 발표했다.

수술 후 이러한 항암제를 사용했을 경우 수술로 인해 비산되어 있는 암세포들이 다른 장기로 전이되는 것을 촉진하는 결과를 일으킬 수 있다는 것이다.

혈관의 가장 안쪽은 단 한 층의 세포들로 이루어져 혈관 내피라고 부르는 얇은 막으로 되어 있다. 이 막은 혈액 중에 흐르고 있는 여러 가지 암세포들이 혈관 내로 침투하는 것을 막아주어 암의 전이를 미리 차단하는 역할을 한다.

연구팀은 외부에서 배양한 혈관 내피에 특정 항암제를 투여한 결과 내피를 구성하고 있는 세포와 세포 사이의 간격이 넓어짐을 알아낼 수 있었다고 설명했다. 특히 투여된 항암제의 농도가 높을수록 이 간격은 더 커졌으며 결과적으로 암세포들이 훨씬 자유롭게 내부로 침투됨을 확인할 수 있었다고 주장했다.

연구팀은 햄스터를 사용한 동물실험에서 이 항암제와 암세포를 결장정맥에 주입한 후 2주일이 경과된 시점에서 간장의 표면을 조사했는데 그 결과 암세포만 주입한 햄스터에 비해 항암제를 동시 주입한 햄스터의 암세포 콜로니가 무려 7배나 많은 것을 관찰할 수 있었다고 밝혔다. 사용한 항암제의 양은 모두 임상적으로 투여할 수 있는 치료량의 범위였다고 덧붙여 충격의 도를 높여주고 있다.

연구팀은 투여량을 준수하더라도 조직을 손상시킬 수 있는 항암제를 수술 전이나 수술 중 또는 수술 직후에 사용하면 암의 전이를 촉진할 가능성이 있다고 결론짓고 항암제의 종류와 투여 시기에 신중을 기해야 할 것이라고 말했다.

미스터리 ❷ 항암제가 또 다른 암을 유발한다?

항암제의 높은 위험성은 이미 여러 분야에서 지적되고 있지만 실제로 입증된 경우는 거의 없었는데 일본에서는 항암제를 사용함으로써 오히려 다른 암이 발생할 위험성이 크게 높아진다는 연구결과가 발표돼 학계에 파문을 일으키고 있다.

위암 수술 후에 항암제를 투여 받은 환우는 투여 받지 않은 환우에 비해 추후 다른 종류의 암에 걸릴 확률이 2배 가까이 된다는 것을 일본 오사카대 의학부 연구팀이 일본 소화기학회에서 발표함으로써 알려지게 됐다.

지금까지 항암제가 막연히 위험하다는 정도로만 여겨져 왔는데 위험성의 정도가 임상적으로 밝혀진 것은 이번이 처음으로 항암제 대량요법에 대한 경종을 울리고 있다.

조사는 오사카대 부속병원 제2외과에서 위암 절제 수술을 받은 환우 중 근치도가 높은 환우 840명을 대상으로 이루어졌다. 그 중 330명은 수술 전이나 후에 항암제를 투여하는 보조요법을 실시했으며 510명은 항암제 투여가 없었다.

연구팀은 항암제에 의한 2차 발암 위험성을 알아내기 위해 수술 후 5년 이상 경과된 환우 중 위암 이외의 암이 발생한 비율을 조사했

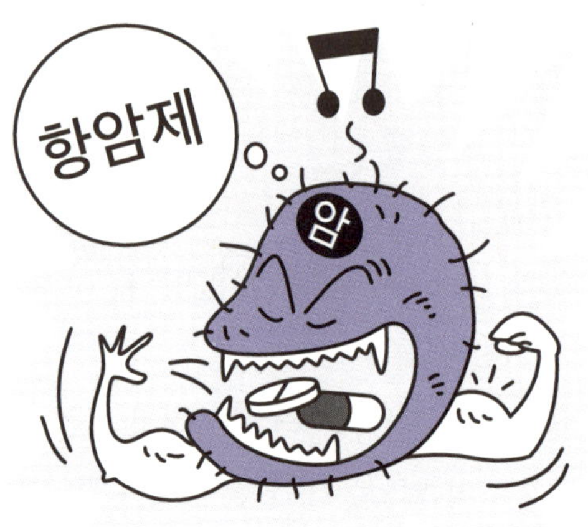

다. 5년 이내에 암이 나타났거나 5년이 지났더라도 위암이 나타난 경우는 재발일 가능성이 높아 제외시켰다.

결과적으로 5년 이상 경과한 후 간암이나 폐암, 백혈병 등 2차적인 암이 발견된 비율은 항암제 보조요법을 실시한 경우가 6.3%로 항암제 사용이 없었던 경우의 3.3%에 비해 거의 2배나 됐다.

특히 2종 이상의 항암제를 병용한 경우에는 발암 위험성이 8%까지 상승됨이 입증됐다. 항암제를 수술 전에 사용하거나 후에 사용하거나 발암률의 차이를 보이지 않았다.

연구팀은 항암제의 투여로 발암 위험성이 높아짐이 증명되었으며, 특히 단독으로는 발암성이 낮은 약제라고 해도 병용 때는 위험성이 크게 증가된다고 강조했다.

미스터리 ❸ 항암제 투여 후 암이 악화된다?

위암세포가 일부 항암제에 내성을 가지면서 다른 장기로의 전이가 훨씬 쉽게 일어난다는 사실이 밝혀졌다.

임상계에는 때때로 항암제를 사용한 후 급격하게 암이 악화되는 현상이 알려져 있으면서도 확실한 원인을 지금까지 밝혀내지 못했었다.

일본 시바가이기 국제과학연구소의 연구팀은 이번 연구로 항암제를 사용한 후 오히려 암이 악화되는 현상을 설명할 수 있게 됐다며 이 같은 사실을 일본암학회에서 발표했다. 연구팀은 위암세포 중 간에 전이되지 않은 성질의 세포를 5종류의 항암제에 각각 내성을 갖도록 변이시켰다.

이 세포들을 증식시켜 마우스의 위벽에 이식, 6주 후 해부하여 결과를 관찰했다. 항암제 플로르우라실(5-FU), 시스플라틴에 내성을 획득한 2종류의 암세포가 간에까지 전이되어 있음을 확인할 수 있었다고 연구팀은 보고했다. 위암 환우에 대한 항암제 사용은 주로 수술 후 더 이상의 전이를 예방할 목적으로 사용하고 있는 실정이다.

미스터리 ❹ 암 완치돼도 안심 못한다?

14세 때 목 부위에 생긴 암인 호지킨씨 림프종 진단 후 1년간 방사선과 항암제 치료로 완치 판정을 받았던 J양. 그러나 5년 후 치료받은 부위에 기존의 암과는 전혀 다른 악성 섬유성조직구증이 생겼다는 진단을 받았다.

의학의 발달로 암도 일부 치료되고 있지만 이처럼 기존의 암은 완치됐으나 다른 종류의 암, 즉 2차성 암이 발생하는 빈도가 높아지고 있다. 2차성 암이란 기존의 암이 재발한 것이 아니라 다른 종류의 암이 또 생긴 것을 말한다. 외국 통계에 의하면 암 종류에 따라 차이는 있으나 일반적으로 암 치료 후 20년 이상 생존한 환자의 2차 암 발생 누적 위험률은 12%선이다.

2차 암 발생의 주원인은 크게 3가지로 보는데 암세포 박멸을 위해 사용한 방사선과 항암제 그리고 유전적 소인이 그것이다. 암은 정상세포가 계속적인 자극을 받아 돌연변이를 일으켜 발생한다. 극도로 강한 방사선 조사나 항암제는 기존의 암세포를 박멸함과 동시에 주변의 정상세포에도 영향을 주어 새로운 종류의 암세포를 만들게 된다.

따라서 최근엔 2차 암 발생 가능성이 높은 것으로 알려진 항암제
나 과도한 방사선은 암 치료 효과가 좋더라도 되도록 사용하지 않는
것을 원칙으로 하고 있다.

암 의사 270명의 대답
『항암제는 NO!』

1985년 미국 국립암연구소의 데비타 소장은 미국 의회에서 『항암제로 암을 고칠 수 없다.』고 증언했다. 1988년 동 연구소가 발표한 보고서에는 항암제는 암을 몇 배로 늘리는 증암제라고 판정하였다.

현재 일본에서 암으로 인한 사망자 31만 명 가운데 70~80%가 사실 항암치료 등으로 인해 목숨을 잃고 있다. 항암제의 정체는 맹독성 독극물이다. 첨부문서에 보면 독극물이라고 분명하게 쓰여 있다. 항암제는 독성이 강하기 때문에 계속 투여하면 암은 악성화 되고, 마침내 독살로 숨을 거두고 만다.

우리는 현대의학이 병으로 고통 받는 환우를 낫게 해 준다고 정말 믿고 있다. 일본뿐만 아니라 세계 대부분의 사람들도 이것을 믿고 있음이 사실이다. 왜냐하면 순백의 청결한 병원에서 진찰해 주는 사람은 하얀 가운을 입은 인텔리인 총명한 의사 선생님들이기 때문이다. 그런 분들의 두뇌에는 최신 의학지식이 가득 차 있을 것이다. 우리는 사용되는 약품도 더없이 유효성이 높은 것이라고 믿고 있다.

그러나 항암제가 결과적으로 무서운 살인제인 것을 보니 그러한 우리의 믿음은 뿌리부터 산산히 부서져 버린다.

일본 암 의료의 최고 책임부서인 후생노동성의 담당기술관은 『항암제가 암을 고치지 못하는 것은 상식』이라고 딱 잘라 말했다. 항암제는 맹독으로 많은 암 환우는 그 독으로 인해 죽고 있다는 것이다. 이것이 세간에서는 독살이라고 하는 것이다. 사람을 살리는 병원에서 암 환우의 독살이 지금도 이루어지고 있다고 하니 정말 믿어지지가 않는다.

후생노동성 담당자는 『항암제는 강력한 발암물질』이라고도 분명 말했다. 항암제를 써서 새로운 암을 만들고 있는 것이다. 항암제의 정체는 증암제(增癌劑)였던 것이다.

더구나 항암제는 조혈기능을 파괴한다. 그때 암세포와 싸우는 면역 세포도 함께 섬멸된다. 항암제는 암과 싸우는 병사들을 모두 죽여버리기 때문에 기뻐하는 것은 암세포뿐이다. 항암제의 정체는 암의 응원제(應援劑)였던 것이다.

일본에서 의사 271명에게 『당신이 현재 말기암 상황에 있다고 가정한다면 항암제를 쓰겠는가?』하고 조사를 했다. 270명이 단호하게 『노!』라고 대답했다.

〈항암제로 살해당하다〉의 저자 후나세 순스케는 『한국의 독자 여러분, 항암제의 정체를 똑똑히 기억하시기 바란다.』고 말했다.

위암 수술 후 항암치료 받아야 하나?

이태리에서 연구해본 결과 위암을 완전히 절제한 환우들이 PELF 치료를 받아도 전반적인 생존율에 거의 영향을 미치지 못하는 것으로 밝혀졌다. PELF 치료란 항암제인 시스플라틴, 에피루비신, 류코보린, 5-FU를 병용해서 치료하는 복합 항암화학요법을 말한다.

이태리 암연구 종양학집단의 연구진에 의하면 위암이 1~3기인 경우는 위암을 완전히 절제하고 주변의 림프절까지 절제해서 치료를 할 수 있지만, 2~3기 환우들은 5년간 생존율이 16%밖에 되지 않는다고 한다.

이렇게 예후가 나쁘기 때문에 이들 연구진은 보조화학요법이 미치는 영향에 대해 연구해보게 되었다. 또 보조화학요법으로 치료받으면 생존율이 통계학적으로 의미가 있을 정도로 개선된다는 연구

결과가 여러 개 있지만 실제 임상적으로는 보조화학요법이 환우의 생존에 미미한 영향을 미치는 것으로 알려져 있는 것도 이런 연구를 해보게 된 동기가 되었다.

그 결과는 명쾌했다. 수술 후 항암요법 시술집단과 수술만 한 집단 사이의 생존율에는 별 차이가 없는 것으로 드러났던 것이다.

화학요법 중 PELF가 전이성 위암에 효과가 있다는 증거를 근거로 이들 연구진은 PELF를 보조치료법으로 사용하는 경우 효과가 어떤지 평가해보기로 했다.

이들은 258명의 위암 환우들을 무작위로 선별해서 1개 집단은 수술을 받은 후 PELF 치료를 받고, 다른 1개 집단은 수술만 받도록 했다. 그 후 72.8개월 동안 이들 환우들을 추적해본 결과 49.6%에 달하는 128명에게 위암이 재발했고 53.9%인 139명이 사망했다. 사망자 중 1명은 약품의 독성으로 사망했다.

또 치료 후 5년이 되었을 때 항암치료를 받은 집단이나 항암치료를 받지 않은 집단의 전반적인 생존율에 별 차이가 없었다. 즉 전체 생존율은 47.6% 대 48.7%였다. 또 5년이 되었을 때 무병 생존율도 42.3% 대 41.6%로 별 차이가 없었다.

결국 위암인 경우 수술을 받은 후 추가로 항암치료를 받는 것은 효과가 없다는 말이다. 이런 실망적인 결과는 최근에 실시된 임상시험들의 결과와도 일치한다. 추가로 좀더 연구를 해봐야겠지만 위암 환우는 수술을 받은 후에 항암치료를 추가로 받아야 할지 여부를 심각하게 고민해야 할 것으로 생각된다.

항암치료로 생긴 빈혈
암 재발과 관계 있다

항암치료 중에 빈혈이 생기는 것이 유방암 재발과 관련이 있는 것으로 밝혀졌다. 즉 오스트리아에서 연구해본 결과 항암치료로 빈혈이 생기는 경우 유방암이 국소적으로 재발할 위험성이 거의 3배나 증가하는 것으로 드러났다.

오스트리아의 연구진은 항암치료나 방사선치료가 빈혈과 어떤 상호작용을 일으키는 것으로 추정하고 있다. 그 이유는 항암치료나 방사선치료가 빈혈이 있는 환우들에게는 효과가 떨어진다는 연구 결과가 있기 때문이다.

이번 연구에는 표준적인 CMF요법으로 치료받은 424명의 환우에 관한 자료가 포함되어 있다. 연구진은 빈혈 발생률, 국소적인 무재발 생존율, 무재발 생존율, 전체적인 생존율을 연구해본 결과 진단 후 5년이 지난 후에도 국소적인 재발이 39건 발생했다. 그 중에서 빈혈이 없는 환우는 재발률이 7%였지만 빈혈이 있는 환우는 20%로 밝혀졌다. 또 빈혈이 없는 환우들이 빈혈이 있는 환우들보다 재발 시기가 더 늦은 것으로 밝혀졌다.

항암제 중에는 적혈구를 감소시켜 빈혈을 유발하는 부작용을 일으키는 것도 있다. 그런 경우 빈혈로 숨이 차고 피로하게 된다. 그런데 바로 그런 항암치료의 부작용이 재발 위험성을 높이는 것으로 밝혀진 것이다. 그런데 치료로 인한 부작용인 빈혈을 치료하다 보면 또 다른 부작용이 생길 가능성도 있기 때문에 항암치료로 빈혈이 생기는 경우 효과적으로 대응하기가 매우 어려운 일로 생각된다.

암 치료로
뼈가 약화될 수 있다

캐나다에서 연구해본 결과 유방암과 전립샘암 치료로 뼈가 약화될 수 있는 것으로 밝혀졌다. 이번 연구 결과로 유방암과 전립샘암 환우들은 골다공증과 골절의 위험이 높아지는 것으로 드러났다.

이들 연구진은 유방암과 전립샘암에 관한 3500건이 넘는 연구 자료를 분석해 보았다. 그 결과 아로마타제 억제제로 치료받은 유방암 환우들은 골 결손과 골절이 생길 가능성이 더 큰 것으로 밝혀졌다. 또 안드로겐 박탈 치료를 받은 전립샘암 환우들도 뼈질환이 생길 위험성이 커지는 것으로 드러났다.

전립샘암을 치료하는 주요한 방법 중 한 가지가 호르몬요법이다. 이 요법은 안드로겐 박탈 치료법(ADT) 혹은 안드로겐 억제 치료법이라고도 불린다. 이 치료법의 목적은 안드로겐이라 불리는 남성호르몬의 수치를 낮추는 것으로 안드로겐 중 중요한 것이 바로 테스토스테론과 DHT다.

안드로겐은 주로 고환에서 생산되는데 전립샘암 세포의 성장을 촉진한다. 따라서 안드로겐 수치를 낮추면 흔히 전립샘암이 줄어들거나 성장속도가 떨어진다. 그러나 이런 호르몬요법으로 전립샘암이 완치되는 것은 아니다. 어쨌든 호르몬요법도 뼈를 약화시키는 것으로 드러난 것이다.

이들 연구진은 비스포스포네이트를 이용하면 뼈를 재건하는 데 도움이 되고 골다공증을 방지하는 데 도움이 될 수도 있다고 한다.

즉 항암치료를 받는 암환우들을 비스포스포네이트로 치료한 자료를 분석해 본 결과 안드로겐 박탈 치료와 함께 비스포스포네이트 치료를 받은 전립샘암 환우들은 골 결손이 증가했으나, 비스포스포네이트 치료를 받은 유방암 환우들은 골 손실이 줄어든 것을 발견했다고 한다.

항암치료로 골 손실이 발생할 수가 있고 그로 인해 뼈로 전이되면 치명적일 수가 있다. 또 항암치료의 부작용을 또 다른 약품으로 치료하는 것이 과연 적절한 방법이 될 수 있을는지는 의문이 간다.

CT 촬영,
발암 위험 크다

질병 진단을 위해 널리 사용되는 CT 촬영이 방사선의 피폭량이 많아 암을 유발하는 등 위험성이 크다는 주장이 제기됐다.

미국 뉴멕시코대학의 프레드 메틀러 박사는 대학병원 방사선학과에서 CT 사용률이 11%에 불과하지만 방사선 피폭의 60~70%가 CT가 원인일 정도로 심각하다고 주장했다.

컴퓨터 단층촬영으로 불리는 CT의 방사선량은 통상 2~3래드 정도다. 흉부 X선 촬영의 15밀리래드에 비하면 100~200배에 달하는 엄청난 양이다.

CT 촬영은 인체의 두터운 부분에 방사선을 투과시키는 방법으로 모든 부분에 필요 이상의 에너지가 방사될 수밖에 없다. 성인은 물론 어린이도 필요량 이상의 방사선에 노출되고 있다고 메틀러 박사는 주장했다.

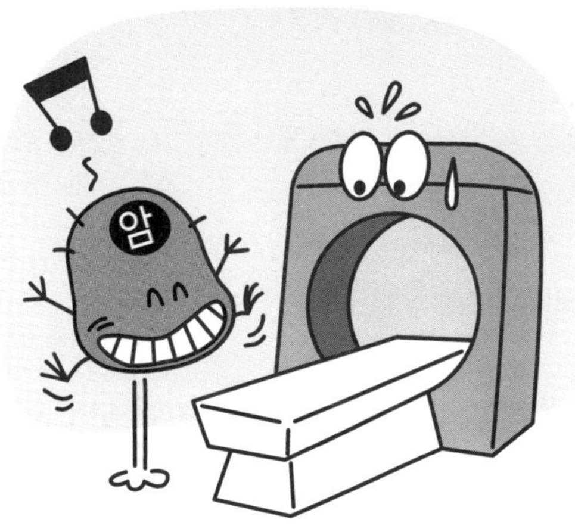

유방암 진단에 CT 촬영을 이용하더라도 유방조영 X선 촬영보다 발견이 어려울 뿐 아니라 방사선 피폭량은 10~15배나 된다. 전립샘 암의 발견에도 혈액검사가 훨씬 효과적인 것으로 알려지고 있다.

캘리포니아주 허비 아이젠버그 방사선기사는 방사선의 과도한 조사에 대한 위험기준이 설정되지 않아 CT의 과용을 불러오고 있다고 우려를 표명했다.

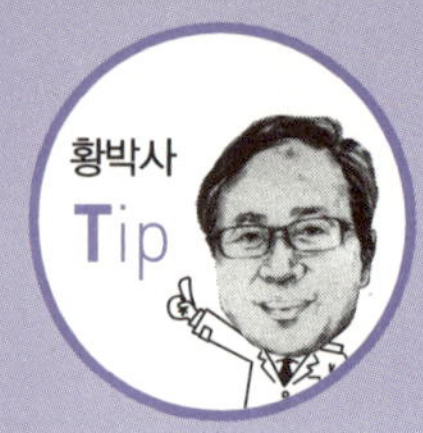

CT와 X-레이 촬영
이대로 괜찮나?

CT와 X-레이 촬영 시 방사선에 무방비로 노출된다는 주장은 우리나라에서도 문제점으로 지적되고 있다.

우리나라 국민이 병의원에서 전산화단층(CT) 촬영이나 엑스레이 촬영을 할 때 방사선 피폭으로 인해 암에 걸릴 위험은 환자 100만 명당 최고 166명 꼴인 것으로 나타났다.

이 사실은 식품의약품안전청이 3000여 의료기관의 진단용 방사선기기 촬영 건수를 토대로 만든 〈의료용 방사선에 의한 국민 위해 평가 연구〉보고서에서 밝혀졌다.

이 보고서에 따르면 CT 촬영 때 환자에게 조사되는 방사선으로 인한 암 유발 위험은 촬영 환우 수 100만 명당 평균 166명 꼴이며, 이는 국내 암환우 연간 발생 건수에다 추가로 100만 명당 166명이 방사선 피폭으로 암에 걸릴 가능성을 의미한다.

연령별로는 20대의 위험도가 64명으로 가장 높고 신체 부위별로는 방사선 피폭량이 많은 편인 복부 전면 촬영 때 암 위험도가 가장 높은 것으로 나타났다. 또 엑스레이 촬영에서는 100만 명당 6.76명인데 이 역시 20대가 가장 많다.

암 치료법 드디어 찾았다!

암 조기 검진의 득과 실

암 조기 검진을 둘러싸고 설왕설래 말이 많다. 암을 일찍 발견하면 암 치료에 도움이 된다는 대부분의 사람들 생각과는 달리 암의 조기검진이 또 다른 문제점을 노출시킬 수 있다는 주장이 설득력을 띠면서 암 조기검진에 대한 논란이 뜨겁다. 암 조기 검진, 왜 문제가 될까? 몇 가지 학설을 참고해보자.

주의주장 1

암 조기 검사 남발, 문제 있다

『일부 암 검사가 지나치게 많이 시행되고 있는 것은 사실입니다. 대표적으로 오·남용되는 암 검사는 대장암 검진에 널리 사용되는 CEA(대장암 표식자) 검사입니다.』

암 전문의인 국내 한 대학병원 의대 L 교수의 토로다. 그에 따르면 혈액 중 CEA는 암이 없어도 흡연자의 33%가 5ng/ml(기준치) 이상 수치를 보인다는 것이다.

L 교수는 CEA는 경향을 알거나 수술 후 재발 여부를 알기 위한 것인데 이 검사 결과를 갖고 너무 겁을 주는 일도 있어 문제라고 지적한다. 이 검사에서 다소 이상이 있다고 해서 무조건 비용이 비싼 그 다음 고가 검사(대장조영술, 대장내시경 등)를 하는 것은 돈 낭비라는 지적이다.

또 다른 대학병원 종양내과 N 교수는 한국인에게 많은 위, 간, 폐, 자궁경부, 유방암 등을 조기 진단할 수 있는 기본검사는 30~40만 원 정도의 비용이면 받을 수 있다고 털어놨다. 그런데 일부 건강검진에서는 발생빈도가 낮은 암의 표식자 검사를 한다든지 유방암이 확진됐을 경우에만 필요한 MRI 등 특수검사를 처음부터 포함시키고 있다고 우려를 나타냈다.

보건복지부가 밝힌 조사 결과에서도 암 전문의 가운데 60%가 건강검진센터, 임상병리검사실 등에서 실시 중인 다양한 암 검사가 무분별하며 과다하다고 지적했다. 또 암 조기 진단 검사에 많이 사용되는 11개 검사항목 중 상당수가 경제적 편익 측면에서 효과가 미약한 것으로 평가됐다.

이 조사는 보건복지부에 의해 서울대병원 등 전국 8개 병원의 암 담당의사 107명을 대상으로 면접 설문방식으로 실시됐다. 조사 결과 검사 항목들의 신뢰도 등에 대한 과학적 검증이 이뤄지지 않았으며, 의료비 낭비 등 문제가 발생하는 것으로 분석됐다고 설명했다.

특히 이 같은 현행 암 검사가 조기 진단에 기여하는지에 대해『그렇다」고 응답한 의사가 48%에 불과하고 『기여하지 못한다』(29%), 『모르겠다』(17%) 등 회의적 응답이 46%를 차지했다.

암 전문의 중 상당수는 자주 사용되는 검사 항목 11개에 대해 돈을 쓰는 것만큼 효과가 없다고 평가했다. 그 중에서도 특히 췌장암, 담낭암 진단을 위해 사용하는 혈액검사인 CA19-9검사와 난소암에 대한 CA125검사 등을 대표 사례로 꼽았다.

한편 보건복지부가 암 환우 240명을 대상으로 조사한 결과 암환우들은 보통 2~6개 병의원을 거치는 것으로 조사됐는데 첫 번째 병의원에서 암을 확진 받은 사람은 41%에 불과했다.

<u>주의주장2</u>
암 조기 진단 후 치료해도 효과는 『글쎄?』

일부 암 종양의 경우 조기 진단 후 치료를 해도 별다른 효과가 없다는 연구결과가 발표됨에 따라 암 조기 진단의 필요성에 대한 찬반 논란이 일고 있다.

캐나다와 독일 연구팀은 어린이들에게 많이 발생하는 신경아세포종의 암세포가 자라는 부신 등의 제거수술을 했으나 이 암이 계속 진행되어 줄어들지 않았다는 연구 결과를 발표했다. 이에 대해 존스홉킨스의과대학 소아역학 전문의 스티븐 굿맨 박사는 『등골이 오싹한 결과』라고 논평하고 『과학자들은 신경아세포종 조기 진단법을 포기해야 한다.』고 말했다.

일본은 주로 신경시스템을 공격하여 생명을 빼앗는 신경아세포종 환우를 조기에 발견하는 간단한 소변 검사법을 개발해 대대적으로 조기 진단 프로그램을 시작했고, 캐나다에서도 이 같은 검사법을 연구하고 있다.

암 조기 진단과 이에 따른 조기 치료가 별다른 효과가 없이 오히려 건강에 해를 줄 수 있다는 결과가 발표된 것은 아직 신경아세포종 한 개이지만 이는 유방 X선 촬영, 전립샘암 등 대표적인 성인 암 진단법의 실효성에 대해서도 의문을 던져주고 있다.

캘리포니아주 보건부의 조지 커밍햄 박사는 암 검사의 여부는 생명을 살리거나 삶의 질을 향상시킬 수 있느냐를 신중히 따져 결정돼야 한다는 입장을 보였다. 또 애틀랜타 에머리대학 원십 암센터의 종양역학연구팀은 암의 경우 과잉진단이 많다고 지적하고 암 조기 진단이 사망률을 줄이지 못하기에 증상이 나타날 때까지 기다리는 것이 좋다고 말했다.

스탠퍼드대학 통계보건연구학 교수인 브래들리 에프론 박사는 조기 진단법으로 도움이 되는 경우는 소수이고 다수가 과잉 진단으로 손해를 보거나 불필요한 치료를 쓸데없이 병행하는 데에 대한 실효성을 의문 삼아야 한다고 주장했다.

유방암 조기검진을 둘러싼 논란

미국에는 예방의료 특별전문위원회(USPSTF)라는 것이 있다. 1984년에 미국 공중보건청의 주선으로 처음 회합을 갖게 되었고, 1998년 이후에는 「건강관리 연구 품질청(AHRQ)」이란 정부기관의 후원을 받고 있다.

이 전문위원회는 예방과 1차 진료에 관한 민간부문 전문가들로 구성된 독립적인 위원회로 조기검진, 지도상담(카운슬링), 의약품 등을 포함한 광범한 임상 예방의료의 효과에 대한 과학적인 증거를 검토해서 철저하고 공정한 평가를 내린다.

이 특별전문위원회의 위원들은 1차 진료 임상의 즉 내과의사, 소아과의사, 가정의, 산부인과의사, 간호사들로 구성된다. 이들은 예방, 근거중심의학 및 1차 치료분야의 전문가들로 인정받고 있는 사람들이다.

이 전문위원회의 임무는 나이, 성별, 질병에 대한 위험요인에 기초한 개별적인 의료 서비스의 혜택을 평가하고 1차 의료진료에 어떤 예방의료를 포함해야 할지, 또 어떤 인구집단에 예방의료를 제공해야 할지에 대해서 권고를 하고, 임상 예방의료에 필요한 연구 안건을 발굴해내는 것이다.

구체적으로는 「증거에 근거한 실행 센터(EPC)」란 연구기관의 지원을 받고 있다. 이 센터는 건강관리 연구 품질청과 맺은 계약에 따라 임상 예방에 관한 특정한 주제에 대한 증거를 체계적으로 검토하고 이를 바탕으로 해서 예방의료 특별전문위원회가 권고하게 된다.

어쨌든 이 특별전문위원회는 미국 연방과학자문위원회의 일종인데 이 전문위원회가 유방암 조기검진에 대한 과학적인 증거를 면밀히 살펴본 후 유방암 조기검진에 관한 새로운 권고안을 발표했다. 이것이 유방암 검진에 관한 새로운 가이드라인인데 그 핵심 내용은 다음과 같다.

1. 지금까지 여성들은 40세가 되면 그때부터 매년 유방 엑스선 검사

를 받도록 권유했다. 그러나 앞으로는 유방암에 걸릴 위험성이 높지 않은 여성들은 50세가 되기 전까지 유방 엑스선 검사를 받을 필요가 없다.

2. 유방암에 걸릴 위험성이 높지 않은 여성들은 50세가 되면 앞으로는 2년에 1번씩만 유방 엑스선 검사를 받으면 된다.

이런 결정을 내리게 된 근거는 컴퓨터 모델을 이용해서 분석해보니 40대 여성들이 매년 유방 엑스선 검사를 받으면 도움이 되는 것보다 해가 더 클 것으로 추정되는 결과가 나왔기 때문이다. 조기검진에서 거짓 양성으로 나오면 불안에 휩싸이고 추가적인 검사도 받아야 하고 심지어 불필요한 조직검사까지도 받을 수가 있어서 득보다 실이 더 큰 것으로 판단이 난 것이다.

어쨌든 유방암 조기검진 권고 내용을 축소하는 새로운 가이드라인이 발표되자 이해 당사자들이 강력히 반발하고 있다. 미국암협회는 미국에서는 유방암이 여전히 암 사망원인 중 2번째로 높기 때문에 자신들은 이 권고안을 무시하고, 40세가 되면 여성들은 매년 유방 엑스선 검사를 받도록 계속 권고할 것이라는 입장을 밝히고, 정부가 실제 환우들보다 컴퓨터 모델에 더 역점을 두고 있다고 반박하고 나섰다.

일부 단체나 전문가는 매년 유방 엑스선 검사를 받지 않으면 유방 종양을 발견할 수가 없어서 수많은 여성이 사실상 사형선고를 받게 되는 것과 같다는 터무니없는 주장까지 펴고 있다.

그런데 이런 논쟁의 외중에 폭탄 같은 연구결과가 발표됐다. 그 내용은 유방 엑스선 검사가 유방암을 유발할 수가 있다는 것이다.

즉 북미 방사선학회 연례회의에서 네덜란드의 그로닝겐대학 의료센터의 역학 및 방사선의학과의 역학자인 와이데 박사가 연례적인 유방 엑스선 검사로 인한 저용량 방사선 조사도 유방암에 유전적인 성향이나 가족력이 있는 여성들에게는 유방암 발생 위험을 상당히 증가시킨다는 새로운 연구결과를 발표한 것이다.

그런데 어떤가? 유방암에 걸릴 위험성이 있는 여성들은 젊은 나이, 심지어 25세부터도 유방 엑스선 검사를 받기 시작하도록 권유받고 있다. 그런 여성들의 경우 유방 엑스선 검사로 인해 더 많은 방사선에 노출되기 때문에 문제가 된다는 것이다.

와이데 박사는 그런 여성들에게 조기검진이 매우 중요하지만 젊은 나이에 유방 엑스선 검사를 받아야 할지 조심스럽게 생각해야 한다는 견해를 밝히고 있다. 또 저용량 방사선도 반복적으로 노출되는 것은 피해야 한다고 부연해서 설명하고 있다.

와이데 박사와 동료 연구원들은 저용량 방사선에 노출되는 것이 고위험군에 속하는 여성들의 유방암 발생 위험에 영향을 미치는지 알아보기 위해 기존에 발표된 연구결과들을 분석해보았다. 연구 결과 다음과 같은 점이 밝혀졌다.

1. 고위험군 여성으로 유방 엑스선 검사로 저용량 방사선에 노출된 여성들은 저용량 방사선에 노출되지 않은 여성들보다 유방암 발병 위험성이 1.5배나 더 높다.

2. 고위험군 여성으로 20세 이전에 저용량 방사선에 노출되었거나 혹은 저용량 방사선에 5번 이상 노출된 여성들은 저용량 방사선에 노출되지 않은 여성들보다 유방암에 걸릴 가능성이 2.5배 더

높다.

3. 결론은 유방암에 대한 유전적인 소인이나 가족력이 있는 젊은 여
   성이 유방 엑스선 검사를 이용해서 초기에 종양을 발견할 수 있
   는 이점이 있지만 그런 이점은 방사선으로 인해 유발되는 암에
   걸릴 잠재적인 위험성과 상쇄되어버린다.

그런데 이런 연구 결과는 보통 때 같았으면 주류 언론에서는 보도
조차 잘 하지 않는다. 실제로 이와 유사한 연구 결과가 2009년 2월
에도 미국 국립암연구소 잡지에 발표되었다. 즉 유방 엑스선 검사가
유방암을 유발할 수도 있다는 연구결과가 이미 여러 건이나 발표되
었지만 언론이 제대로 보도조차 하지 않아 일반인들의 관심을 끌지
못한 것이다.

2009년 2월에 발표된 연구는 존스홉킨스대학에서 실시한 것으로
연례적인 유방 엑스선 검사가 유전자의 이상으로 유방암이나 난소
암에 취약한 가족력이 있는 여성들에게 유방암을 유발할 수 있는 것
을 경고했다.

게다가 작년 11월에 발표된 논문에 의하면 노르웨이의 4개 군에
서 여성들이 2년에 1번씩 유방 엑스선 검사를 받기 시작한 이후로
유방암 발생률이 상당히 증가한 것을 발견했다고 한다. 실제로 이
연구의 배경정보에 의하면 유럽 전역에 유방 엑스선 검사 프로그램
이 시작된 것과 유방암 발생 증가는 상관관계가 있다고 한다. 게다
가 이들의 연구로 놀라운 점이 밝혀졌다.

1. 유방암 발생이 증가한 것은 유방암이 더 많이 발견되어서가 아니

암 치료법 드디어 찾았다!

다. 그 이유는 정기적으로 유방암 엑스선 검사를 6년 동안 매년 받은 여성들과 6년 동안 단 1번만 검사를 받은 동일 연령대의 여성들을 비교해보니 전자가 후자보다 암 발생률이 더 높은 것으로 밝혀졌기 때문이다.

2. 노르웨이의 연구진은 유방 엑스선 검사로 발견된 암 중 일부는 유방 엑스선 검사로 발견해서 치료하지 않았더라도 자연적으로 (6년이란 기간에) 스스로 사라졌을 것이라는 결론을 내리고 있다. 일부 침습성 유방암도 (들쑤시지 말고) 차라리 그냥 두었더라면 인체의 면역체계에 의해 자연적으로 치료되어 사라졌을 것이라는 주장을 하고 있다.

결국, 유방암을 조기검진으로 조기에 발견하면 생명을 구할 수 있다는 주장은 근거가 박약한 것으로 드러난 것이다. 게다가 무분별한 유방 엑스선 검사가 오히려 여성들에게 도움이 되기보다는 해를 끼칠 가능성이 더 큰 것으로 결론이 난 것이다.

미국의 〈예방의료 특별전문위원회〉는 자타가 인정하는 전문가들로 구성된 위원회로 독립적으로 이해관계를 떠나 객관적이고 공정한 판단을 내린 것으로 생각된다. 이해관계가 있는 단체나 사람들의 주장은 객관성이 결여되었기 때문에 이번에 새로 발표된 유방암 조기검진 가이드라인을 따르는 것이 여성들의 건강을 지키는 데 도움이 될 것으로 생각된다.

유방암과 전립샘암은 조기검진이 별 도움 안 된다

미국에서 여자들은 유방암, 남자들은 전립샘암에 가장 많이 걸린다. 그런데 지난 20년 동안 조기검진을 실시해보았지만 기대했던 만큼 사망자가 감소하지 않았다는 주장이 제기되었다.

샌프란시스코에 소재한 캘리포니아대학과 샌안토니오에 소재한 텍사스대학 보건과학센터의 전문가들이 이런 주장을 제기했다.

이들 전문가들은 오히려 전체적인 암 발생률은 더 높아졌고 훨씬 더 많은 환우가 치료를 받고 있지만, 공격적이거나 말기 암 발생은 별로 줄어들지도 않고 있다는 결론을 내리고 있다. 따라서 이들은 미국의학협회 잡지에 기고한 논문에서 현재의 조기검진 프로그램은 잠재적인 종양 과잉발견과 과잉치료를 유발하고 있다는 견해를 밝히고 있다.

논문의 공저자로 외과 및 방사선의학과 교수이며 샌프란시스코에 소재한 캘리포니아대학 유방치료센터의 책임자인 로라 에서만은 조기검진이 좀 도움은 되지만 기대에는 못 미치고, 과잉진단과 과잉치료란 대가를 지불하고 있다는 견해를 피력했다. 그녀는 계속해서 다음과 같이 부연해 설명하고 있다.

1. 가장 공격적인 암에 걸릴 위험성이 높은 사람을 가려내고 진단 시에 생명에 위협이 되지 않는 비활동성 종양이 있는 사람을 식별해낼 수 있는 새로운 도구를 개발하는 데 집중할 필요가 있다.

2. 만약 별로 치료가 필요하지 않은 환우집단을 식별해낼 수가 있거

나 혹은 조기검진을 할 필요가 없다면 그게 좋지 않을까?

3. 조기검진은 절대 완벽하지가 않다. 더 개선하려고 해야 한다. 유
   방암과 전립샘암의 경우 초점을 사람을 죽이지 않는 암으로부터
   사람을 죽이는 암으로 바꾸어서 투자할 필요가 있다.

미국암협회는 여성들에게 가장 흔한 암인 유방암은 지독하고 비용도 많이 들어가는 질병으로 매년 20만 명 이상이 걸리고 4만 명 이상이 사망한다고 밝히고 있다. 또 전립샘암은 미국의 남성들에게 가장 흔한 암으로 폐암 다음으로 사망자가 많다.

이 2가지 암은 미국에서 발생하는 모든 암의 26%를 차지하는데 매년 38만 6560명이 암이란 진단을 받는다. 이 2가지 암은 전이되기 전에 치료하면 생존율이 좋아서 조기발견과 치료가 사망을 줄이는 최선의 방법이란 가정 하에 조기검진이 장려되었다. 그 결과 미국인 상당수가 관행적으로 유방암과 전립샘암이 있는지 조기검진을 받고 있다.

즉 발병 위험이 있는 남성들의 약 40%가 관행적으로 PSA(전립샘 특이항원)검사를 받았고 40살이 넘은 여성의 75%가 맘모그램(유방 엑스선 사진)을 최근에 찍었을 정도다. 이 2가지 암 조기검진에 늘어가는 비용이 미국에서는 연간 200억 달러(약 23조 3600만 원)가 넘는다.

이런 조기검진 때문에 초기 암 발견 건수가 상당히 늘었다. PSA검사로 전립샘암이란 진단을 받을 가능성이 있는 사람이 거의 배나 증가했다. 1980년에는 백인이 한평생 동안 전립샘암에 걸릴 위험성은 11명 중 1명이었는데 오늘날은 6명 중 1명이다.

마찬가지로 여성들이 유방암에 걸릴 위험성은 1980년에는 12명

중 1명이었는데 지금은 8명 중 1명이다. 게다가 유방 관상피내암 (DCIS)까지 포함하면 유방암으로 진단받을 위험성은 전립샘암과 마찬가지로 거의 배가 높아진다.

그런데 연구진은 이 2가지 암으로 인한 사망자의 수가 지난 20년 동안 줄어들었지만 조기검진이 기여한 점은 불확실한 것을 발견했다는 것과 또 많은 환우들이 실제로는 최소한의 위험이 있는 암까지도 치료를 받고 있는 것을 발견했다고 한다.

PSA검사가 광범위하게 이용되지 않는 영국과 미국의 전립샘암 발생률을 비교해보면 사망률에는 별 차이가 없는 것으로 드러났다고 이들 연구진은 밝히고 있다. 유방암인 경우에도 조기검진으로 사망자가 상대적으로 감소한 것이 제한적인 것으로 드러났다고 한다.

이들 연구진은 유방암과 전립샘암은 조기검진을 해도 미국에서는 사망자의 수가 별로 줄어들지 않았는데 그 이유는 2가지로 보고 있다. 조기검진으로 성장속도가 느린 비활성 종양은 발견하는 경우가 늘어났지만, 조기검진이 가장 공격적인 암을 놓쳐버리는 경우가 흔하다고 한다.

다시 말하면 종양 생물학이 병기를 좌지우지하고 결정하기 때문에 초기에 발견해서 치료만 하면 말기로 진행되는 것을 막을 것이라는 조기검진 프로그램의 기본 가정이 반드시 옳은 것은 아닐 수도 있다고 이들 연구진은 비판하고 있다.

정기적인 조기검진이 일부 종양을 초기에 발견해낼 수도 있지만 환우가 적시에 치명적인 종양을 발견해서 죽음을 피할 수 있을 정도로 자주 조기검진을 받지 않을 수도 있다. 이들 연구진은 최소한의 위험성이 있는 유방암과 전립샘암을 구분할 수 있는 능력이 없으면

암 치료법 드디어 찾았다!

서 고도로 민감한 조기검진을 하게 되면 과잉치료를 받게 될 위험성이 증가한다는 결론을 내리고 있다.

의사로서 전립샘암, 신장암, 방광암을 예방하고 조기 발견하고 치료하는데 대해 논문을 400편이나 쓴 이언 톰슨은 『사람들은 우리가 조기검진이 나쁘다고 말하는 것으로 생각하겠지만 전혀 그렇지 않다.』고 말했다. 그러면서 『만약 당신이 이들 2가지 암으로부터 고통을 받고 죽는 것을 피하고 싶다면 조기검진에만 의존할 수는 없다는 것을 알아야 한다.』고 강조했다.

또 『초기에 암을 발견하고 치료하면 말기로 진행되는 것을 방지한다는 조기검진 프로그램의 기본 가정이 반드시 옳은 것은 아니며 만약 종양이 공격적이면 조기에 발견해도 죽음을 방지하지 못할 수도 있다.』고 덧붙였다.

한편 유방암과 전립샘암과는 달리 자궁경부암과 대장암은 조기검진과 비정상적인 조직을 절제해서 침윤성 암으로 진행되는 것을 상당히 감소시킬 수 있었다. 따라서 이들 연구진은 대장내시경 검사 중에 전암성 병변을 발견해서 제거하는 것과 같은 것이 조기검진으로서는 가장 성공적이었다는 평가를 내리고 있다.

이들 연구진은 조기에 암을 발견하고 예방하기 위해서는 4가지 점을 조언하고 있다.

1. 치명적인 암과 위험성이 적은 암을 식별할 수 있는 검사방법을 개발해야 한다.

2. 위험성이 적은 암을 치료하는 것을 줄여야 한다. 환우가 사망하지 않을 암을 진단하는 것은 도움이 되기보다는 더 해가 될 수도

있다.

3. 의사와 환우가 예방, 조기검진, 조직검사 및 치료에 대해 적절한 판단을 하는데 도움을 줄 수 있는 도구를 개발해야 한다. 아울러 환우별로 환우에게 적합한 맞춤치료를 제공해야 한다.

4. 암에 걸릴 위험성이 가장 높은 사람을 식별해서 입증된 예방조치를 취할 수 있도록 해야 한다.

의사로서 미국암협회의 수석의료 담당관이며 에모리대학의 종양학 교수인 브롤리는 다음과 같은 견해를 피력했다.

『그동안 새로운 치료제와 암을 발견하는 새로운 방법을 찾으려고 열심히 노력했고, 이런 방법들을 적절히 사용해서 생명을 구해냈다. 그러나 가끔은 한 발짝 물러서서 우리가 하고 있는 일을 되돌아보는 것이 적절하다. 일부 암을 조기 검진하는 경우 현대의학은 능력 이상의 것을 약속했다. 우리가 거둔 성과 중 일부는 처음 생각했던 것처럼 의미가 있지 않았다. 암은 복잡한 질병인데 우리는 너무 자주 암을 단순화시키려고 했고 암에 대한 메시지도 단순화시켜 우리가 도움을 주기를 원하는 사람들에게 해를 끼칠 정도가 되어버렸다.』

우리나라에서도 국민건강보험공단에서 많은 비용을 들여가면서 조기검진을 적극 장려하고 있지만, 과연 실효성이 있는지 여부는 이런 연구 결과들을 접하면서 의문을 갖게 된다.

잘못된 가정 하에 이루어지는 「지나친」 검사와 그런 검사 결과를 바탕으로 해서 이루어지는 「지나친」 치료로 환우들에게 도움이 되기는커녕 오히려 해를 끼치는 데 대해 이제야 관련된 당사자들 중 극소수가 자성하는 조짐이 나타나고 있다. 잘못된 가정에 바탕을 둔

잘못된 방법을 계속 고집한다면 결국 공신력의 추락으로 이어져서 신뢰를 상실하게 될 것이다.

현대의학 내부에서 자성과 성찰의 움직임이 일고 있는 것은 최근에 너무나 많은 엉터리 연구가 버젓이 유수한 의학잡지에 게재되는데 대한 강력한 비판이 제기되면서 근거중심 의학(EBM)이 허구에 불과하다는 여론이 일부 형성되는 것과 궤를 같이하고 있는 점에 주목할 필요가 있다.

완치할 방법도 없으면서 고성능 장비로 검사만 자꾸 해서 환우의 수만 늘리고, 그냥 두어도 아무 일이 없을 사람들까지 치료해서 도움을 주기보다는 해를 끼치고, 또 이런 치료가 불필요한 환우들까지 포함해서 『5년간 생존율』이란 허구적인 통계수치만 좋아보이게 만들고 있다는 비판의 목소리가 높다.

정말로 죽을 사람은 살리지도 못하는 현재의 암 진단과 암 치료 방법에 대해 의사들이 스스로 반성하고 근본적인 문제를 제기하고 나선 것이다. 이런 심상찮은 움직임은 앞으로 일파가 만파로 번질 가능성을 내포하고 있다.

전립샘암 3분의 2는 치료할 필요 없다

영국 리버풀대학에서 전립샘암 환우들을 연구해 본 결과 병이 진행되고 있다는 것을 나타내는 Hsp-27 단백질이 없기 때문에 3분의 2는 긴급한 치료가 필요하지 않는 것으로 드러났다. 전립샘암의 자연적인 진행과정과 어떻게 전립샘암을 관리해야 할지를 알아보기 위해 국제적인 병리학자팀이 동일한 유형으로는 규모가 가장 큰 연구를 15년에 걸쳐 4000명의 환우들을 대상으로 한 결과 내린 결론이다.

이번 연구 결과를 활용하면 공격적인 유형의 전립샘암과 비공격적인 유형의 전립샘암을 구분할 수 있는 혈액검사법이 개발될 수 있을 것이라고 한다.

전 세계적으로 전립샘암은 5번째로 흔한 암으로 영국의 남성 중 13%는 전립샘암으로 사망한다. 기존의 연구들에 의하면 비공격적인 전립샘암에 걸린 남성들은 치료를 받지 않아도 장기간 생존할 수 있지만, 공격적인 전립샘암은 즉시 치료가 필요한 것으로 밝혀졌다.

이번 연구에서 병리학자들은 Hsp-27이라 불리는 단백질이 암세포에 있으면 암이 진행할 것이라는 신호가 되기 때문에 치료가 필요하다는 사실을 발견했다. 그러나 60%가 넘는 경우에서는 이 단백질이 발현되지 않았기 때문에 약물이나 수술로 적극 개입하기보다는 주의 깊게 관찰을 해서 전립샘암을 관리할 수 있는 것으로 밝혀졌다.

그렇다면 Hsp-27 단백질의 정체는 뭘까?

이 단백질은 보통 인체 내에서 긍정적인 기능을 수행한다. 건강한 세포가 질병이나 상처 같은 것으로 스트레스 상황에 처했을 때 살아남을 수 있도록 도와주는 기능을 하기 때문이다. 그런데 만약 이 단백질이 암에서 발현이 되면 병든 세포들이 죽는 것을 방지해서 암이 진행되도록 할 수가 있다.

영국의 자선 연구단체인 〈암 연구〉의 지원 하에 런던과 뉴욕의 병리학자들이 공동으로 팀을 만들어 연구를 했는데 이들 팀은 이 단백질을 이용하면 전립샘암이 어떻게 행동을 할지 예측할 수 있어 의사들이 환우들에게 자신이 앓고 있는 전립샘암이 생활에 어떤 영향을 미칠 수 있는지를 조언해주는 데 도움이 될 것이라고 말했다.

리버풀대학의 병리학과 과장인 크리스 포스터 교수는 다음과 같이 견해를 밝히고 있다.

1. 어떤 암이든지 매우 괴로운 질병으로 환우의 삶 모든 부문에 영향을 미칠 수가 있다. 항암치료와 수술도 건강과 안녕에 상당한 영향을 미치므로 우선 전립샘암의 생물학적 성질과 환우가 특정한 치료를 받아야 할지 결정하기 전에 각 환우들에게 있어서 어떻게 움직이는지를 이해하는 것이 중요하다.

2. 영국 전역의 많은 환우들을 장기간에 걸쳐 연구해서 우리는 전립샘암이 환우들의 생활에 부정적인 영향을 미치는 것을 제한하면서 전립샘암을 성공적으로 관리할 수 있는 방법에 대해 보다 완전한 전체적인 상황을 파악할 수 있게 되었다.

3. 우리가 찾아낸 이 단백질은 생표지자로 전립샘암이 계속해서 진행을 힐지 여부를 우리에게 알려주는 신호다. 이 표지자가 발현되는 시점에 암세포를 죽이는 치료를 할 필요가 있는 것을 우리는 알고 있다. 그러나 다수의 경우 이 표지자가 발현되지 않았고, 따라서 환우들은 치료를 반드시 받아야 할 필요가 있는 것은 아니란 것을 밝혀냈다.

어쨌든 전립샘암은 많은 경우 진행속도가 느리기 때문에 무조건 치료를 받는 것이 최선의 방법이 아닌 것은 그동안 연구를 통해 누차 밝혀진 사실이다.

그러나 구체적으로 즉시 치료를 받아야 할 환우를 식별해낼 수 있는 믿을 만한 방법이 지금까지는 없었다. 이번 연구로 그런 식별 방법이 개발될 수만 있다면 많은 전립샘암 환우들에게 도움이 될 것이다.

유방암 의심되는 0.6%만 암 판정

김 모 씨(42세)는 지난해 가을 국가 암 검진사업의 검진 대상이 됐다는 통보를 받고 유방암 등 3개 암에 대한 검사를 받았다. 유방 촬영 결과 1cm 크기의 종양이 발견됐다. 의사는 모양으로는 양성종양일 가능성이 크지만 암일 수도 있으니 추가 검사를 받으라고 했다.

암일 수도 있다는 말에 불안해져 곧바로 초음파 검사를 받았다. 암이 아닐 가능성이 더 크지만 조직 검사를 받아야 확실한 결과가 나온다는 설명을 들었다. 결국 의료진의 권유대로 맘모톰(바늘을 이용해 유방 조직을 잘라 적출하는 검사)으로 종양을 제거했고 조직 검사에서는 양성 종양인 섬유선종으로 최종 판정됐다. 김 씨는 초음파와 맘모톰 비용으로 각각 12만 원과 100만 원가량을 썼다. 김 씨는 『일주일 넘게 암이 아닐까 하는 공포에 떤 것을 생각하면 잘못된 조기 검진 결과에 화가 난다.』고 말했다.

김 씨처럼 유방암 조기 검진을 통해 암일 수도 있다는 말을 들은 뒤 최종 검사에서는 암이 아닌 것으로 판정되는 비율이 99.4%에 이른다는 연구 결과가 나왔다.

　연세대 의대 예방의학교실에서는 보건복지부와 국립암센터 등이 주최한 「암정복 포럼」에서 이런 내용을 담은 〈국가 암 검진사업의 비용과 효과 보고서〉를 발표했다. 1999년 국가 암 검진사업이 시작된 뒤 검진을 받은 이들을 대상으로 검진의 정확성을 평가한 연구 결과가 나온 것은 이번이 처음이다.

　보고서를 보면, 유방암의 경우 암으로 의심된 뒤 최종 확진 검사에서 암으로 판정되는 비율인 양성 예측도가 0.6%로 가장 낮았다. 자궁경부암은 1.3%, 대장암 1.7%, 위암 3.3%로 조사됐으며, 간암이 5.65%로 가장 높았다.

　국립암센터 암검진사업 J 과장은 『미국의 영상의학회에서는 조기검진의 양성 예측도가 5~10% 이상이어야 한다고 권고하고 있다.』며 『미국이 우리나라보다 유방암 발생 비율이 2배가량 높은 현실을 감안하면 우리나라는 유방암의 양성 예측도가 2.5~5%는 돼야 한다.』고 지적했다.

암은 전신적인 병이다!

암을 전신병으로 보느냐 국소병으로 보느냐에 따라 치료의
개념이 달라진다. 그러나 반드시 알아야 할 점은 비단 암뿐만 아니
라 모든 질병 역시 원칙적으로 국소적 병이 아니라 전신적 병이라는
사실이다.

외과의사 중에서 병의 국소, 즉 암종만을 도려내면 그것으로 암
치료가 된다고 간단히 생각하는 의사가 있다면 그것은 잘못된 생각
이다. 암은 국소적 병이 아니고 전신적 병이기 때문이다.

암은 수술에 의해서 치료되지 않는다. 비록 암 덩어리를 성공적으
로 완전하게 제거했다 하더라도 항암제를 투약하여 전신요법을 시
도하는 것은 수술요법만으로 치료가 되지 않는다는 한계를 드러내
는 일이라 할 수 있다.

그러므로 암은 국소적 치료 범주에서 탈피하여 전신 상태를 개선

해야 한다. 암 덩어리라고 하는 종양은 암이라는 병의 증세에 불과한 것이지 암이라는 병 그 자체는 아닌 것이다.

종양은 형성될 수 있는 조건이 개선되지 않는 한 아무리 정교한 수술을 한다고 하더라도 또 다른 곳에서 암세포는 계속 자랄 수 있다고 보아야 한다.

그러나 종양이 뇌나 장과 같은 곳에 생겨 그것의 증식으로 인해 기관을 압박하여 생명이 위태롭다고 판단될 경우에는 생명 연장이라는 견지에서 수술을 행하여 종양을 제거하는 것이 최선일 때도 있다. 그러나 그러한 특별한 경우를 제외하고는 수술한 환우가 수술을 하지 않은 환우보다 더 오래 살았다는 증거도 없다. 아니 오히려 수술을 하고 난 후 암 증세가 더욱 빨리 악화되어 수술의 고통과 함께 사망하게 되는 경우를 많이 보게 된다.

화학요법이나 방사선요법을 시행하고 있는 도중에도 신체의 또 다른 곳에서 종양이 나타나는 경우도 종종 볼 수 있다. 이 또한 암 치료는 종양 자체만을 제거한다고 해서 되는 것이 아님을 입증해주는 또 하나의 예일 것이다.

암의 「조기 발견은 조기 사망」이라는 말로 유명한 미국 캘리포니아대학 물리치료과 교수이며 비클레이연구소 부소장이었던 하딘 존스(Hardin Jones) 박사의 연구 발표 역시 수술요법에 있어서의 문제점을 잘 지적해 주고 있다.

발표의 요지는 암 환우 중 수술 내지 치료를 받은 환우의 평균 수명은 3년인 반면 수술을 받지 않은 환우의 평균 수명은 12년 반으로 수술을 받지 않은 환우가 오히려 4배나 더 오래 살았다는 내용이다.

이는 수술로 인하여 인체의 자연치유력이 손상 내지는 약화되었기 때문이라고 단정할 수 있다.

방사선요법 역시 암을 국소적 병으로 보고 행해지는 치료방법이라고 말할 수 있다. 이 또한 수술요법과 같이 어떤 방법을 동원해서라도 종양만 없애버리면 된다고 하는 발상이다.

물론 수술요법이나 방사선요법에 의해 확실히 종양 자체는 없어지거나 줄어든다. 그렇다고 해서 암이라는 병 자체가 완전히 치료된 것이 아니기 때문에 2년 내지 3년 또는 5년 이내에 재발이 되고 있음은 이를 증명하는 것이라 하겠다.

이러한 재발을 방지하겠다는 생각으로 전신요법이라 할 수 있는 화학요법을 시도하고 있지만 이 방법 역시 암의 발생을 억제하지 못하기는 마찬가지다. 화학요법제는 그 특유의 독성을 이용하여 암세포를 파괴할 수는 있지만 이것이 인체에 미치는 부작용과 그 독성에 의해서 정상세포도 함께 파괴되어 오히려 새로운 발암조건을 만들어 줄 뿐만 아니라 백혈구 감소증이라는 가공할 부작용 때문에 면역기능이 저하되고 암세포를 파괴하는 T임파구의 활동이 억제되는 커다란 문제점을 안고 있다.

솔직히 말해서 종양만을 제거하기 위한 치료법은 암 치료에 있어서 일시적인 미봉책에 불과할 뿐, 암 그 자체를 해결하기 위한 방법은 아니다. 그렇기 때문에 최첨단 의학이라고 자부하고 있는 현대의학이지만 아직까지 암에 대한 확실한 정의조차도 정리하지 못한 상태에 있다.

첨단의학의 논리에 따라 시행되고 있는 수술요법과 방사선요법, 화학요법은 이미 발생된 암 덩어리만을 제거하기 위한 수단이며, 암세포의 출현 그 자체는 억제하지 못하고 있기 때문에 암은 치료되지 않고 있는 것이다.

더구나 이러한 여건 속에서 암을 예방한다는 것은 현실적으로 불가능하기 때문에 암환우는 해마다 계속 늘어날 수밖에 없는 처지다.

그러므로 암 치료에 있어서 이상적인 방법은 먼저 암은 국소적이 아니고 전신적인 질환으로 보아야 한다. 또 생체부활요법을 통해서 우리 몸에 내재하고 있는 자연치유력과 면역력을 부활시키는 쪽으로 치료의 방향을 정하는 것이 중요하다.

아울러 자신에게 주어진 모든 것에 대하여 감사하는 마음과 함께 가슴 한 구석에 응어리진 과거의 찌꺼기와 그림자들을 떨쳐버리고 반드시 낫는다는 확신과 내일에 대한 희망을 가져야 한다. 서두름 없이 여유 있는 마음으로 생활의 리듬을 찾을 때 암으로부터 완전한 치료가 가능하게 될 것이다.

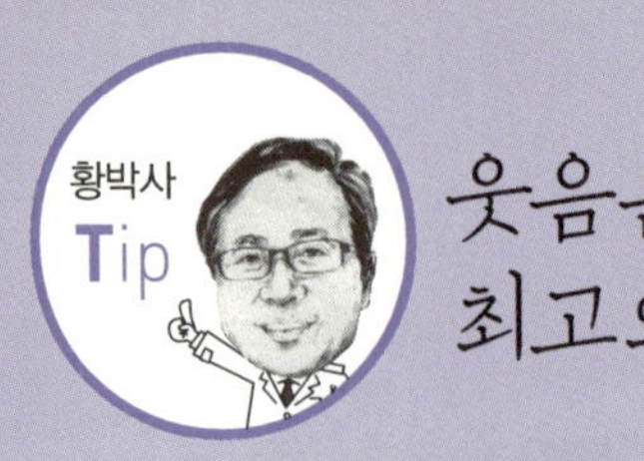

웃음은 최고의 항암제

　소문만복래(笑門萬福來)라는 말이 있는데 웃는 집안에 복이 많이 들어온다는 뜻이다. 웃는 사람은 행복하고 성공할 가능성이 높으며 이는 기업이나 국가에도 해당한다. 국운 상승도 지도자들뿐만 아니라 일반 국민들이 자주 웃을 수 있어야 결실을 맺을 수 있다.

　아이들은 하루에 평균 400번 정도를 웃는데 어른이 되면서 하루 6번 정도로 줄어든다고 한다. 나이가 들면서 웃음을 잃고 더불어 건강도 잃게 되는 것이다.

　의학적인 측면에서 웃음은 질병을 예방하기도 하고 치유하기도 한다. 사람이 크게 한 번 웃으면 몸속의 근육 650개 중 231개 근육이 움직인다. 인체 근육의 약 3분의 1이 움직이는 웃음은 1분 동안 실컷 웃으면 10분 동안 에어로빅이나 조깅, 자전거를 타는 것과 같은 효과를 낸다.

　웃음은 또 1000억 개에 달하는 뇌세포를 자극하며 살짝 웃는 미소 역시 얼굴의 근육 15개가 만들어내는 것처럼 보이지만 실제로 훨씬 더 많은 근육이 움직이는 것으로 알려졌다.

　우리 몸에는 교감신경과 부교감신경 등 두 가지 자율신경이 있는데 놀람, 불안, 초조, 짜증이 섞인 감정은 교감신경을 예민하게 만들어 심장을 상하게 하지만 웃음은 부교감신경을 예민하게 만들어 심장을 천천히 뛰게 하고 몸 상태를 편안하게 만들어 심장병을 예방해 준다.

　또한 웃음은 스트레스를 진정시키고 혈압을 떨어뜨리며 혈액순환을 개선시키는 효과가 있다. 아울러 소화액 분비를 촉진시켜 식욕을 불러일으키고 면역력을 높여 준다는 연구 결과도 있다.

　15초 동안 박장대소(拍掌大笑:손뼉을 치며 크게 웃음)를 하면 100m를 전력 질주한 운동 효과와 맞먹는다. 또 크게 한 번 웃으면 윗몸 일으키기를 25번 하는 효과와 3분 동안 노를 힘차게 젓는 효과가 있다. 이는 미국 스탠포드대학의 윌리엄 플라이 교수가 웃음과 심장의 상관관계를 연구한 결과 얻은 결론이다.

암 치료법 드디어 찾았다!

웃음은 웃을 때마다 폐의 구석구석까지 혈액과 산소가 공급돼 폐의 기능이 좋아진다. 한 대학병원 위암전문 클리닉에서 제작된 〈위암 완치 설명서〉에는 웃음은 심장박동수를 높여 혈액순환을 돕고 몸의 근육에 영향을 미친다며 3~4분 동안 웃으면 맥박을 배로 증가시키고 혈액에 더 많은 산소를 공급하며 복식호흡이 되기 때문에 소화기 마사지 효과를 볼 수 있고 변비 예방에도 좋다고 했다. 팔을 활짝 펴고 호탕하게 웃으면 온몸의 신진대사가 활발해져 통증을 억제해주고 염증을 낮게 한다. 이는 온몸의 긴장이 풀리면서 뇌하수체에서 엔도르핀이 분비되고 통증을 없애주는 호르몬이 왕성하게 나오기 때문이다.

우리 몸은 스트레스에 노출될 경우 코르티솔이라는 호르몬이 과다하게 분비되어 면역력이 급격히 떨어진다. 또 기억력의 저장창고라고 할 수 있는 머릿속 해마조직을 파괴해 기억력을 급격히 떨어뜨리고 결국 치매로까지 악화될 수 있다. 이에 반해 소리를 내서 크게 웃으면 코르티솔 분비를 억제해 노화를 막고 뇌졸중까지 예방한다.

웃음은 스트레스 해소와 함께 두려움, 분노를 완화시키는 데 도움을 줘 오랫동안 질병에 시달린 환자들이 긍정적인 마음을 갖도록 하는데 적지 않은 효과를 발휘하기도 한다. 마지못해 웃는 억지웃음도 효과가 있는 것으로 알려져 있다. 우리 뇌는 가짜와 진짜 웃음을 구별하지 못한다. 억지로 웃든지, 진짜로 웃든지 뇌가 구별을 못하기 때문에 억지로 웃어도 90%의 효과가 있다.

특히 암을 예방하거나 치료하는데 웃음만큼 좋은 특효약이 없다. 암을 이겨낸 사람들의 노하우를 종합해 보면 긍정적인 마음, 부지런한 몸 놀림(운동), 자연식 위주의 식생활 등이 올바른 암 극복법으로 손꼽힌다.

미국 로마린다 의대 리 버크 교수는 웃음이 면역시스템에 도움이 되는 킬러세포를 활성화시킨다는 것을 증명했다. 버크 교수는 진실에서 우러난 웃음은 혈액과 타액의 면역 글로불린 항체의 생성을 증가시키고 종양세포 증식을 억제하는 감마 인터페론을 증가시킨다며 웃음치료야말로 대체의학이 아니라 참의학이라고 밝힌 바 있다.

우리 몸은 대략 60조 개의 세포로 이루어져 있다. 이들 세포는 모두 몸 주인의 뜻에 따라 반응한다고 한다. 다시 말해 주인이 살려는 뜻을 세우고 생각(生覺)으로 무장하면 세포들이 살기 위한 반응으로 무장한다고 한다. 반대로 주인이 절망, 우울, 낙심과 같은 사각(死覺)으로 무장하면 세포들 또한 주인의 뜻에 따른다고 한다. 긍정적인 사고방식이 중요하다는 얘기다.

실제로 독일의 암병원에서는 매주 1회씩 어릿광대를 불러 환자들을 웃기고 있고 뉴욕 장로교병원에서는 코미디 치료단을 만들어 활동하고 있다. 영국에서는 의사가 웃음요법을 처방전에 사용할 수 있도록 추진하고 있다. 국내에서도 일부 병원에서 웃음요법을 환자의 임상에 활용하고 있다.

웃음은 혼자보다는 여럿이 모여 함께 웃을 때 33배나 더 잘 웃게 된다고 한다. 웃음도 전염력이 있다는 얘기인데 잘 웃는 사람을 만나게 되면 웃음이 전염돼 곧잘 함께 웃게 된다.

평소 잘 웃지 않는 사람은 웃는 연습이 필요하다. 행복해서 웃기보다는 웃다 보면 행복해지는 것이 우리네 삶이라는 것을 깨달으면서 말이다.

또한 웃음은 크게 3가지 원칙이 뒤따라야 한다. 웃음의 3원칙이란,

첫째, 크게 웃어라.

둘째, 내쉬는 호흡 즉 날숨으로 10초 이상 웃어라.

셋째, 웃음이 내장 마사지 역할을 할 수 있도록 크게 그리고 숨이 끊어질 정도로 박장대소하라.

크게 웃으면 광대뼈 주위 혈관 신경이 뇌하수체를 자극해 엔도르핀 분비를 촉진시켜 기분을 좋게 만든다. 또 날숨은 몸 안의 독소와 스트레스를 해소하는 역할을 하기 때문에 10~15초 정도 웃어야 한다. 10초 이상은 엔도르핀이 가장 많이 분비되기 때문에 웃음의 효과가 극대화된다. 특히 숨이 끊어질 정도로 끝까지 웃게 되면 진짜 웃음으로 전환된다. 웃음은 박수를 치면서 웃으면 훨씬 더 효과가 크다. 아이들이 정말로 신나게 웃을 때 방바닥을 데굴데굴 구르며 방방 뛰며 웃는 것처럼 어른도 박장대소하고 웃어야 내장이 마사지되고 전신 운동이 된다.

암 치료법 드디어 찾았다!

암은 혈액의
오염으로부터 시작된다

「생명의 근원은 피」라는 말이 있다. 혈액은 우리 몸속 구석구석에 퍼져 있는 혈관을 따라 순환하면서 산소를 비롯하여 생명 유지에 꼭 필요한 각종 영양분을 인체의 모든 조직세포에 공급해주기 때문이다.

그러므로 누군가가 건강의 정의를 묻는다면 『혈액의 건강상태를 말하는 것』이라고 말한다 해도 전혀 무리는 아닐 것이다. 이는 건강한 혈액이 몸 안에서 만들어지고 있는 한 그 사람의 건강상태는 별다른 문제가 없다는 뜻이기도 하다.

혈액의 건강 상태를 유지하기 위해서는 항상 바른 식생활을 하고, 가급적 오염되지 않은 환경에서 살며, 늘 편안한 마음을 가지고 생활하는 것이 중요하다. 이렇게 생활하는 사람은 평생 질병 없는 삶을 보장받을 수 있다.

그러나 각종 공해로 인해 혼탁한 공기와 오염된 물을 마시고, 하얗게 정제된 곡물과 과다한 동물성 식품의 섭취, 갖가지 식품첨가물을 함유한 가공식품과 인스턴트식품을 식생활 문화로 삼으며, 반복되는 정신적 긴장 속에서 생활하는 사람의 혈액은 자연히 혼탁하고 오염된 상태를 나타낸다.

이렇게 되면 혈액은 오히려 암을 비롯한 각종 질병을 유발하는 온상 역할을 하기 때문에, 우리의 몸은 건강과는 거리가 점차 멀어지는 방향으로 나아가게 된다.

혈액은 움직이는 장기라고 할 정도로 중요하다. 또 이 혈액이 우리 몸 구석구석에 원활히 도달할 수 있도록 통로 역할을 하는 혈관 또한 대단히 중요한 임무를 맡고 있다고 할 수 있다.

만약 혈액이 혼탁하고 오염되어 있으면 혈관의 노화현상도 빨리 오게 된다. 혈관이 노화되면 혈액순환에 이상이 생겨서 더 이상 건강을 지탱할 수 없게 된다. 혈액순환의 이상으로 각 조직과 세포에 산소와 영양분의 공급이 순조롭지 못하면 우리 몸의 노쇠현상은 그만큼 빨라지게 된다.

그러나 혈액이 맑고 깨끗하면 혈관은 좀처럼 노화되지 않는다. 그것은 보일러 파이프에 깨끗한 물이 유입되었을 때와 혼탁한 물이 유입되었을 때 각기 그들 파이프의 손상도를 비교하는 것과 같다.

깨끗한 혈액이 탄력 있고 튼튼한 혈관을 통해 몸 안의 모든 장기와 조직세포를 돌면서 산소와 필요한 영양분을 충분히 공급할 때 정상적이고도 활발한 신진대사를 기대할 수 있다. 동시에 면역력과 자연치유력의 기능도 최상으로 유지되는데 이러한 여건 하에서는 암

암 치료법 드디어 찾았다!

을 비롯한 어떠한 질병도 뿌리를 내릴 수 없게 된다.

여기서 잠시 혈액의 구성성분과 성분별 주된 기능에 대해 알아보는 것도 혈액을 좀더 자세히 이해하는 데 도움이 될 것이다.

우리 몸속에 있는 전 혈액량은 체중의 약 8%를 차지한다. 성인의 경우 5~6ℓ가 된다. 만약 사고로 인해서 출혈량이 1.5ℓ를 초과할 때는 쇼크와 함께 사망하는 경우도 생긴다.

혈액은 세포성분인 혈구와 액체성분인 혈장으로 이루어져 있으며, 차지하는 비율은 45% : 55%이다. 혈구는 적혈구, 백혈구, 혈소판으로 나누어지는데 이들의 모양과 역할은 다음과 같다.

● 적혈구(赤血球)

가운데 부분이 요철을 이룬 원판형의 무핵세포다. 지름은 7~8㎛이고 다양한 변형성이 있다. 혈색소가 함유되어 있는데 이것이 혈액의 고유색인 피의 색깔을 나타낸다. 적혈구의 수는 1㎣당 남성이 약 480만 개, 여성이 약 430만 개이며, 혈색소 농도는 1㎗당 남성이 약 15g, 여성이 약 13g이다.

헤마토크릿(Hematocrit), 즉 혈액 속의 적혈구의 용적률은 남성이 약 44%, 여성이 약 38%이다.

적혈구의 주된 기능은 각 조직으로 산소를 운반하는 것이다. 이 기능은 혈색소가 폐포에서 산소와 결합한 후 각 조직으로 운반되어져 산소를 방출하는 대신 대사산물인 이산화탄소(탄산가스)를 받아들임으로써 이루어진다.

● 백혈구(白血球)

말초혈관의 혈액 속에 들어 있는 백혈구 수의 정상치는 1㎣당 5000~7000개인데 여기에는 과립구와 단구, 임파구가 포함되어 있다. 과립구는 다시 호중구와 호산구, 호염기구로 나누어진다.

50~60%를 차지하고 있는 호중구는 지름이 10~15㎛로서 유주능(遊走能)을 가지고 있고 화학주성인자에 의해 염증 병소에 모여들어 세균이나 이물질을 탐식하여 처리한다. 급성염증이 발생하거나 부신피질호르몬을 투여하면 증가한다.

2~4%를 차지하는 호산구는 지름이 13~20㎛로서 역시 유주능과 이물질 탐식작용이 있으며 알레르기성 병변이나 육아종성염증이 있을 경우에 증가한다.

지름이 10~16㎛인 호염기구는 0.2~1%를 차지하고 있으며 유주능은 약하고 이물질 탐식작용도 없다. 세포의 표면에 면역글로불린 E(IgE)가 존재한다. 여러가지 알레르기 반응으로 항원이 결합하면 과립 속의 헤파린과 히스타민이 방출된다.

단구는 지름이 13~22㎛인 대형세포로서 약 5%를 차지하고 있는데 유주능이 강하고 이물질 탐식작용도 뚜렷하며 면역력에도 깊이 관여하고 있다.

임파구는 나머지 35~40%를 차지하고 있으며 지름은 6~12㎛이다. 세포의 면역성이라든가 항체 생산의 조절을 담당하는 T임파구와 분화해서 항체생산을 하는 B임파구로 구분되고 있다.

● 혈소판(血小板)

혈구 중 가장 작은 것으로 지름이 2~3㎛인 세포다. 혈액 1㎣당

암 치료법 드디어 찾았다!

13~32만 개 정도 존재한다. 호아주르성 과립을 갖지만 핵은 없다. 혈소판의 주된 기능은 모세혈관의 강화 유지와 지혈과 응고에 관여하고 있다.

● 혈장(血漿)

혈장 속에는 용적의 약 10%에 해당하는 용질이 녹아 있으며 PH는 7.4로 거의 일정하다.

혈장단백질은 1dℓ당 6~8g 함유되어 있다. 전기영동에 의해 알부민과 α_1-글로불린, α_2-글로불린, β-글로불린, γ-글로불린 등의 분획으로 나누어진다. 알부민은 교질삼투압의 유지와 물질의 운반을 담당한다. β분획에는 트랜스페린(Transfferin)과 β-리포단백질(β-Lipoprotein)과 피브리노겐(Fibrinogen) 및 그 외에 응고인자와 보체 등이 존재하고 γ분획에는 면역글로불린이 존재한다.

이밖에 혈장에는 다수의 이온과 무기물질과 유기화합물이 포함되어 있으며 각각 중요한 기능을 맡고 있다.

이와 같이 인체 내에서 혈액의 역할이란 그 어느 것보다도 중요함을 알 수 있다. 결국 혈액이 혼탁해지고 이상이 생기게 되던 신체의 어느 부위고 장해가 나타나게 마련이다. 이는 혈액 혼탁이 직·간접적으로 모든 질병과 관련되고 있음을 시사한다고 할 수 있다.

염증성 급성질환뿐만 아니라 암을 포함한 고혈압, 뇌졸중, 심근경색 등 각종 만성질환들은 거의 다 혈액의 병이라고 말할 수 있다. 다시 말해서 이들 모든 질환들은 혈액 속의 산소 부족 때문에 생긴 결과라고 해도 틀린 말은 아니다.

일본의 혈액생리학자인 모리시다 박사는 혈액과 암과의 상관관계에 대해서 이야기하기를 『암은 혈액오염의 전신질환이며, 치료방법은 오직 전신적인 정혈로써 왜곡된 생체의 조건을 정상화시키는 길밖에 없다.』고 주장하면서 이에 따른 타당성 있는 이론들을 제시한 바 있다.

아무튼 질병 예방을 위해서는 혈액이 오염되는 것으로부터 보호되어야 한다. 이미 오염된 혈액일지라도 깨끗이 정혈시키는 방향으로 생활을 개선해 나간다면 암 예방은 물론 치료까지도 가능하다는 사실을 꼭 기억하자.

혈액에는 우리 몸의 건강정보가 숨어 있다. 병의원에 가면 가장 먼저 피를 뽑는 이유도 혈액에서 가장 기초적인 질환 정보를 찾아내기 위해서다.

혈액검사로 당뇨, 콜레스테롤, 간질환을 비롯해 간암(AFP), 대장암(CEA), 췌장암(CA19-9), 전립샘암(PSA), 난소암(CA125), 폐암(CYFRA21) 등을 어느 정도 판별할 수 있다. 다시 말해 혈액검사로 만성질환에서 암까지 웬만한 질환을 잡아낼 수 있다.

그러므로 건강검진을 받은 사람들은 혈액검사로 나타난 혈당, 콜레스테롤, 간효소 수치 등을 숙지해 평소 건강관리에 활용하면 많은 도움을 받을 수 있다. 혈액이 오염되고 더러워지면 각종 질환에 시달리게 된다. 탁해진 혈액의 흐름이 약해져 혈관 내 지방이 혈관벽에 쌓이면 동맥경화가 되고 이는 뇌·심혈관 질환으로 악화된다.

혈액은 우리 몸 곳곳에 거미줄처럼 뻗어 있는 혈관을 통해 60조 개나 되는 세포에 산소와 영양을 공급한다. 우리가 건강하다는 것은 피가 우리 몸 구석구석까지 막힘없이 원활하게 잘 소통이 되고 있다는 이야기이다.

몸무게가 60kg쯤 되는 성인의 경우 혈액의 양은 약 5ℓ 이며 무게로 치면 체중의 약 8%에 해당한다. 피는 크게 액체성분(혈장)과 고형성분(혈구)으로 나뉘는데 액체성분은 물 90%, 전해질 7~9%를 비롯해 단백질, 당, 지질, 호르몬, 비타민류, 면역항체, 미량원소, 기타 노폐물 등이 포함되어 있다. 고형성분에는 적혈구, 백혈구, 혈소판으로 이루어져 있다.

혈액이 건강하고 순환이 잘 된다는 것은 질환으로부터 안전함을 의미한다. 혈액을 깨끗이 유지하기 위해서는 식생활에 주의하고 스트레스를 제때 해소하는 것이 중요하다.

혈액을 운반하는 혈관은 약 10만km로 한 줄로 이으면 둘레가 4만km인 지구를 두 바퀴 반이나 감을 수 있다. 피는 심장에서 1분에 약 5ℓ 씩 뿜어져 나와 약 46초 만에 우리 몸을 완전히 한 바퀴 돌게 된다.

심장(좌심실)에서 한 번 수축할 때마다 생성된 혈액은 심장과 바로 연결된 대동맥을 거쳐 소동맥을 지나 모세혈관을 타고 흐르고 다시 소정맥, 대정맥을 통해 심장(우심방)

111

으로 들어온다. 심장은 0.3초에 약 70㎖의 혈액을 내뿜으며 0.5초가량 휴식을 취한다. 이 박동 수는 개인 차이가 있지만 평균 1분에 70회 정도다. 잠을 잘 때는 55회로 떨어진다.

혈액이 깨끗하지 못하고 흐름이 원활하지 않으면 우리 몸은 어떤 형태로든 아프다는 신호를 보낸다. 동맥, 모세혈관, 정맥으로 이뤄진 혈관이 좁아지거나 혈액순환이 원활하지 않을 경우 각종 질환이 발생하게 된다.

고속도로에서 차량의 소통이 중요한 것처럼 우리 몸도 혈액 소통이 원활해야 건강을 유지하고 각종 질병에서 벗어날 수 있다. 말 그대로 만사혈통(萬事血通)인 셈이다. 뇌로 가는 혈관이 막히면 뇌에, 눈으로 가는 모세혈관이 막히면 눈에, 심장으로 가는 모세혈관이 막히면 심장에 병이 난다.

혈액의 오염을 알 수 있는 대표적인 지표는 콜레스테롤과 중성지방이다. 콜레스테롤은 세포를 만들거나 호르몬을 만드는 데 반드시 필요한 원료로 일정한 수준을 유지해야 한다. 지나치게 많거나 적으면 좋지 않다. 콜레스테롤은 75%가 간에서, 나머지 25%는 음식을 통해 만들어진다. 식물에는 없고 동물에만 있는 콜레스테롤은 스스로 움직일 수 없어 세포막, 혈관 속에 흩어져 있다.

콜레스테롤에는 건강에 좋은 콜레스테롤(HDL)과 건강에 해로운 콜레스테롤(LDL)이 있다. HDL은 60mg/㎖ 이상, LDL은 130mg/㎖ 미만, 총콜레스테롤은 200mg/㎖ 이하가 좋다. 혈액 속에 LDL과 중성지방이 매우 높아져 몸 안에서 대사가 제대로 이뤄지지 않을 경우 고지혈증이 발생하게 된다. 고지혈증은 글자 그대로 혈액에 지방이 많다는 이야기다.

고지혈증이 무서운 것은 혈관 벽에 염증을 일으키고 심혈관과 뇌혈관 질환의 원인이 되기 때문이다.

혈액은 항상 각종 세균, 독소, 유해물질, 바이러스와 같은 위험 요소로부터 공격받을 수 있다. 특히 오염돼 면역력이 떨어져 있을 경우 유해 바이러스의 공격을 받아 각종 질병에 노출된다. 따라서 혈액을 깨끗이 유지하려면 식생활에 주의하고 스트레스를 제때에 해소하는 것이 필요하다.

살기 바쁜 현대인들은 과식이나 운동부족으로 체력이 떨어져 있어 혈액이 많든 적든 오염되어 있다. 따라서 올바른 생활습관과 함께 운동을 꾸준히 해야 한다. 담배도 혈관에 나쁜 영향을 미치기 때문에 반드시 금연해야 한다.

혈액 건강에 **도움**이 되는 것 &
혈액 건강에 **해**가 되는 것

한국인 사망원인 1위는 암이며, 2위는 뇌혈관 질환, 3위는 심혈관 질환이다. 이들 3대 질환의 예방법 중 최고는 혈관에 문제가 생기지 않게 하는 것이다.

혈관질환은 혈액의 변화로부터 온다. 혈관질환이 발생하기 4~5년 전부터 혈관을 따라 흐르는 혈액의 변화가 먼저 일어나는데 혈중 콜레스테롤과 혈당이 많아져 혈액이 끈적끈적해진다. 또 혈관을 손상시키는 염증물질도 생겨나 정상적인 순환이 어려워지기 시작한다.

이런 오염물질들이 뇌혈관에서 문제를 일으키면 뇌졸중과 뇌출혈이 되며, 심장혈관에 가서 사고를 치면 협심증이나 심근경색증을 야기시킨다. 따라서 혈액을 잘 관리하면 이러한 질환들을 상당부분 예방할 수 있다.

스트레스 또한 간과해서는 안 되는 요소 중 하나다. 스트레스 그 자체가 혈액 성분을 변화시켜 혈전을 생성하고 혈관을 손상시킨다. 뿐만 아니라 몸이 스트레스를 받으면 이를 해소하기 위해 고지방, 고칼로리 음식을 많이 섭취하거나 흡연량이 늘어 혈액 건강에 직접적인 타격을 준다.

뇌질환이나 심장질환은 어느 날 갑자기 생기지 않는다. 혈액 내 지방이 몇 년간 떠돌면서 축적되어 혈관벽을 약하게 하거나 혈관을 좁게 만들어 문제를 일으킨다. 오염된 혈액으로 인해 손상된 혈관은 회복이 불가능한 경우가 많으므로 미리미리 혈액의 질을 잘 관리할 필요가 있다.

혈액은 우리 몸에서 머리부터 발끝까지 돌아다니면서 영양소와 노폐물, 산소, 호르몬 등을 온몸으로 전달한다. 아울러 수분과 전해질, 산과 염기의 균형을 맞추고 체온을 조절하는 역할도 한다. 그러므로 혈액이 오염되거나 혈액에 문제가 생기면 온몸 곳곳이 악영향을 받게 된다.

최근 의학계에서 주목을 받고 있는 잇몸병, 만성위염 등 만성 염증이 있을 때 심장병이나 뇌졸중과 같은 중증 질환의 발생 위험이 높다는 이론도 바로 혈액의 이런 특성 때문이다. 염증성 질환이 생기면 그 부위에 침입한 세균을 죽이기 위해 염증반응 물질들이 생긴다. 이때 혈액이 이 물질들을 전신으로 운반해 심장에서는 심장병, 뇌에서는 뇌졸중을 일으킨다는 것이 최근의 연구 결과다.

혈액의 오염은 적절한 운동과 식습관 개선, 금연, 스트레스 관리 등을 통해 확실히 개선할 수 있다.

1. 하루 1시간씩 운동하라

혈액을 깨끗하게 하는 데 가장 효과적인 것이 운동이다. 혈액은 흐르는 강물과 같아 천천히 흐르거나 한곳에 정체돼 있으면 안 된다. 운동으로 혈액이 온몸을 빠르게 순환하면 혈액 내 나쁜 물질은 걸러지고 좋은 물질은 늘어난다.

국내 한 대학병원 연구팀이 발표한 논문에 따르면 74명의 여성들에게 10주 동안 일주일에 3번, 1회 1시간씩 재즈 에어로빅(재즈댄스와 에어로빅을 합성한 운동)을 하도록 한 결과 혈당과 혈중 지질을 낮추는 좋은 호르몬(아디포넥틴)은 증가하고 혈당과 지질을 높이는 나쁜 호르몬(RBP4)은 줄었다는 것이다.

그러므로 걷기, 달리기, 에어로빅 등 유산소 운동을 하면 당뇨병, 동맥경화증을 유발하는 혈액 속 물질은 감소하고 이를 예방하는 물질은 증가하므로 건강을 유지하기 위해서는 꾸준한 실행이 필요하다.

혈액을 깨끗이 하려면 근력운동도 병행해야 한다. 근육은 당대사에서 큰 역할을 하기 때문이다. 근육이 충분해야 혈액 중에 존재하는 필요 이상의 당을 빨리 소모시켜 당뇨병 등을 막는다.

순서는 유산소 운동을 먼저 한 다음 근력운동을 해야 한다. 유산소 운동과 근력운동의 비율은 7대 3 정도가 좋다.

2. 오메가-3 지방산이 든 식품을 충분히 먹어라

혈액의 질을 높이려면 고지방, 고칼로리 음식을 피해야 하며 오메가-3 지방산이 풍부한 연어나 고등어 같은 등푸른 생선을 즐겨 먹는 것이 좋다.

3. 균형 잡힌 영양식으로 소식을 생활화하라

음식의 양보다는 균형 잡힌 영양식으로 과식보다는 소식하는 기분으로 적당한 양을 먹는 것이 좋다.

1. 담배는 피우지 마라

담배를 피우면 혈액의 질이 현저히 떨어지며 기관지에 염증이 생긴다. 그 결과 혈액 내 백혈구 수치가 올라가고 담배 연기 속 일산화탄소가 헤모글로빈과 결합해 보상작용으로 적혈구가 많이 만들어지게 되어 혈액이 끈적끈적해진다.

혈액의 점도가 높아지면 혈전이 잘 생길 뿐 아니라 혈관을 손상시키는 염증물질이 많이 분비된다. 이는 동맥경화증, 뇌졸중, 심장마비 등의 원인이 된다. 흡연자는 비흡연자보다 혈중 백혈구 수치가 높고 백혈구 수치가 높으면 사망 위험도 그만큼 높아진다.

국내 한 대학병원 혈액종양내과 B 교수는 『일반인들의 백혈구 정상 수치는 4천~1만 개이지만 흡연자들은 1만 2500개를 상한선으로 잡는데 이는 그만큼 백혈구가 많다는 뜻이며 한 달 정도만 금연해도 백혈구 수치가 정상으로 떨어지는 경우가 많다.』고 말했다.

2. 스트레스를 받지 마라

스트레스가 혈액과 무슨 상관이 있느냐는 사람들이 있는데 이는 잘못이다. 스트레스의 가장 직접적인 타격을 받는 것이 혈액이다. 스트레스를 받으면 이에 대항하기 위해 혈액 내 산화 스트레스가 증가하며 산화 스트레스는 혈액 내 염증물질을 만들어내 심혈관 질환과 당뇨병을 일으킨다.

또한 스트레스를 받으면 담배를 피우거나 칼로리가 많은 음식을 섭취하는 등 혈액 건강에 좋지 않은 행동을 하게 되어 2차적으로도 문제를 일으킨다.

3. 잇몸병, 위염, 코골이 등 만성염증을 방치하지 마라

잇몸병, 만성위염, 코골이 등을 치료하지 않고 오랜 기간 방치하는 것도 혈액의 질을 떨어뜨린다. 이러한 질환이 있을 때 침입한 세균을 죽이기 위해 생기는 염증반응 물질들이 혈액을 타고 전신으로 돌아다니면서 질병을 일으키기 때문이다.

미국 국민건강 및 영양조사(NHANES)를 바탕으로 한 연구 결과에 따르면 치주염이 있는 사람은 심장마비를 일으킬 위험이 2.1배, 뇌졸중에 걸릴 위험은 2.8배 높았다.

만성 수면부호흡증도 마찬가지다. 코골이 환자는 수면 스트레스호르몬이 과다하게 분비돼 만성염증 상태가 지속되기 때문에 코골이 환자는 다른 사람들보다 심장병, 당뇨병, 고혈압에 걸릴 위험이 높다는 연구가 많이 나와 있다.

간단하게 치료할 수 있는 염증성 질환을 방치해두면 자신도 모르는 사이에 중증 질환의 원인이 될 수 있으므로 이런 염증질환이 생기면 그때그때 적절한 치료를 받아야 한다.

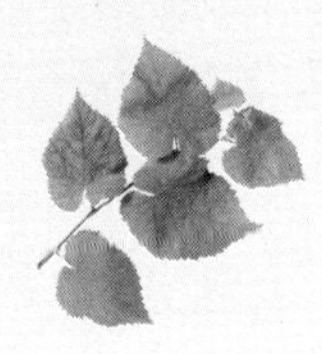 생체부활요법의 궁극적인 목적은 우리 몸속에 내재돼 있는 자연치료사인 자연치유력을 활성화시키는 데 있다. 자연치유력을 높이는 방법은 참으로 다양하다. 정신요법, 식이요법, 자연약물요법, 기도요법, 호흡요법 등 그 종류도 많다. 이들 요법들은 하나같이 이미 오염되고 혼탁한 몸속의 피를 정혈시킴으로써 자연치유력을 증대시킨다는 공통점을 가지고 있다. 각 요법에 따라 소개되는 내용을 충분히 이해하고 실생활에 적용해 나간다면 지금까지 생각하지도 못했던 놀라운 치료효과를 체험하게 될 것이다.

암치료의 새희망
생체부활요법의 힘

암을 치료하는 「정신요법」의 힘

대부분의 암 환우에게서 발병의 원인을 찾는다면 심리적인 요인, 즉 정신적 스트레스가 큰 비중을 차지하고 있음을 알 수 있다. 갑자기 심한 충격을 받았거나 마음의 불안과 절망, 그리고 주위 사람들과의 불화로 인해서 생겨나는 미움과 증오심, 이러한 여건 속에서 육체의 과로가 겹쳐져 생활의 리듬을 잃어버리게 되면 암은 쉽게 발병하게 된다.

대체로 암 환우의 성격에는 공통점이 있다. 너무 외곬 성격이거나 아집과 자만심이 강하고 모욕을 당하거나 손해를 보는 등 자신에게 조그만 불이익이 주어졌을 때 두고두고 그것을 마음에 담고 속을 썩이는, 다시 말해 감정 처리가 미숙한 내성적인 사람이거나 혹은 책임감은 남달리 강하면서도 결벽성 또한 지나칠 정도라 할 수 있는 사람에게서 많이 나타난다는 것이 통계적 사실이다.

그러므로 암과의 결별을 위해서는 먼저 지금까지의 갖가지 스트레스 속에 움츠러들었던 기분을 새롭게 하는 방법을 찾아야 한다. 용서와 사랑과 감사하는 마음으로 모든 사물을 긍정적의으로 볼 수 있는 성격의 전환이 필요하다.

그러한 의미에서 여건이 허락하는 대로 산수 좋은 아름다운 자연을 찾아 떠나는 자연으로의 여행을 적극 권한다. 발암에 이르게 한 현재의 생활에서 벗어나 푸르름이 가득한 산과 들, 흰구름 뭉게뭉게 피어오르는 파란 하늘, 잔잔한 물결이 넘실거리는 강과 바다를 바라보며 자연과 벗하고 대화하면서 병들어 찌든 자신의 몸을 자연의 품 속에 완전히 맡겨야 한다. 그러면 오염되었던 혈액은 정화되기 시작하고 잠자고 있던 자연치유력도 다시금 깨어나 활력을 되찾게 될 것이다.

또 하나! 정신요법의 효과를 더욱 극대화시키기 위해서는 환우 자신이 암에 대해서 보다 정확히 알고 있어야 한다. 지금까지의 일반적인 통념은 암세포란 끝도 없이 무한한 분열과 증식을 계속하는 불가역성 세포라는 것이다. 또 그와 같은 세포의 집합체인 암종은 우리의 생명을 좀먹고 무참히 짓밟는 악마이며, 죽음의 사신이라고 여겼다.

암환우나 그 가족들은 그토록 죽음의 공포로 몰아넣고 있는 현재의 상황에서 주위 사람으로부터 『암은 무섭지 않다.』는 말을 듣는다 하더라도 아무런 의미가 없다고 본다.

그 까닭은 진정 『암은 무섭지 않다.』라는 확고한 마음의 자세를 정립하기 위해서는 정혈요법에 의한 새로운 암 치료의 개념이 도입되지 않고는 생각할 수조차 없기 때문이다.

결국 암 치료란 암을 유발시키는 혈액의 오염으로부터 해방, 즉 정혈을 뜻하는 것이다. 이를 위해서는 지금까지 날마다 받아왔던 각종 스트레스에 의해 생겨난 불안과 공포, 절망과 미움의 감정에서 과감히 탈피하고 무절제하였던 자신의 생활을 반성하면서 마음의 평안과 감사함과 사랑의 감정을 가지고 자연에 순응하는 자세가 무엇보다 필요하다.

그렇게 되면 우리 몸 안에서는 정혈작용이 자연스럽게 이루어지기 시작하는데 사실은 이때부터 암세포의 쇠퇴가 진행되기 시작하는 것이다.

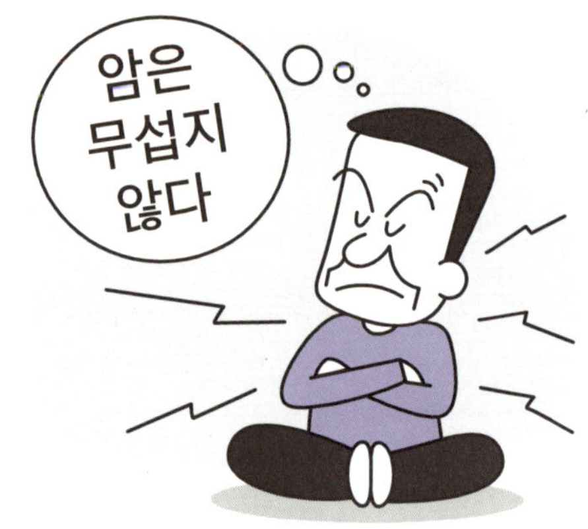

암을 부르는 생각은 '내가 참자'

NLP요법에 따르면 암 발병은 성격과 밀접한 관계가 있다. 독일의 심리학자 그로사스(Grossarth)와 마티섹(Matticek)은 성격과 암 발병과의 상관관계를 연구, 그 결과를 학술지 〈정신신체의학연구〉에 발표했다.

그로사스와 마티섹이 마련한 다음 10문항은 비슷비슷한 질문들로 모두 감정의 억압 성향을 체크하는 것이다. 이 중 3문항 이상 해당되면 암 심리성향이 있으므로 자신의 감정을 다양하게 표현하는 기법을 빨리 배워야 하는 것이 좋을 듯하다.

암 잘 걸리는 성격

1. 언제나 논리적이고 타당성이 있는 것을 하려고 한다.

2. 사람들의 행동을 언제나 이해하려고 하며 감정적으로는 반응하지 않는다.

3. 모든 대인관계 갈등을 이성으로 극복하고 감정반응을 자제하려고 노력한다.

4. 다른 사람이 감정을 많이 상하게 하더라도 이성적으로 그를 대하고 그 행동을 그대로 이해하려고 노력한다.

5. 대부분의 대인관계 갈등을 논리와 이성적 방법을 써서 피하려 한다.

6. 어떤 사람이 당신의 욕구와 욕망을 좌절시켜도 그를 이해하려고 노력한다.

7. 모든 생활 상황에서 이성적으로 행동하고 감정적으로는 행동하지 않는다.

8. 손해를 보거나 하기 싫은 것에도 이성적인 태도를 보이며 감정적으로는 행동하지 않는다.

9. 다른 사람을 좋아하지 않을지라도 싫다는 표현을 못하고 어쩔 수 없이 그를 이해하려 노력한다.

10. 상대방을 공격할 충분한 이유가 있었음에도 이성이 그를 공격하지 않게 한다.

암을 치료하는 「식이요법」의 힘

암의 치료와 예방에 있어서 정신요법과 함께 빼놓을 수 없는 중요한 요법이 있다면 그것은 바로 우리가 매일 먹고 마시는 음식물에 의한 식이요법이다.

암에 걸리기 쉬운 체질과 암에 잘 걸리지 않는 체질은 이 음식물의 질에 의해서 대체로 결정되어진다고 해도 과언이 아니다.

실제로 암 환우가 좋아하는 식사 내용에는 일정한 경향이 있는데 대부분 편식이 심하고 육류를 좋아한다. 또한 백미, 백설탕, 화학조미료 등 삼백식품을 과잉 섭취하며, 과다한 음주와 흡연을 하는 식생활을 한다.

본래 인간의 몸은 식물성 자연식에 알맞게 창조되었다. 그렇기 때문에 자연의 순리에 따라 식생활 문화를 지켜가는 한 암에 걸릴 염려가 없고, 설사 걸렸다 하더라도 쉽게 치료가 된다.

자연 순리적으로 볼 때 인간이 육식동물 쪽보다는 채식동물 쪽으로 창조되었다는 근거는 다음의 몇 가지 예에서 증명되고 있다.

① 육식동물과 초식동물에 있어서 장의 길이를 비교하면 육식동물의 것은 짧고 초식동물의 것은 길다. 그 이유로는 육식동물의 경우 가능한 한 육식으로 인한 해독(害毒)을 가급적 덜 받게 하기 위해서는 짧은 창자를 갖지 않으면 안 되기 때문이다. 다시 말해서 그들이 먹은 고깃덩어리는 체내의 신진대사 과정을 거치면서 유독성 노폐물을 생성하게 되는데 이를 최대한 빨리 체외로 배설시키기 위함이다.

그러나 곡물과 채소, 과일은 체내의 신진대사 과정에서 볼 때 큰 해를 끼치는 유독한 노폐물이 별로 생기지 않는다. 특히 장이 길어야만 소화된 영양물질을 충분히 흡수할 수 있기 때문에 모든 초식동물은 장의 길이가 길다. 실제로 육식동물의 장의 길이는 2m 내외인 반면 초식동물의 장의 길이는 10~20m나 된다.

인간의 장의 길이는 대개 8~8.5m (소장 6.5~7m, 대장 1.5m) 이다. 하지만 이 수치도 민족에 따라 다소간의 차이가 있다. 일례로 조상 때부터 육식을 주로 해온 수렵민족들은 오랫동안 먹이의 영향을 받아 농사를 지어 곡물과 채소 위주로 살아왔던 농경민족의 장 길이보다 짧은 편이다.

인간의 장의 길이와 육식동물과 초식동물의 장의 길이를 비교해 볼 때 인간은 처음부터 곡물과 채소 위주의 식생활에 알맞게 창조되었음을 알 수 있다.

② 육식동물의 이빨과 인간의 치아를 사용 용도면에서 관찰하여 보면 더욱 더 인간은 곡·채식동물임을 알 수 있다. 고기를 뜯어 먹기에 편리한 사자, 호랑이 등 육식동물의 이빨과 사람의 치아는 전혀 그 모양이 다르다. 인간의 치아는 모두 32개이며, 곡식용인 구치(臼齒:어금니)가 20개, 초식용인 문치(門齒:앞니)가 8개, 육식용인 견치(犬齒:송곳니)가 4개로 되어 있다. 그러므로 인간에게 이상적인 음식물의 배합은 곡물 5 : 야채 2 : 육류 1의 비율일 때라 하겠다.

③ 간에서 분비되고 있는 간즙의 조성을 비교하여 볼 때 인간의 간즙에는 히요르산이 주성분인 반면 육식동물의 간즙은 하이데 조키시 히요르산이 주성분으로 되어 있다.

또한 타액의 성분을 분석하여 보면 인간의 타액 속에는 전분 분해효소가 들어 있으나 육식동물의 타액에는 전분 분해효소가 들어 있지 않다는 사실을 알게 된다.

이상 세 가지의 내용을 살펴볼 때 과연 인간은 육식을 위주로 한 식생활이 자연 순리를 따르는 길인지, 곡물을 비롯해서 채식을 위주로 한 식생활이 자연 순리를 따르는 길인지 자명해진다.

인간은 곡물을 위시하여 야채와 과일을 위주로 한 식탁으로 식생활 문화가 바뀌어질 때 몸속의 자연치유력도 제 기능을 다하게 될 것이다. 그 결과 우리 몸은 질병 없는 건강을 항상 유지할 수 있게 되는 것이다.

또 한 가지 식생활에 관하여 깊이 생각해 보아야 할 문제가 있다. 그것은 매일매일 섭취하고 있는 음식물이 성격변화에 지대한 영향을 미치고 있다는 사실이다. 초식동물은 성격이 대체로 온순한 반면 육식동물은 거의 다 공격적이고 난폭하다는 점이다. 먹이가 무엇인가에 따라 그 개체의 성격이 바뀐다는 사실을 입증하는 중요한 예라 할 수 있다.

오늘날 사회가 포악해지고 크고 작은 끔찍한 사건들이 꼬리를 물고 발생하는 것은 아마도 현대인이 육식 위주의 식생활과 함께 각종 가공식품들 속에 함유되어 있는 식품첨가물의 과잉섭취에 기인하고 있는 것이 아닌가 생각한다.

육류의 과잉 섭취에 대한 유해론에는 고기 그 자체에 대한 유해함과 더불어 결코 간과해서는 안 될 또 다른 중요한 문제점이 있다.

대부분의 사육동물은 각종 화학물질과 중금속으로 오염된 사료를 먹고 자란다고 해도 틀린 말이 아니다. 소든 닭이든 하루 종일 좁은 공간에서 갇혀 지내게 되면 자연히 성격이 날카로워지게 마련이고 살도 잘 찌지 않게 된다. 계란의 생산량도 줄어든다.

이를 막기 위해서 신경안정제가 첨가되고 젖이 잘 나오게 하기 위해 최유 호르몬제와 단시일 내에 살을 찌우는 성장촉진 호르몬제도 사용된다. 또 각종 질병으로부터 감염 예방을 위해서라며 다량의 항생물질도 첨가된다.

이러한 사료를 먹고 자란 가축과 닭의 고기를 겁도 없이 마구 포식하는 인간이 건강한 삶을 바라는 것은 그 자체로도 무리가 아닐까 싶다.

이와 같은 식생활의 풍조 속에서 암을 비롯한 난치성 질환인 당뇨병, 고혈압, 동맥경화, 심근경색, 만성간염, 신경통, 류머티스성 관절염 등을 치료해 보겠다고 아무리 노력해도 모두가 헛수고일 수밖에 도리가 없다.

현대의학이 이들 질병에 대해 별다른 치료효과를 거두지 못하고 있는 이유가 바로 이렇게 잘못된 먹이들을 허락하고 있기 때문이라 생각한다.

이밖에도 인공적으로 음식의 맛을 내기 위해 과다 사용되어지고 있는 백설탕, 화학조미료가 가미된 맛소금, 햄과 소시지 등 육가공 식품 속에 발색제로 첨가된 질산염과 아질산염, 인스턴트식품에 들어 있는 갖가지 식품첨가물과 인공합성 색소를 과잉 섭취하고 있는 현대인들에게 어찌 진정한 건강이 보장되겠는가?

암 치료 및 예방을 위해서는 지금부터라도 자연의 순리에 따라 곡물과 채소류 등을 위주로 한 자연식을 하되 소식하는 방법을 생활화해야 한다.

주식으로는 현미, 율무, 콩, 팥, 조, 수수, 보리 등을 혼합하여 밥을 짓거나 미음을 만들어 먹되 적어도 50번 이상 천천히 그리고 오래 씹어 먹는 것이 건강을 회복하는 비결 중의 하나라고 말할 수 있다.

부식으로는 당근, 우엉, 연근, 무, 양파, 마늘, 양배추, 상추 등 각종 채소류를 비롯한 산채, 그리고 미역, 김, 다시마 등 해조류와 버섯류 등 엽록소와 많은 종류의 효소가 함유되어 있는 식물과 함께 멸치와 같은 뼈째로 먹을 수 있는 작은 물고기들을 골고루 갖추어 먹되 절대 과식은 하지 말아야 한다.

다시 한 번 강조하지만 암 치료를 위해서는 어떠한 경우에도 국소적 병이라기보다는 전신적인 병으로 생각하고 철저한 정혈과 정장이 이루어지도록 하여 전신적인 체질 개선을 꾀하지 않으면 안 된다.

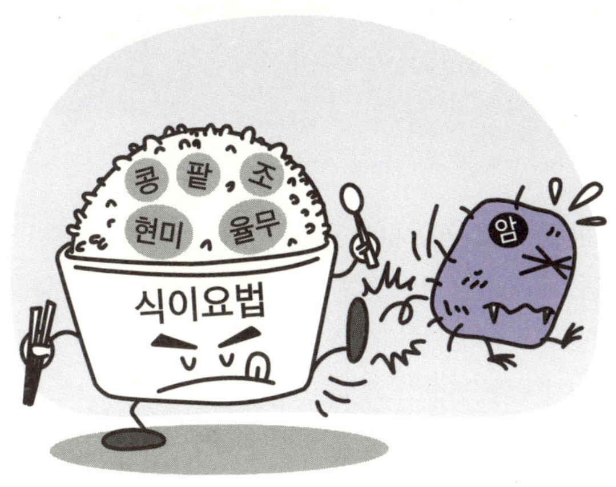

그 까닭은 몸의 자연치유력이 파괴되었을 때 암 발생이라는 신체
의 이변이 일어나며, 정혈과 정장만이 자연치유력을 회복시키고 향
상시키는 유일한 방법이기 때문이다.

암세포를 내 몸과는 별개의 것으로 생각하고 적대시하거나 공격
의 대상으로만 여기고 외과적인 방법과 화학약제 투여나 방사선 조
사 등을 동원하여 강압적으로 제압하려는 방법으로는 결코 치료의
결실을 기대할 수가 없다.

오직 생체부활요법을 통하여 세포부활과 마음부활과 면역부활이 온
전히 이루어질 때만이 우리 몸 안에 내재되어 있는 자연치유력의 기능
이 완전히 회복되어 암을 비롯한 난치성 질환의 치료를 가능케 해주는
열쇠가 된다.

그러므로 우리 모두는 일상적으로 먹고 마시는 우리의 식생활 문
화가 자연치유력 회복에 커다란 영향을 미치고 있음을 인식하고 건
전한 식생활로써 건강한 삶을 추구해 나가야 할 것이다.

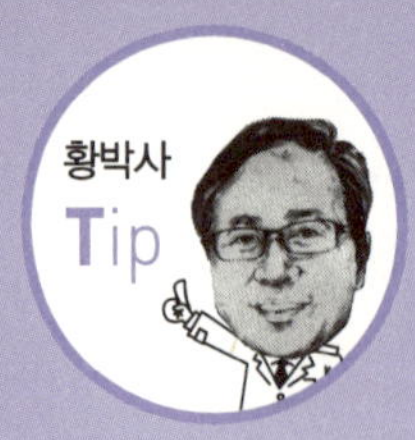

과식은
암 유발 에너지를 만든다

　　미국과 일본 등 노화 연구 분야 석학 30여 명은 〈노화, 비만, 암에 미치는 영양과 운동〉이라는 주제로 열린 모임에서 병치레 없는 건강한 노년을 보내려면 올바른 식생활 및 운동이 가장 중요하다고 한 목소리를 냈다. 그 중 과식이 암 유발에 깊숙이 관여한다는 내용이 있어 소개한다.

　　미국 텍사스 오스틴대학의 존 디지오반니 교수팀은 비만에 이르게 하는 만성적 에너지 과잉이 다양한 종류의 암 위험을 증가시킨다고 지적하고 칼로리 제한을 통한 에너지 균형의 마이너스 유지가 암 위험을 감소시킨다는 실험적, 역학적 연구 결과들을 제시했다.

　　그 외 염증이 비만과 관련된 여러 가지 질환의 배양토가 된다는 연구결과도 발표되었다. 즉 제2형 당뇨나 심혈관 질환, 신경변성 질환, 노화, 암 등이 모두 염증에서 비롯된다는 것이며 Y형 면역글로불린을 사용해 콜레스테롤의 세포 내 이동을 억제하면 지방간뿐만 아니라 비만과 관련된 암 발생과정 억제도 가능할 수 있다는 것이다.

암 치료법 드디어 찾았다!

암을 치료하는 「자연약물요법」의 힘

현대의 최첨단 과학적 지식과 기술을 구사함에도 불구하고 난치병은 여전히 난치병이다. 특히 암이 정복되기에는 요원한 감이 있다. 단지 수많은 이론이 있고, 다양한 기술적 시도가 진행되고 있으며, 치명적인 부작용도 함께 동반하고 있는 항암제에 만족하고 있는 것이 우리의 현실이다.

현대의약학이나 한의약학 모두가 생명에 대한 경외심을 갖고 발전시켜 왔음을 의심할 여지가 없다. 다만 현대의약학은 근대 과학적 요소인 해부학적 관찰과 실험실적 자료들을 기초로 인체 구조와 생리적, 병리적 변화의 미세한 부분에까지 접근하여 보다 구체적으로 이해할 수 있도록 발전시켜 온 것이 특징이라 할 수 있다.

반면 한의약학은 신체에 대해 전체적인 안목을 갖고 각각의 개체에서 발현되는 변화와 그들 사이의 연관성을 중요시하여 인체의 생리, 병리현상을 관찰하여 왔음을 특징으로 하고 있다. 또한 현대의 약학은 치료의 대상을 인지함에 있어서 물질적, 기계적 관점에서 관찰하고 생명세계에서 끊임없이 변화하는 동적인 상태보다는 인체 내 어느 한 부분에 국한시켜 정적인 상태에서 문제를 해결하는 쪽으로 연구 발전시켜 왔다고 할 수 있다.

이에 대해 한의약학은 그 관찰방법이 직시적이며 직관적이어서 이에 대한 부족된 부분은 다소간의 상상이나 억측으로 보충된 점도 있다 할 수 있으나 현대의약학과는 체계가 다름으로써 질병 치료에 크게 도움이 되기도 한다. 그러나 한의약학으로도 잘 낫지 않는 병이 많으니 역시 치료에 한계가 있음을 알 수 있다.

현대의약학과 한의약학의 한계에 도전하고 보다 나은 치료법을 탐색, 개발하기 위해서 세계 각국의 자연요법가들의 실적을 검토해 본 결과 기존의 치료방법보다도 더 좋은 요법들이 곳곳에 산재하고 있음을 발견할 수 있다. 갖가지 자연요법에 있어서 방법의 차이는 있으나 근본적으로 공통된 이론은 하나다. 그것은 암을 국소적 질환으로 보지 않고 전신적 질환으로 보고 충분한 산소 공급을 통해 혼탁해진 혈액을 깨끗이 정혈시키면서 몸 안에 있는 면역력과 자연치유력을 증강시켜 환우 스스로가 암의 고통에서 벗어나 다시금 건강을 되찾을 수 있게 한다는 것이다.

그러나 이 모든 요법과 비교해서 볼 때 한 단계 높은 치료법이 있는데 바로 생체부활의약학에 근거한 생체부활요법이라 말할 수 있다.

생체부활요법의 핵심은 질병의 발생을 인체의 구조적인 면과 기능적인 면, 심인적인 면과 환경적인 면에서 야기되는 문제로 보고 이들 모두를 유기적으로 잘 소통시켜 저하된 자연치유력과 면역력을 정상화시켜 병든 세포들을 새롭게 건강한 세포로 부활토록 하여 암을 비롯한 난치성 질환의 치료가 이루어지도록 하는 것이다.

참고로 현재 병의원에서 사용되고 있는 항암제의 종류와 그에 대한 적응증, 부작용에 관하여 알아두는 것도 필요하므로 간단히 다루어 보았다.

• 알킬화제(Alkyl化劑)

항암제로서 가장 먼저 개발되었고 많은 종류가 사용되고 있다. 대표적 약제로는 시클로포스파미드(Cyclophosphamide), 카르보퀸(Carboguone), 트리에틸렌티오포스포라미드(Triethylenethiophosphoramide) 등이 있다. 림프 육아종, 만성 림프성 백혈병, Hodgkin씨병, 난소암, 유방암, 고환암 등에 사용되고 있다.

부작용으로는 위장장해, 근육마비, 정맥혈전증, 골수기능 마비, 혈소판 감소증 등을 나타낸다.

• 대사길항물질(Metabolic antagonist)

종양세포의 대시반응 과정을 저해하는 것으로서 메토트렉세이트(Methotrexate) 등의 엽산대사저해제와 6-MP(6-Mercaptopurine), 5-FU(5-Fluorouracil) 등의 퓨린(Purine) 및 피리미딘(Pyrimidine) 길항물질들이 대표적 약물이라 할 수 있다.

소아의 급성 백혈병, 만성골수성 백혈병, 임파종, 여성의 융모막암, 유방암, 난소암, 결장암, 췌장암, 간암 등에 사용되고 있다.

위장장해, 탈모증, 아구창성 구내염, 피부발진, 골수장애, 백혈구 감소증, 혈소판 감소증, 과색소침착, 광감작 등의 부작용을 일으킨다.

• 항생물질

항생물질 가운데서 항종양성이 강한 것으로 미토마이신-C(Mitomycin-C), 블레오마이신(Bleomycin), 크로모마이신 A3(Chromomycin A3), 닥티노마이신(Dactinomycin) 등이 개발되어 소아의 Wilms씨 종양, 고환종양, 여성의 융모막암, 임파종, 백혈병 등에 사용되고 있다.

부작용으로는 위장장해, 피부발진, 골수기능장해, 백혈구 감소증 등을 나타낸다.

• 호르몬제(Hormones)

에스트로겐(Estrogens), 안드로겐(Androgens), 코티코스테로이드(Corticosteroide) 등과 같은 스테로이드 호르몬이 암 치료에 사용되고 있다. 전립샘암, 유방암, 임파종, 악성종양에 유효하나 위장장해, 고칼슘혈증, 부종, 자궁출혈, 남성의 여성화, 여성의 남성화 등의 부작용을 나타낸다.

• 알칼로이드제(Alkaloid劑)

식물에서 유래한 것으로 빈블라스틴(Vinblastine), 빈크리스틴(Vincristine) 등이 있다. Hodgkin씨병, 융모막암, 급성 림프구성 백혈병 등에 사용되고 있다. 부작용으로는 위장장해, 변비, 탈모증, 근통, 백혈구 감소증, 혈전성 정맥염, 지각이상, 시각장해 등을 일으킨다.

• 기타 항암제

백금제제, 시스플라틴(Cisplatin)과 용혈성 연쇄구균제제인 피시바닐(Picibanil) 등이 있다. 이외에도 방사성동위원소인 방사성 인, 방사성

요오드, 방사성 금 등이 사용되고 있으나 사용상 나타나는 부작용
또한 무시할 수 없다.

이상과 같이 현재 사용되고 있는 합성 항암제는 치료 여부를 떠나
인체에 치명적인 부작용을 일으키고 있다는 사실을 결코 간과해서
는 안 된다.

만약 이러한 제제를 암 환우가 아닌 건강한 사람에게 투약한다 하
더라도 약제에 의한 갖가지 부작용으로 인해 곧 쇠약해지고 기력을
찾지 못할 것이다. 하물며 면역기능이 떨어질 대로 떨어져 있고 스
스로의 자연치유력도 거의 상실되어 있는 암 환우에게 항암제 투약
으로 인한 결과는 말해 무엇하랴! 오히려 치료되기를 기대하는 것
자체가 이상한 일일 것이다.

반면 증세에 알맞게 처방하고 생체부활요법에 따라 치료에 임하게
되면 이렇다 할 부작용 없이 오히려 환우의 체력과 함께 소화기능은
물론 면역력과 자연치유력도 동시에 높여줄 수 있다. 따라서 삶의 질
향상과 더불어 서서히 암의 굴레로부터 벗어날 수 있게 된다.

그렇다면 합성 화학요법제들은 사용과 동시에 치명적인 부작용을
나타내는데 반해 생체부활요법에 사용되는 생체생물제제의 경우에
는 오히려 체력의 증강과 함께 자연치유력의 상승을 나타내는데 그
이유는 어디에 있을까?

아마도 화학요법제들은 보다 강력한 항암 효과만을 얻기 위해서
유효성분을 가능한 한 순수하게 추출하거나 화학적 합성을 하여 얻
고 있지만 생체생물제제들은 자연과 함께 공존하여 조화를 이룬다
는 사고방식으로 증세에 맞게 혼합하여 사용하기 때문일 것이다.

따라서 각종 약제에 함유되어 있는 천연의 모든 성분들이 몸속에 들어가서도 함께 어우러져 서로 보완하며 협력관계를 갖기 때문이 아닌가 생각한다.

그러므로 편안한 마음을 지니고 곡물과 채소와 바다 음식 위주의 식생활을 즐겁게 실천하면서 각자에게 적합한 생체부활요법이 행해진다면 자연의 순리에 따라 몸속에 존재하고 있는 암 덩어리의 위력은 점차 상실되어 갈 것이다.

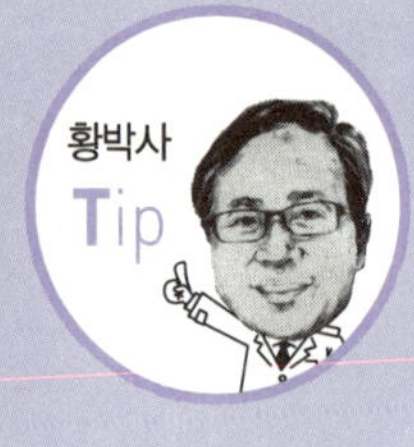

암 치료에 온열요법은 효과적이다

미국 미네소타의대 방사선 생물학과 S 교수는 암 치료 보조요법으로 각광받고 있는 온열요법의 중요성을 강조했다. 온열요법이란 암세포에 섭씨 42~45℃ 정도의 열을 가해 암세포를 파괴하는 치료법으로 기존의 암치료법과 병용하게 된다.

온열요법의 원리는 열과 혈관의 역학관계에 근거한다. 우리 몸은 외부로부터 열을 받으면 인체 내부의 장기를 보호하기 위해 발열-냉각시스템이 작동하게 된다. 우선 혈관이 확장돼 혈류를 보통 때보다 최고 15배나 많이 통과시키게 되며 이 과정에서 땀이 나고 우리 몸은 정상체온을 유지하게 된다.

그러나 암세포는 혈관 확장 기능이 망가져 있기 때문에 열을 가하면 열로 인해 괴사하게 된다. 그보다 더 중요한 것은 온열을 쪼인 암세포는 혈행이 원만하지 못해 항암제나 방사선에 매우 민감하게 반응을 일으키게 되어 더욱 효과를 높일 수 있다.

암을 치료하는 「기도요법」의 힘

세상의 부귀와 영화를 누리면서 나는 새도 떨어뜨릴 수 있을 정도의 권력을 지닌 절대 권력자도, 이루 헤아릴 수 없을 정도의 수많은 재산을 갖고 있는 세계적인 부호도, 바위 같은 근육을 내보이면서 우람한 체격으로 호탕하게 웃으며 자신의 건강을 자랑하는 사람도, 절세의 빼어난 미모를 지닌 아름다운 여인도 일단 스스로가 불치의 병이라고 생각하고 있는 암에 걸리게 되면 인간은 역시 인간이라는 생각이 들게 한다.

그 까닭은 정도의 차이는 있지만 그 등등했던 기세는 거품처럼 사라지고 그들에게서는 오직 인간의 나약성만을 볼 수 있기 때문이다. 그러한 모습을 통해서 모든 인간은 누구나 유한한 존재이고, 소유한 모든 것 역시 유한성을 지니고 있음을 새삼 깨닫게 된다.

짧은 인생을 살아가는 동안 많은 사람들은 마음의 평안과 여유를 가지고 생활하기보다는 불확실한 미래에 대해 근심하고 걱정하며 아무런 희망도 없이 매일매일을 불행한 삶으로 이어가고 있음을 보게 된다. 근심과 걱정과 불안감이 사람의 마음에 쌓이면 쌓일수록 더욱 더 커다란 심적 고통을 받게 될 것이고, 결국에는 갖가지 정신적, 육체적 질병으로 발전해 나가기까지 한다.

아무리 노력해도 인간 스스로 해결할 수 없는 문제들에 대해서는 근심하고 걱정하며 생활할 것이 아니라 처음부터 단념하고 마음을 편안히 갖는 것이 오히려 정신적 · 육체적 건강면에서 볼 때 바람직한 일이 아닐까 싶다.

그 이유인 즉 근심과 걱정이 우리 마음에 쌓이면 쌓일수록 사람은 더욱 더 소극적으로 되고 내향적 성격의 소유자로 되는 경향이 많으며, 질병은 더욱 악화되기 때문이다.

암 환우의 대부분은 내일에 대한 염려와 불안, 그리고 자기만이 느끼는 고독의 나날들을 보내는 경우가 많다. 암 치료를 위해서 뿐만 아니라 인생의 긴 여정에서 지금까지 깨닫지 못했던 삶의 의미를 발견하고 남은 여생을 가치 있게 보내기 위해서는 참다운 신앙생활을 통해서만이 가능하다고 본다.

지금까지 나 자신만을 믿고, 자신만을 위해 마음 내키는 대로 생활하여 왔지만 솔직히 그 가운데서 삶의 의미나 행복을 느꼈는지 조용히 스스로에게 물어보라. 더욱이 암과 투병하고 있는 경우, 몸은 나날이 쇠하여 가지만 자신의 힘으로는 도저히 어찌할 수가 없는 상황이고 보면 인간의 무력함을 더욱 절실히 느낄 것이다.

인간은 들에서 자라나는 이름 모를 풀과 같이 우연히 이 세상에 생겼다가 사라져 가는 존재일 뿐 아무 것도 아니라고 생각한다든지, 단 한 번밖에 없는 자신의 생을 살아가는데 어떠한 목적이나 가치 추구도 없이 걱정과 근심과 좌절 가운데서만 생활하고 있다면 암의 진행은 더욱 악화되어 가고 치료 역시 기대하기가 어렵게 된다.

그러므로 암 치료를 위해서는 먼저 산다는 것 자체가 단지 숨쉬고, 먹고, 마시고, 순간순간을 즐기는 무의미한 것이 아니라 나 자신이 이 세상에 태어나서 지금까지 살아 있는 것은 어떠한 선한 목적이 있다는 것을 깨닫고 소극적이고 피동적인 삶에서 적극적이고 능동적인 삶의 자세로 바꿔나가는 생활 혁명이 필요하다.

그런 다음 건강을 회복하게 되면 구체적으로 어떠한 보람된 일을 하겠다는 미래지향적인 인생설계를 계획하고 꿈을 키울 때 이제까지 한 번도 체험하지 못했던 생에 대한 환희와 기쁨을 느낄 수 있게 된다. 더 나아가 자신을 포함해서 사람은 물론 자연의 삼라만상까지도 사랑할 수 있는 마음의 여유를 갖게 될 것이다.

이러한 마음의 여유를 지니게 되면 몸속에서는 엔도르핀이라는 물질이 끊임없이 만들어지게 된다. 이로 인해 우리의 몸과 마음은 행복감과 감사함으로 가득 채워지면서 질병 치료를 위한 최상의 상태를 유지하게 된다.

이러한 여건이 조성되면 지금까지 막강하게 위세를 떨쳤던 암은 더 이상 버티기 어렵게 되어 점차 사라져 버리고, 건강 회복이라는 값진 축복의 순간을 약속받게 될 것이다.

그러나 모든 사람과 자연 만물을 사랑하고 모든 것에 감사한 마음을 갖는다는 것이 인간의 의지만으로는 그렇게 쉬운 일은 아니다.

참다운 신앙과 기도생활을 통해서만이 인간은 진정으로 마음의 평화와 기쁨을 얻고 자연의 진리를 깨달을 수 있는 지혜를 소유할 수 있다고 생각한다.

이렇듯 기도생활은 우리의 몸과 마음을 안정시키고 인간의 생각과 생활이 바르게 되도록 이끌어준다. 또 내 몸속에 내재되어 있는 자연치유력을 회복시켜 주는 능력이 있으므로 암의 예방과 치료를 위해서 매일매일 생활화하기 바란다.

* 기도는 가급적 일정한 시간에 일정한 장소에서 소리 내어 기도드리고 이후 편안한 마음으로 조용히 묵상기도로 마무리 하게 되면 기도의 능력을 더욱 강하게 체험할 수 있다.

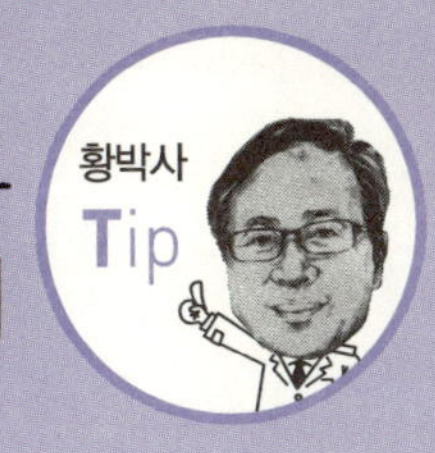

암 사실 알린 후 투병생활하면 연명효과 2배

『암에 걸렸다는 것을 본인에게 알려주는 것이 좋을까? 숨기는 것이 좋을까?』

오랜 논란이 계속되어 왔는데 암 발병 사실을 본인에게 고지하고 투병선언을 하면 2배의 연명효과가 있다는 보고가 나와 주목을 끌고 있다.

이 같은 연구 결과는 미국 스탠포드대의 정신과 교수인 데이비드 스키겔 박사가 10년간에 걸쳐 실시한 전이성 유방암 환우에 대한 정신요법의 조사연구에서 밝혀졌다. 이 조사는 109명(평균 55세)의 유방암 환우를 대상으로 암을 고지시키고 정신요법을 받은 환우와 그렇지 않은 환우를 나누어 효과를 조사한 바 육체적인 통증을 완화시켜 주는 자기최면 훈련을 한 그룹은 아무런 정신요법을 받지 않은 환우보다 2배의 연명효과가 있었다.

암 투병 선언이 연명과 관계된 실례는 이외에도 있다. 런던의 킹스칼리지병원에서는 69명의 유방암 환우의 수술 후 3개월간의 심리상태와 5년 후의 생존율을 비교한 바에 의하면 「암을 이기겠다는 투병그룹」과 「유방절제는 예방을 위해 불가피했다.」고 생각한 그룹에서는 10명 중 9명이 생환하였는데 「암에 걸렸으니 이제 끝장이다.」라고 생각하는 환우그룹에서는 5명 중 4명이 사망하였다.

암에 걸렸음을 알고 투병 선언을 하면 왜 연명효과가 높을까? 이에 대하여 스피겔 교수는 「암은 축적된 스트레스 등 환경적 요인에 의해 유전자에 이상을 가져와 발생하는 것이기 때문에 환우의 심리상태에 영향을 받는다.」고 말했다.

따라서 독신이나 가족이 없는 사람은 가족이 있는 경우보다 사망률이 높다. 환자는 의사나 가족과의 연계를 강화하여 정신상태를 안정시키는 것이 필요하다. 이렇게 되면 면역계나 내분비가 조화를 이루게 되어 저항력이 강해지기 때문이다.

141

암을 치료하는
「호흡요법」의 힘

모든 생물이 살아가는 데 있어 가장 필요로 하는 것이 있다면 호흡일 것이다. 호흡이란 쉽게 말해서 호흡기를 통해 공기 중의 산소를 들이마시고 체내 대사작용에 의해 부산물로 생성된 탄산가스를 배출하는 작용을 말한다. 이것은 생명현상의 기본이 되며 또한 생명 유지를 위한 절대적인 생리현상이라고 할 수 있다.

호흡의 방법에는 폐첨호흡, 복식호흡, 명상호흡, 단전호흡 등이 있다. 요가를 하는 사람이나 무술사, 차력사들이 행하고 있는 복식호흡, 명상호흡, 단전호흡은 일반 사람들의 호흡방법인 폐첨호흡과는 다른 면이 많이 있다.

사람들은 폐첨호흡만으로도 충분한 양의 산소가 체내로 흡입되고 있는 것으로 알고 있으나 사실은 여러 가지 이유로 해서 인체 내 정상적인 대사를 위해 필요로 하는 산소의 양을 충족시키지 못하는 경우가 많이 나타난다.

　특히 암과 같은 만성질환 치료에 있어서는 필요한 산소의 양을 충분히 공급시켜 주어야 하는데 이를 위해 알맞은 호흡법을 활용해야 할 때가 많이 있다.

　우리 체내에서 이루어지고 있는 호흡은 크게 두 가지로 나눌 수 있다. 첫째가 외호흡(外呼吸 · 폐호흡이라고도 한다)이요, 둘째가 내호흡(內呼吸 · 조직호흡 또는 세포호흡이라고도 한다)이다.

　외호흡이란 문자 그대로 폐에서 공기 중의 산소를 체내로 섭취하는 동시에 체내의 탄산가스와 여분의 수분을 체외로 배출하는 생리적인 가스교환 작업을 말한다.

　내호흡이란 인간과 같이 대부분의 세포가 직접 외기(外氣)와 접촉할 수 없는 구조를 갖고 있는 생물은 산소를 세포에게 배달해 주기 위해 (인체는 약 60조나 되는 엄청난 세포로 이루어져 있으며 그 하나하나의 세포 모두가 산소 공급 없이는 살아갈 수가 없다.) 순환계라는 특별한 시스템을 가지고 있다. 이 순환계를 통해서 혈액 속에 있는 헤모글로빈은 체액과 조직 세포 사이에서 일정한 활동을 하게 된다. 즉 필요한 산소는 섭취하고 불필요한 탄산가스는 배출하는 가스교환작업을 말한다.

　외호흡에 의해서 깨끗한 공기와 충분한 산소의 흡입도 중요하지만 실제 내호흡으로 인체에 필요한 충분량의 산소가 공급되느냐 공급되지 못하느냐에 따라 건강 유지는 물론 경우에 따라서는 생명 그 자체에도 중대한 영향을 미치게 된다.

　결국 우리 몸 안에서 외호흡과 내호흡이 온전히 그리고 정상적으로 이루어질 때 모든 신진대사가 활발히 진행될 것이며, 나아가 우리의 건강도 보장받을 수 있게 된다.

그러나 •매연 등에 의해 오염된 곳에서 장시간 생활하거나 지나친 •흡연에 의해서 나타난 만성 일산화탄소 중독 •빈혈 •혈액의 높은 점조도에 의한 혈행의 약화 •동맥경화성 병변에 의한 혈관장애 •심장장애 •저혈압 •세포 노화에 따른 세포의 신진대사 능력 감퇴 •정신적 스트레스에 의한 혈관 수축 •운동 부족에 따른 체내 노폐물 정체 •과식 •수소 이온을 대량 발생시켜서 산소의 소비량을 증가시키는 산성식품의 지나친 섭취 •과음 •화학물질(합성약품이나 식품첨가물)의 과잉 섭취 •수면부족 •불규칙한 생활 등으로 인해 내호흡이 충분히 이루어지지 못하게 되면 조직세포 역시 산소 부족 현상을 보인다. 이에 따라 나타나는 비정상적인 생체 내 대사로 말미암아 소중한 건강까지 점차 잃어가게 되는 것이다.

그러므로 건강 유지와 암을 비롯한 만성질환의 치료를 위해서는 무엇보다도 조직과 세포에 충분한 산소가 공급되어야 한다. 이는 일상생활에서 자연식으로 마련된 식이요법과 더불어 호흡요법에 의해서 자연스럽게 이루어질 수 있다.

건강증진과 질병치료를 위한 호흡요법 중에서 중국에서 널리 행해지고 있는 단전호흡에 대해 잠시 소개한다.

현재 중국에서는 의수단전법(意守丹田法)에 의한 단전호흡과 가벼운 운동만으로 암까지 치료하고 있는 치험례를 발표하고 있다. 의수단전법이란 의념을 단전에 집중하는 것으로 마음의 눈으로 단전을 본다고 상상하거나 단전 부위에 작은 불덩어리 또는 이글이글 불타고 있는 작은 태양이 있다고 상상하여 여러 가지 단계의 열기를 느끼게 하는 방법이다. 단전에 열기를 느끼면 실제로 하복부의 혈액순환이 잘 된다.

중국에서 질병 치료에 활용하고 있는 단전호흡도 우리나라에서 유행되고 있는 것과 대동소이하다. 의수단전법과 가벼운 운동을 포함하여 기공이라고 한다.

고서에 의하면 『단전에 의수(意守)하여 한동안 앉아 있으면 단전의 안쪽에는 원기와 혈이 살아난다. 기혈이 차오르는 것만으로도 신체는 튼튼해지고 백병(百病)도 낫는다.』라고 쓰여 있다.

그렇다면 단전의 위치는 신체 중 어느 부위를 말하는 것일까?

옛부터 제하삼촌(臍下三寸)에 있는 관원혈에 뜸을 뜨면 무병장수한다고 알려져 있다. 관원의 정확한 위치는 배꼽 중앙에서부터 치골 상단까지의 거리를 5등분하여 배꼽에서 아래쪽으로 5분의 3 되는 지점을 말한다.

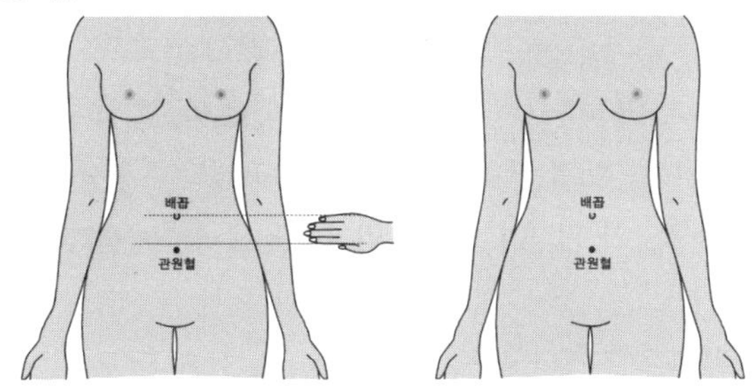

오랜 세월 동안 건강장수와 질병치료에 크게 기여하고 있는 단진호흡 역시 그 원리는 충분한 산소를 공급받아 정혈과 함께 완전한 내호흡이 이루어지도록 하는 데 있다고 할 수 있다.

  ＊ 호흡요법을 행하기에 좋은 장소로는 해풍이 불어오는 공해 없는 바닷가나 소나무가 우거진 숲 또는 천연의 아로마향(피톤치드) 내음을 맡을 수 있도록 꾸며진 황토방이나 숯방 등을 들 수 있는데 실제로 이곳에서의 호흡은 더욱 더 놀라운 효과를 나타낸다.

피톤치드를 마시는
가장 좋은 방법

숲의 치유 효과는 피톤치드 때문이다.

피톤치드의 다양한 효과 중 특히 항균효과와 면역력 증강효과는 과학적으로 잘 증명되어 있다. 충북대 동물의학연구소 실험결과에 따르면 편백나무에서 추출한 피톤치드는 폐렴, 고열, 설사를 유발하는 레지오넬라균을 95%, 여성 질염의 원인인 칸디다균은 80% 살균했다. 병원 감염의 원인인 항생제 내성 포도상구균(MRSA)도 50% 정도 살균하는 효과가 있었다.

일본 니혼의과대학 리큉 교수와 삼림종합연구소 공동 연구팀이 피곤에 지친 도시 직장인에게 일정 기간 삼림욕을 하게 한 뒤 감염된 세포나 암세포를 제거하는 NK(Natural Killer)세포의 활성도를 조사한 결과, 삼림욕 전 18%였던 NK세포 활성도가 첫째 날에는 21%, 둘째 날에는 26%로 증가했다.

숲에 가면 암이나 감기 증상이 좋아진다는 것은 우리 몸의 면역력이 높아지기 때문이다. 이는 나무나 식물이 자신을 지키기 위해 내보내는 다양한 종류의 피톤치드와 숲의 좋은 환경이 인체의 생리적 화학반응에 긍정적인 영향을 미치는 것이다. 심장병이나 대사증후군의 원인이 되는 혈압과 혈당을 떨어뜨린다는 연구결과도 있다.

국립산림과학원은 최근 소나무, 잣나무, 편백나무, 화백나무에서 방출되는 피톤치드를 닭에게 주입한 뒤 2시간 동안 15분 간격으로 혈압을 측정하는 실험을 했다. 그 결과 네 개의 나무에서 추출한 피톤치드 모두 5~7%가량 닭의 평균 동맥압(動脈壓)을 떨어뜨렸다. 혈압 강하 효과는 화백나무가 가장 컸다. 또 다른 동물실험에선 피톤치드가 최소 10%에서 최고 100%까지 콜레스테롤의 합성을 저해하는 것으로 나타났다.

그밖에도 피톤치드는 우울증은 물론 고혈압, 비만, 골다공증 등을 유발할 수 있는 스트레스 호르몬 수치도 떨어뜨리는 효과가 있다. 이는 중추신경계에 대한 피톤치드의 진정작용이 스트레스 호르몬 수치를 떨어뜨린 것으로 보인다.

피톤치드 효과를 극대화시키는 삼림욕 방법

1. 가을보다는 봄, 여름을 이용하라

숲이 내보내는 피톤치드 양은 봄부터 증가하여 기온이 상승하는 여름철에 최대치에 달한다. 예를 들어 편백나무의 100g당 피톤치드 함량은 여름에는 4.0㎖이지만 겨울에는 2.5㎖밖에 안 된다.

2. 하루 중 피톤치드 발산량이 제일 많을 때를 택하자

침엽수, 활엽수 모두 기온이 상승하는 정오 무렵에 방출량이 최대치에 달한다. 기온이 높아질수록 공기 유동이 빨라져 피톤치드 발산량이 많아지기 때문이다. 소나무의 시간별 피톤치드 방출량은 아침 6시 2.71ppb, 저녁 6시 6.9ppb이지만 낮 12시엔 9.7ppb나 된다.

3. 활엽수보다는 침엽수가 많은 곳으로 가라

피톤치드는 활엽수보다 침엽수에서 더 많이 나온다. 피톤치드 함량이 가장 많은 나무는 편백나무다. 편백나무는 100g당 피톤치드 함량이 4.0㎖다. 우리나라에 흔한 침엽수 중에는 소나무와 잣나무가 피톤치드를 많이 생산한다. 건강에 좋은 음이온 역시 활엽수보다는 침엽수 잎을 통과할 때 많이 발생한다.

4. 출발 전엔 계곡, 호수가 있는 삼림욕장인지 확인하라

음이온은 빛에 의해 물 분자가 산화할 때, 물 분자가 활발하게 움직일 때, 물 분자가 공기와 마찰할 때 주로 생성되기 때문에 물 근처에 가장 많다. 또 계곡이 있으면 계곡에 흐르는 물 때문에 습도가 높아져 피톤치드도 계곡으로 몰린다. 숲의 치유효과를 확실히 느끼고 싶다면 계곡이나 호수가 있는 삼림욕장으로 가자.

5. 산꼭대기보다는 산 중턱이 좋다

지형적으로 산 밑이나 산꼭대기보다 산 중턱이 바람의 영향을 가장 적게 받으므로 삼림욕을 즐기기에 좋다. 바람이 강한 산 밑이나 산꼭대기는 나무나 식물이 피톤치드를 많이 발산하지만 공기의 이동이 빨라 발생된 피톤치드가 모두 다른 곳으로 날아가 버린다.

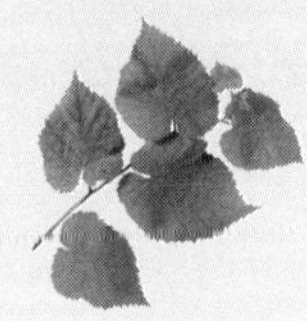

모든 생명체 내에는 자연치유력이 존재하기 때문에
자연 속에서 순리대로 생활하기만 해도
암을 비롯한 모든 불치병들은 깨끗이 치유되는
기적이 일어난다.

CHAPTER
04

암 치료의 핵심은 내몸의 자연치유력 회복

「자연치유력 회복」은 암 이기는 비책

질병이란 가령 그것이 암이든, 아니면 다른 어떤 것이라도 의사나 약이 고쳐주는 것이 아님을 먼저 알아야 한다. 진정으로 몸의 잘못된 부분을 고쳐주는 것은 위대한 대자연의 힘에 의한다고 말할 수 있다.

그 위대한 힘은 우리와 멀리 떨어져 존재하는 것이 아니라 자연과 우리 몸속에 무한히 깃들어 있다. 가령 오랫동안 병고에 시달려 쇠약해진 환우의 경우 비록 지금은 몸 안에 내재된 자연치유력이 잠들어 있다고 하더라도 자연과 친숙한 생활로 돌아가기만 하면 그 순간부터 자연치유력은 눈을 뜨고 다시 본연의 임무를 수행해 나가기 때문에 질병의 고통은 점차 없어지고 쾌유의 기쁨을 누릴 수 있게 된다.

그러므로 어떤 의미에서는 자연치유력의 회복에 의해서 질병을 치료하는 방법만이 진정한 치료법이며 치료의 근본원리를 바르게 이해하고 있는 것이라 해도 과언이 아니다.

현대의학으로는 도저히 치료할 수 없다던 수많은 난치병들이 자연치유력 회복을 통해 상상할 수 없는 치료 결과를 얻고 있음은 무한한 자연의 힘과 능력을 인정하게끔 한다. 다음의 동물실험은 이를 잘 말해주고 있다.

햇빛조차도 볼 수 없고 흙도 밟아보지 못하게 설계된 현대식 시설을 갖춘 양계장의 수많은 닭들은 형광등의 불빛만이 가물거리는 좁은 닭장 안에서 일생을 보낸다.

그들은 오직 계란의 생산량과 고기의 근수 증가만을 위해 각종 화학물질과 신경안정제, 성장촉진 호르몬제와 항생제가 첨가된 사료만을 먹으면서 무정란(병아리를 깔 수 없는 계란)이라는 계란 아닌 계란만을 쏟아놓는 기계와 같이 살다가 결국에 가서는 그들 중 적지않은 경우 혈액암으로 죽어가게 된다. 그러나 신기하게도 혈액암에 걸린 절망적인 상태에 있는 닭들을 들이나 야산에 풀어놓고 다른 육식동물로부터 잘 보호만 해주면 2~3개월 만에 거의 대부분이 건강한 닭으로 살아남게 된다.

이렇게 혈액암을 앓는 닭들이 문명의 혜택과 첨단의학의 혜택을 전혀 받을 길이 없는 들이나 야산에 풀어놓은 후 건강을 다시 회복할 수 있다는 중요한 사실은 그들의 몸에서 무너지고 쇠퇴해만 가던 자연치유 능력이 회복되었기 때문이라 할 수 있다.

만일 이러한 닭들이 닭장에서부터 풀려나지 못하고, 인간의 암에 대한 치료방법으로 이용되고 있는 수술요법, 방사선요법과 병행하여 약물요법으로서 항암제를 사용하였다고 한다면 그들은 틀림없이 거의가 다 혈액암으로 죽어버렸을 것이다.

그렇다면 이처럼 첨단 의료혜택을 전혀 받지 않고도 암이란 쇠사슬을 끊고 해방되어 살아날 수 있는 원동력은 어디에 있을까?

그 이유는 바로 각종 화학물질과 약물이 첨가된 인공사료로부터 벗어나 닭 본연의 먹이, 즉 풀잎, 풀씨, 작은 곤충 등 천연의 먹이로의 복귀와 함께 오염되지 않은 물과 맑은 공기, 푸르름이 가득한 싱그러운 자연과 따사로운 태양광선, 그리고 대지의 흙 속으로부터 발산되는 무한한 자력의 힘에 의해서 닭의 생체 내에 존재하고 있는 자연치유력이 고개를 들고 되살아났기 때문이다.

만약 이러한 생활환경의 변화와 함께 식생활의 개선을 인간인 우리 암 환우에게도 적용시켜 본다면 틀림없이 좋은 치료결과를 얻게 될 것이다.

닭과 인간에게 뿐 아니라 모든 생명체 내에는 자연치유력이 존재하기 때문에 자연 속에서 순리대로 생활하기만 해도 암을 비롯한 모든 불치의 병들은 깨끗이 치유되는 기적이 일어날 것이다.

따라서 암을 예방하기 위해서는 무한한 치료의 힘을 지니고 있는 자연치유력의 증강에 힘써야 하는데 이 책을 끝까지 읽어보면 그 해답을 스스로 깨우치게 된다.

내 몸의 자연치유력 회복법 ❶

물은 생수를 마시자

우리의 몸은 약 70%가 물로 이루어져 있다. 우리 몸에서 10%의 수분이 감소하게 되면 생명에 지장을 주고 20% 정도가 감소하게 되면 목숨을 잃게 된다.

이와 같이 물은 인체의 구성성분 중 가장 중요한 부분을 차지하고 있기 때문에 우리가 물을 마실 때 아무런 물을 아무렇게나 마셔서는 안 될 것이다. 그렇다면 어떠한 물을 어떻게 마시는 것이 바람직할까?

첫째, 물은 끓여서 마시지 않도록 한다.

물은 끓이면 물속에 용존하여 있는 산소가 공기 중으로 다 날아가 없어지기 때문이다. 물을 마시되 반드시 살아 숨 쉬는 생수를 마셔야 물 속에 녹아 있는 각종 미네랄과 산소를 그대로 섭취할 수 있게 된다.

이렇게 함으로써 체내의 부족한 산소와 각종 미량 원소들이 보충되는데 이는 곧바로 자연치유력 증강에 매우 커다란 영향을 나타낸다. 실제로 끓인 물로는 용존산소가 거의 없어져 버렸기 때문에 물고기 한 마리도 살 수 없고, 풀 한 포기도 제대로 살지 못함을 경험했을 것이다.

둘째, 염소로 소독한 수돗물은 가급적 그대로 마시지 않는다.

그 이유는 물에 함유되어 있는 염소가 인체 내에 존재하는 요오드를 쫓아내 버리기 때문이다. 내분비 장기인 갑상샘에는 생리적으로 요오드가 다량 들어 있다. 그러나 물속에 존재하는 염소나 정제식염 속의 염소는 몸 안에 있는 요오드를 쫓아내버리고 염소 자신이 요오드의 자리를 차지하기 때문에 갑상샘은 정상적인 활동을 할 수 없게 된다. 또 인체 내 여러 대사에 관여하여 산화촉매로서 작용하고 있는 요오드가 소실됨에 따라 생체의 저항력도 뚝 떨어져 버리게 된다.

일반적으로 할로겐 원소라고 불리는 그룹의 물질들은 원자가가 작은 것일수록 활성이 강해서 체내에 존재하고 있는 원자가가 큰 다른 할로겐 원소와 치환하는 성질을 갖고 있다.

할로겐 원소들은 F(불소) 〉 Cl(염소) 〉 Br(브롬) 〉 I(요오드)의 순서로 활성을 나타내고 있으므로 이러한 점을 감안한다면 불소나 염소 성분이 음료수에 필요 이상으로 함유되어 있을 경우 건강의 차원에서 경계해야 마땅하다.

건강을 유지하고 병을 치료하기 위해서는 생수를 마셔야

	F(불소)	Cl(염소)	Br(브롬)	I(요오드)
원자가	19.0	35.5	80.0	127.0

하는데 어느 정도의 양을 섭취하여야 할까?

보통 건강한 성인의 경우 하루에 필요로 하는 물의 양은 약 2600ml이다. 이 중 800ml는 음식물을 통해 섭취하고, 300ml는 몸 속에서 일어나는 각종 신진대사 과정에서 부산물로서 자연적으로 보충되고 있으므로 실제 생수로는 하루 1500ml 정도 마셔야 한다는 계산이 나온다.

그러나 누구에게나 일정량이 필요한 것이 아니고 사람의 체질에 따라 조정되어야 한다. 실(實)한 체질이거나 양(陽) 체질일 경우, 그리고 질병 치료를 위해서는 초기에 생수를 많이 마셔서 체내에 축적된 독소나 노폐산물을 체외로 배출시키면 치료 효과가 크게 기대된다. 또 여름철 무더운 계절, 인체의 생리작용이 수분을 처리하기에 좋은 상태가 될 때는 구태여 물 마시는 것을 제한할 필요는 없다고 본다.

그러나 음(陰) 체질이거나 만성 소모성질환의 경우 필요 이상으로 물 마시기를 권장하는 것은 문제가 있다. 그렇지 않아노 허약해져 있는 장기조직세포가 지나치게 섭취된 물의 처리로 인해 더욱 기능이 약화되기 때문이다.

그런 의미에서 암 환우에게 필요 이상의 물을 마시게 하는 것은 좋은 방법이 못 된다. 실제로 많은 암 환우들은 차나 우유를 지나치게 마심으로써 조직 내 수분의 이상 정체를 일으켜 조직세포의 기능 저하를 초래하고 있다는 사실을 유념해야 한다.

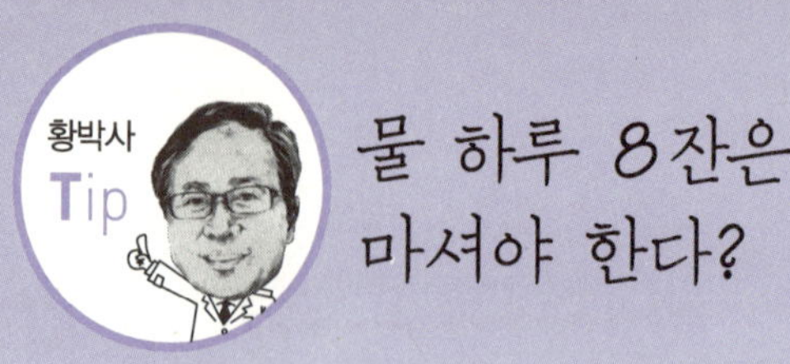

물 하루 8잔은 마셔야 한다?

물은 하루에 얼마나 많이 마셔야 할까? 많은 사람들이 최소 8잔의 물은 마셔야 한다고 믿고 있지만 전문가들 사이에서도 「하루 8잔은 마셔야 한다.」는 주장과 「목마를 때마다 마시면 충분하다.」는 주장이 팽팽히 맞서고 있다.

가급적 많은 양의 물을 마셔야 한다는 물 예찬론자들은 물이 체내 독소를 걸러줄 뿐 아니라 장기와 세포를 최적의 상태로 유지시켜 준다고 주장하는 반면 인체의 갈증 시스템에 맡겨 두어도 된다는 반대파들은 물 8잔 이론을 근거 없는 통념에 불과하다고 일축하여 일반인들로 하여금 혼돈에 빠지게 한다.

정말 하루 8잔 물을 마셔야 하나? 8온스(227㎖)의 물을 하루 8잔 마신다고 하여 8×8이론이라 불리는 이 주장은 지난 1945년 미국의학연구소 식품영양국(FNB)의 연구보고서에서 처음 나왔다. 하지만 2002년 미국 다트머스의대의 하인즈 발틴 박사는 미국 생리학회저널에 발표한 논문에서 여러 논문을 분석한 결과 하루 8잔 물 마시기를 뒷받침할 만한 어떠한 과학적 증거도 찾지 못했다며 목마를 때마다 물을 마시면 된다고 주장했다.

국내의 한 대학병원 가정의학과 교수는 환우들의 80% 이상은 물을 많이 마셔야 한다는 강박증을 가지고 있는 것 같은데 체내 수분의 양은 우리 몸의 항상성(恒常性) 메커니즘에 의해 아주 철저하게 조절되고 있기 때문에 물 섭취량을 지나치게 의식하지 않아도 된다고 말했다.

또한 한 한의대 병원 사상체질과 교수는 건강에 이상이 없는 일반 성인이라면 마시는 물의 양을 특히 신경 쓸 필요가 없으며 식사 전후, 물을 마시고 싶을 때 물을 마시면 된다고 말했다.

어느 주장이 맞는지 그 판단은 잠시 유보하자. 그리고 생각해 보자. 아마도 우리 주변에 보면 금붕어라는 별명을 가질 정도로 유난히 물을 많이 마시는 사람이 있는가 하면 하루 종일 물을 한 잔도 마시지 않는 사람도 있다. 어느 사람이든 몸의 수분 양은 별 차이가 없다.

암 치료법 드디어 찾았다!

사람이 섭취해야 할 최소한의 물의 양은 얼마나 될까?

우리 몸에서 소변과 대변, 땀과 호흡을 포함해서 하루에 빠져나가는 물의 양은 개인마다 차이가 있어 약 1600-2600㎖다. 반면 하루에 섭취하는 물의 양은 음식물에 함유되어 있는 수분으로 800㎖, 그리고 체내에서 대사과정을 통해 300㎖가 만들어지기 때문에 결국 나가는 물과 들어오는 물을 따져보면 별도로 섭취해야 하는 물의 양이 하루 500-1500㎖ 정도가 된다.

그러므로 물은 2잔을 마시든, 10잔을 마시든 90~120분 후면 자연스럽게 모두 소변 등으로 배출되기 때문에 물을 마시고 싶을 때만 마셔도 정상적인 콩팥기능을 가지고 있다면 수분 평형은 유지된다.

하지만 노인의 경우는 별도로 물을 챙겨 마셔야 한다. 나이를 먹으면 수분이 많은 근육이 체지방으로 바뀌면서 체내 수분 비율도 점점 줄어 60대가 되면 약 45%까지 감소한다. 아울러 노인들은 물이 부족해도 갈증을 잘 느끼지 못한다.

뉴잉글랜드 저널 오브 메디신에 실린 연구 논문에 따르면 노인들은 24시간 동안 물을 마시지 않고도 목마름을 별로 느끼지 못하는데 이는 뇌의 시상하부에 있는 갈증 중추의 감각이 둔해지기 때문이다. 특히 치매, 뇌졸중은 갈증 중추의 기능을 더 떨어뜨린다.

그러므로 건강한 성인들은 물을 따로 챙겨 마실 필요까지는 없으나 노인들은 수분 섭취에 각별히 신경을 써서 수분 부족에 의해 나타나는 고나트륨혈증으로 인한 사고를 방지할 필요가 있다.

그렇다면 만성질환 환우는 물 섭취를 어떻게 조절해야 할까?

당뇨병의 대표적인 증상은 소변을 많이 보는 다뇨(多尿), 목이 많이 마른 다갈(多渴), 물을 많이 마시는 다음(多飮)이다. 당뇨병 환우가 수분을 충분히 보충하지 않으면 고혈당성 위기에 빠질 수 있다. 또 요로나 신장결석이 있는 사람들도 하루 소변량을 3ℓ 이상 유지해야 하므로 물을 충분히 마셔야 한다.

반대로 물을 적게 마셔야 하는 경우도 있다. 만성신부전 환우는 콩팥기능 저하로 수분을 제대로 배출하지 못하므로 물을 너무 많이 마시면 안 된다.

순수하고 깨끗한 물 VS 미네랄 많은 물

좋은 물의 기본 조건은 유해물질 없이 깨끗해야 한다는 것이다. 예전에 수돗물이 불신을 샀던 이유는 수돗물을 만드는 과정에서 소독을 위해 염소가 첨가되는데다, 수도관으로 세균 등 유해물질이 침투할 수 있었기 때문이다. 이를 해소하기 위해 개발된 것이 정수기다.

정수기는 수돗물을 이용하기 직전 세균 등을 거르는 역할을 하는데 유해물질을 거르는 과정에서 몸에 유익한 미네랄까지 다 걸러내는 바람에 정수기를 거친 물은 죽은 물이 되어버린다는 주장이 나왔다. 이를 해결하기 위해 나온 것이 물을 거를 때 조금 덜 걸러 미네랄이 남게 하거나, 물을 거른 뒤 미네랄을 더 추가하는 방식의 정수기다.

정수기는 필터 방식에 따라 크게 역삼투압 방식과 중공사막 방식으로 나뉜다. 역삼투압 방식은 정수 능력이 뛰어나다. 수돗물이 0.0001미크론(사람 머리카락의 100만 분의 1)의 미세한 구멍을 통과하면서 중금속, 세균, 바이러스 등 크기가 매우 작은 오염물질까지 걸러내지만 이 과정에서 물속의 미네랄까지 걸러지는 것이 단점이다.

중공사막 방식은 0.001~0.01미크론(사람 머리카락 굵기의 1만 분의 1에서 10만 분의 1)의 상대적으로 덜 촘촘한 막으로 물을 통과시키면서 중금속 등 유해성분만을 걸러내고 미네랄과 같은 유익한 성분은 통과시킨다. 최근에는 중공사막 방식에 천연석 등으로 만든 필터를 통과시키면서 칼슘, 나트륨 등 미네랄을 보충해주는 정수기도 나와 있다.

미네랄이 풍부한 물은 그냥 마시는 것뿐만 아니라 밥 짓기나 과일, 채소를 씻을 때 이용해도 좋다. 칼슘, 나트륨 등의 미네랄 성분은 밥맛이나 윤기를 내는데 영향을 주기에 약수로 지은 밥이 특유의 맛을 내는 것도 약수 속의 미네랄 성분 때문이다.

곡물, 야채, 과일을 전체식으로 먹자

건강한 사람이 그 건강을 계속 유지하기 위해서도, 또 환우가 자신의 병을 고치기 위해서도 반드시 유념해야 할 중요한 조건이 있다. 우리 몸에 필요한 것은 동물성 식품 위주의 식탁보다는 식물성 식품 위주의 식탁이 마련되어야 한다는 점이다.

땅에 뿌리면 싹이 돋는 씨눈 달린 곡물과, 뿌리가 달린 야채와, 씨를 포함한 과일이 중심이 되어 꾸며진 식물성 식품 위주의 식생활이 바로 인간으로 하여금 건강한 삶을 보장한다 해도 틀린 말은 아니다.

그러나 똑같은 식물이라 하더라도 화학농법에 의해 재배된 농작물이나 온실 재배한 야채들은 자연농법으로 재배한 농작물이나 야채들과 비교할 때 실제적으로 바이탈리티(생명력)가 떨어진다는 사실을 알아야 한다.

그러므로 가급적 자연농법에 의해 제철에 재배된 농작물이나 야

생식물의 강한 바이탈리티를 섭취하여야 건강증진에 많은 도움이
된다.

옛날 사람들은 산과 들에서 자라나는 갖가지 곡물과 채소, 과일을
주로 섭취하였기 때문에 자연히 그것들이 지니고 있던 야성의 생명
력을 몸 안으로 끌어들일 수 있었다. 그토록 자연의 은총을 식생활을
통해서 마음껏 누렸기 때문에 대단히 건강하였다고 말할 수 있다.

그러나 현대인들은 그러한 멋진 생활의 습관과 식생활의 지
혜를 거의 망각하고 편리함과 간편하다는 이유 하나만으로 식품첨
가물과 화학물질이 다량 함유되어 있는 가공식품과 인스턴트식품을
많이 먹는다. 또 씨눈을 제거한 생명력 잃은 곡물과 제철이 따로 없
는 온실 재배한 채소와 과일을 즐겨 먹고 있다. 그런 탓에 자연의 생
명력을 섭취하기란 쉽지 않다. 이러한 현실을 생각할 때 참으로 애
석하기 짝이 없는 일이라 하겠다.

자연농법에 의해 재배된 식물을 섭취할 때는 부분식보다는 곡물은
씨눈이 달린 채로, 야채는 뿌리와 함께, 과일은 씨까지 먹는 전체식을
하여야 한다.

씨눈 달린 곡물로 밥을 지을 때 가장 바람직한 조리방법은 한두
가지 곡물보다는 현미를 비롯하여 보리, 밀, 수수, 콩, 팥, 율무, 조
등을 일정한 비율로 섞어 혼합식 밥그릇을 마련하는 것이다.

그 까닭은 모든 곡물은 하나 같이 똑같은 성분으로 이루어져 있는
것이 아니다. 모두가 제각기 서로 다른 성분을 지니고 있으므로 각
곡물마다 그 나름대로의 특성을 나타내고 있다. 인체의 정상적인 생
리활동을 위해서는 한두 가지 곡물의 성분보다는 보다 다양한 성분

의 섭취가 필요하기 때문이다.

그리고 씨눈을 벗겨 하얗게 도정한 곡물보다는 씨눈이 달린 곡물 섭취가 질병 치료뿐 아니라 건강생활을 위해서도 크게 도움을 준다. 그 이유는 무엇일까?

일례로 현미의 씨눈 속에는 항암효과를 나타내는 베타시토스테롤(β-Sitosterol)과 각종 공해물질을 비롯하여 맹독성 중금속 오염으로부터 인간을 보호해주는 피틴(Phytin)이란 물질이 들어 있다. 또 비타민 B군, 비타민 C · E · F · P 등 다수의 비타민과 함께 체세포의 산소 이용률을 높여주고 항암효과까지 나타내는 판가민산(Pangamic acid)도 들어 있다.

그 외에 전해질 대사에서 없어서는 안 될 나트륨(Na+)과 칼륨(K+), 혀의 미각신경을 활성화시켜 주는 아연(Zn++), 지구력과 의지력을 높여주는 규소(Si++)와 망간(Mn++) 등 각종 미네랄은 물론 리놀산과 섬유질, 그밖의 여러 필수성분들이 다양하게 함유되어 있다.

이러한 성분들은 현미에만 들어 있는 것이 아니고 성분과 함량에 있어서 약간의 차이는 있지만 모든 곡물의 씨눈 속에 존재하고 있다.

특히 섬유질은 소화 흡수작용과 함께 배설작용이 정상적으로 이루어지도록 하여 변비는 물론 각종 만성질환을 예방해주는 효과가 있다. 또 중금속과 독성물질의 체내 흡수를 감소시켜 주는 효과도 있어 건강유지를 위해 꼭 필요로 하는 성분 중 하나다. 이러한 섬유질은 씨눈 달린 곡물에 풍부하게 들어 있기 때문에 이들 곡물을 식사 때마다 먹으면 자연스럽게 섬유질 섭취가 이루어지게 된다.

씨눈 달린 곡물이 자연치유력을 높이는 데 크게 기여하고 있다면, 모든 야채의 생명력은 뿌리에 존재하고 있기 때문에 근채류를 즐겨 먹어야 한다. 엽채류를 먹을 때도 자연치유력을 높여주기 위해서는 뿌리까지 먹는 것이 좋다. 결국 먹을 수 있는 야채는 무엇이든지 먹을 것이며, 자연농법으로 재배된 야채를 뿌리까지 함께 충분히 먹는 것이 바람직하다.

대표적인 근채류와 엽채류는 도라지, 더덕, 당근, 무, 감자, 고구마, 마늘, 파, 부추, 양파, 생강, 우엉, 연근, 산나물, 배추, 상추, 양배추, 호박, 콩나물 등이다. 이들은 모두 부식으로서 절대적인 가치가 있는 식품들이다. 미역, 다시마 등의 해조류 역시 자연치유력을 크게 높이는 천연 의약품들이다.

그러므로 씨눈이 달린 곡식을 먹고 야채는 뿌리까지 먹는 식생활이 우리 몸의 건강을 지켜주고 질병으로부터 보호해주는 가장 안전하고 확실한 방법이다.

일반 가정에서 식탁에 차려지는 음식은 대체로 주식과 부식과 후식으로 나누어진다. 대개 곡물에 의해 조리된 음식을 주식이라 하고 야채를 조리한 음식을 부식이라 하며, 과일 종류를 후식이라고 한다면 이제부터 후식인 과일은 어떻게 먹는 것이 가장 올바른 방법인지 알아보자.

결론적으로 말해서 곡식과 야채는 통째로 조리하여 생명력이 있는 부위를 먹음으로써 체내의 자연치유력을 높일 수 있다고 한다면 과일의 경우는 역시 생명력이 농축되어 있는 씨까지 함께 먹어야 할 것이다.

모든 과일의 씨 속에는 필수 영양소와 각종 비타민과 미네랄이 골고루 함유되어 있다. 이는 바로 한 생명체가 번식해 가는 데

필요한 생명물질 그 자체라고 말할 수 있기 때문에 씨를 함께 먹는
다는 것은 자연치유력을 높이는 데 있어서 아주 의미 있는 일이다.

실제로 한약재 중에는 과일의 씨가 많이 포함되어 있다. 그 까닭
은 씨 속에는 인간의 질병을 치료하는 유효한 약효를 나타내는 성분
들이 다량 함유되어 있기 때문이다. 특히 관심을 갖게 하는 것은 살
구씨, 복숭아씨, 사과씨, 자두씨, 매실씨 등에 들어 있는 성분 중 아
미그다린(Amygdalin)이라는 청산배당체가 그것이다.

아미그다린은 항암작용, 조혈작용, 혈압조절작용, 진통작용, 살균
작용 등을 나타내고 있는데 과일의 씨 속에 다량 들어 있다. 곡식의
씨눈 속에도 미량씩 들어 있는 것이 확인되었다.

아미그다린의 여러 가지 작용 중에서 특히 관심을 끄는 것은 암세
포를 파괴하여 강력한 항암효과를 나타내는 것이다. 어떻게 하여 그
러한 항암작용을 갖게 되는지 알아보자.

아미그다린에는 비록 청산과 같은 맹독성 물질이 함유되어 있기
는 하지만 우리 몸에는 아무런 독성도 나타내지 않으며, 필수 영양
성분인 비타민 B_{17}로서 존재하고 있다.

그러나 아미그다린이 가수분해하게 되면 청산(HCN)이라는 맹독성
물질과 벤즈알데하이드(Benzaldehyde)라는 또 다른 맹독성 물질과 두
개의 포도당으로 된다. 청산과 벤즈알데하이드는 정상세포이든지,
암세포이든지 닥치는 대로 파괴할 수 있는 독성을 가지고 있다.

이러한 아미그다린을 사람이 먹기만 하면 곧 죽을 것 같은 생각이
들기도 하지만 사실은 인체에 전혀 독성을 나타내지 않는다. 오히려
항암효과를 비롯한 여러 가지 작용을 하므로 훌륭한 의약품으로 활
용되고 있기도 하다.

〈 아미그다린 구조식 〉

참으로 신비하고 놀라운 일은 청산과 벤즈알데하이드라는 맹독성 물질로 분해되는 아미그다린은 아무 때나 분해되는 것이 아니라 반드시 분해효소인 베타글루코시다제(β-Glucosidase) 존재 하에서만 이루어지고 있는데 이 효소가 바로 암세포 주위에 다량 존재하고 있다는 사실이다.

이 베타글루코시다제란 효소의 작용이 없으면 아미그다린은 절대로 분해되지 않는 안전한 물질이다. 베타글루코시다제는 산소 없이 살아가는 암세포나 이상세포, 병든 세포, 노화된 세포가 분비해 내고 있는 효소라는 데 더욱 놀라지 않을 수 없다.

아미그다린이 분해하여 생기는 청산과 벤즈알데하이드를 가지고 암세포 파괴에 대한 실험이 딘 버크 박사에 의해서 행해졌다. 이 실험 결과가 프라하에서 개최된 제7회 국제 화학요법학회에서 다음과 같이 발표되어 학회 참석자들로부터 커다란 관심을 모았다.

『실험관 내에서 배양한 특수 암세포에 청산(HCN)만을 작용시켰더니 단지 1%밖에 파괴되지 않았으며 벤즈알데하이드만으로는 20%의 파괴 성적을 얻을 수 있었다.

암 치료법 드디어 찾았다!

$$\text{Amygdalin} \xrightarrow[\text{가수분해}]{\left(\begin{array}{l}\text{Emulsin}\\ \text{Benzocianase}\\ \beta\text{ - glucosidase}\end{array}\right)\text{복합효소}} \text{HCN} + \text{(벤젠고리-CHO)} + 2\text{glucose}$$

(아미그다린)　　　　　　　　　　　　　　　(청산)　(벤즈알데하이드)　(포도당)

〈 아미그다린의 암세포 파괴 실험 〉

딘 버크 박사의 실험 결과를 통해 청산과 벤즈알데하이드는 서로 협력하여 높은 상승작용을 나타내면서 암세포를 파괴한다는 사실을 미루어 짐작할 수 있다.

지금까지는 청산과 벤즈알데하이드의 암세포 등 이상세포에 대한 항암 효과면에서 관찰하였으나 이번에는 이 두 가지 맹독성 물질이 암세포를 파괴한 후 우리 몸 안에서 어떻게 변화하며, 어떠한 일을 하는지 알아보자.

$$\text{HCN} \xrightarrow[\text{O}_2]{\substack{\text{Na}_2\text{S}_2\text{O}_3\,(\text{치오황산나트륨})\\ \text{Rhodanese}}} \text{NaSCN} + \text{NaHSO}_4$$

(청산)　　　　　　　　　　　　　　　　　　(치오시안산나트륨)

위 화학 방정식은 맹독성 물질인 청산이 정상세포 주위에 존재하는 Na$_2$S$_2$O$_3$(치오황산나트륨)과 정상세포 자체에서 분비하는 분해효소에 의해서 NaSCN(치오시안산나트륨)이라는 혈압조절작용을 나타내는 물질을 만들어내는 과정을 보여주고 있다.

사람이 화가 나서 혈압이 올라가는 경우, 혈압 강하제를 복용하지 않더라도 시간이 지나감에 따라 혈압이 정상적으로 되는 이유가 바로 치오시안산나트륨 때문인 것이다. 또한 치오시안산나트륨은 항빈혈인자인 시아노코발아민(비타민 B$_{12}$) 합성에도 관여하고 있다.

청산에 대한 지금까지의 내용을 정리하면 생체 내에서 3가지 작용을 나타내고 있다. 첫 번째가 암세포 파괴작용이요, 두 번째가 혈압 조정작용이고, 세 번째가 비타민 B$_{12}$ 합성에 기여하고 있음을 알 수 있다.

다음은 벤즈알데하이드의 암세포 파괴 후 변화과정과 함께 정상세포에 대해서 어떠한 작용을 나타내는지 알아보자.

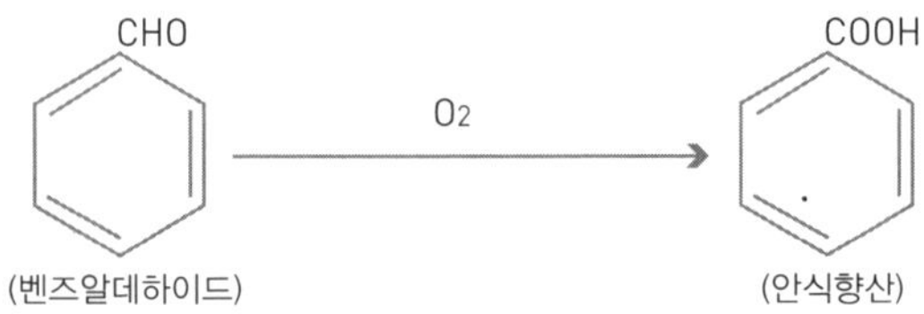

벤즈알데하이드는 그 특유의 독성을 이용하여 암세포를 파괴시키는데 정상세포에 대해서는 정상세포가 산소호흡을 해서 얻어진 산소(O$_2$)에 의해 산화되어 안식향산(Benzoic acid)이라는 무독성 물질로 바뀌게 된다.

안식향산은 생체 내에서 항류머티스 작용과 함께 살균작용, 진통작용을 나타낸다. 이러한 작용이 우리 몸 안에서 얼마나 자연스럽게 나타나고 있는지 다음 내용을 통해서 쉽게 이해할 수 있다. 가령 우리 몸이 어떤 물체와 부딪혔을 때 순간적으로 많은 통증을 느끼지만 시간이 조금만 지나게 되면 별도로 진통제를 복용하지 않아도 통증이 사라지게 된다. 그 까닭은 체내에 항상 존재하고 있는 안식향산에 의한 진통작용에 의해서 경험하게 되는 것이다.

아미그다린의 작용에 대한 지금까지의 내용을 잘 이해했다고 한다면 과일을 먹을 때나 곡물로 밥을 지을 때 어떠한 방법으로 식생활에 임해야 하는지 스스로 결정할 수 있을 것이다. 과일을 먹을 때는 다량의 아미그다린을 함유함은 물론 자연의 생명력까지 농축된 씨까지 먹게 될 것이다. 또 현미를 비롯하여 혼합곡물로 밥을 지을 때도 각종 영양소와 함께 무한한 생명력이 농축되어 있는 씨눈이 달린 채로 조리하게 될 것이다.

이 같은 변화된 식생활을 생활화할 때만이 암을 비롯한 모든 질병을 예방하고 치료하는 효과를 기대할 수 있게 된다.

모든 곡물과 야채와 과일을 거의 원형 그대로 전체식으로 해야 하는 또 다른 이유는 암 환우의 경우 혈액의 오염으로 인하여 각 장기의 기능과 함께 조직내 호흡이 극히 약화되어 있어 혈액의 정화와 조직 내 호흡에 관여하는 호흡효소의 보급이 절실히 필요하기 때문이다.

암은 산소 부족에서 오는 산소결핍증이라고 해서 산소만 공급한다고 다 되는 것은 아니다. 조직 내 호흡에 관여하는 효소계의 작용이 활성화되지 않고서는 제 아무리 충분한 산소를 공급해도 그것을 잘 활용하지 못한다는 사실을 유념해야 한다.

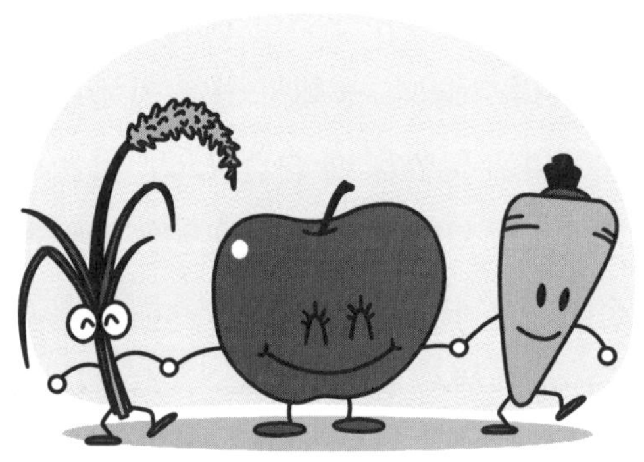

그러므로 암 치료를 위해서는 정혈과 함께 호흡효소에 관여하는 물질의 섭취가 바람직하다. 이러한 호흡효소에 관여하는 물질은 식물, 그 중에서도 특히 야생식물에 많이 들어 있다. 예를 들면 비타민 P, 루틴, 플라본 등의 플라보노이드가 그 하나다.

조금 더 구체적으로 열거해보면 메밀의 루틴, 대황의 알파카테킨, 붓순과 말여귀, 양파의 껍질에 있는 쿼르세틴, 국화와 코스모스 등에 있는 코스모진 등이 이에 해당된다. 모든 야생식물뿐 아니라 해조류에도 많건 적건 간에 이러한 유효성분들이 들어 있다.

그리고 이들은 호흡효소에 관여하는 작용 외에도 아드레날린 산화억제작용, 코린아세틸라제 저해작용, 히스타민 합성효소 저지작용에 관여하고 있다는 사실도 확인되었다.

이상의 모든 내용을 종합하여 볼 때 자연농법에 의해서 재배된 씨눈 달린 곡물의 혼합식과 뿌리와 씨까지 함께 하는 야채와 과일의 전체식이 암 예방과 치료는 물론 건강유지를 위해 매우 중요한 역할을 하고 있다는 것이다. 이와 같은 자연의 진리를 깨닫고 반드시 일상생활 속에서 꼭 실천하기를 바란다.

몸에 좋은 비타민제,
오히려 건강 해친다고?

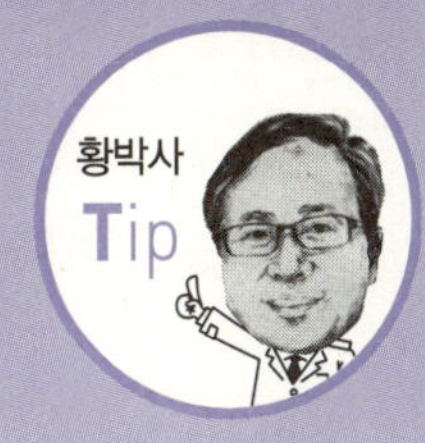

비타민제가 오히려 건강을 해친다는 주장이 제기됐다. 음식 속 천연 비타민과 달리 인공적으로 제조된 비타민 보충제는 오히려 병을 부른다는 것이다.

영국 과학잡지 〈뉴사이언티스트〉에서는 비타민제는 실험실에선 강력한 항산화 작용을 하지만 사람 몸 안에 들어가면 오히려 건강을 해치기도 한다고 보도했다.

이 잡지에 따르면 한때 폐암 예방제로 알려졌던 베타카로틴제는 미국암학회(NCI)가 1만 8000여 명을 대상으로 실시한 실험에서 오히려 폐암 발생률을 28% 높이는 것으로 나타났다.

비타민 E도 존스홉킨스병원 연구팀이 13만 5967명을 대상으로 한 19개의 임상시험 데이터를 분석한 결과, 매일 150IU(약 150mg) 이상 복용하면 심혈관질환 등 각종 질환으로 인해 수명이 단축되었다.

비타민 C도 마찬가지다. 경북대의대 예방의학과 등 다국적 연구팀이 당뇨병을 앓고 있는 55~69세 미국 여성 1923명에 대한 15년간의 역학조사를 분석한 결과, 비타민 C를 하루 300mg 이상 복용한 그룹은 그렇지 않은 그룹에 비해 심혈관질환, 관상동맥질환, 뇌졸중 발병 위험이 각각 1.69배, 2.07배, 2.37배 높았다.

최근의 비타민제 유해성 논란은 항산화물질에 대한 새로운 연구결과 때문에 촉발되었는데 비타민과 같은 항산화물질이 인체 내 환경변화에 따라 오히려 유해산소로 바뀔 수 있다는 것이다. 이화여대 신호전달계 바이오 의학연구센터 연구팀은 최고의 항산화물질인 비타민 C도 중금속과 붙어 있으면 유해산소로 바뀐다고 말했다.

그러므로 비타민 섭취는 음식 등을 통해 가급적 천연에서 얻는 것이 바람직하다.

소금은 무공해 지역에서 얻어진 천일염을 먹자

인간의 식생활에 있어서 없어서는 안 될 중요한 것 중 하나가 바로 소금이다. 음식 중에 소금의 양이 너무 과하거나 부족하게 되면 음식 맛이 제대로 나지 않을 뿐만 아니라 인체 내에서 일어나고 있는 각종 대사에 영향을 미친다. 심하면 생명 자체를 잃을 수도 있다.

이렇게 인간의 생명과 건강 유지에 중요한 역할을 하고 있는 소금을 사용할 때는 올바른 소금을 알맞게 섭취하여야 한다.

원래 소금이란 바닷물을 증발시켜서 만든 해수염(海水鹽)으로 완전한 자연산을 말하는 것이며 정제한 순수 염화나트륨(NaCl) 98.5%와 1% 내외의 화학조미료가 배합된 일반 사람들이 즐겨 사용하고 있는 맛소금을 뜻하는 것은 아니다.

해수염은 지구 전체 면적의 70%를 차지하고 있는 바다에서 수많은 생물들이 각기 그 생명을 유지하기 위해서 필요로 하는 각종 무기물질과 자양분 모두가 그대로 들어 있는 소금이다.

따라서 해수염은 바닷물이 농축 건조되어 만들어졌기 때문에 자연의 생명력이 그대로 보존되어 있다고 말할 수 있다.

천일염의 성분으로는 염화나트륨 이외에도 칼륨(K), 칼슘(Ca), 유황(S), 마그네슘(Mg), 인(P), 요오드(I), 철(Fe), 알루미늄(Al), 스트론티움(Sr), 실리콘(Si), 망간(Mn), 구리(Cu), 주석(Sn), 납(Pb), 아연(Zn), 바나디움(V), 티타늄(Ti), 크롬(Cr), 바륨(Ba), 은(Ag) 등 80여 가지의 각종 미네랄과 미량원소들을 들 수 있다. 특히 이들 미량원소들은 생체 내 갖가지 대사반응 과정에서 꼭 필요로 하는 조효소의 원료가 되고 있다.

의약품으로 쓰이는 염화나트륨은 순수해야 되지만 식품으로 사용되는 소금은 해수염 그대로가 좋다는 사실을 우리 모두가 새롭게 인식해야 할 필요가 있다. 엄밀히 말해서 정백염의 명칭은 염화나트륨(NaCl)이라는 화학명 그대로 불려야 하고 식용으로서의 소금은 천일염 그 자체를 말해야 한다.

지금부터라도 나 자신은 물론 가족들의 건강유지와 질병치료를 위해서 생명력이 깃들어 있는 천일염을 사용해야 할 것이나.

위생적인 생활을 한다는 명분으로 생수를 끓인다든지, 위장 내에서 소화가 잘 된다는 이유 하나만으로 곡물의 씨눈을 말끔히 깎아내 버린다든지, 천연산 소금 안에 들어 있는 각종의 미네랄과 미량원소들을 깨끗하게 제거시켜 순수한 염화나트륨만을 고집하고 계속 섭취한다면 자연의 무한한 생명력을 공급받지 못하게 되어 자연히 우리 몸은 건강을 유지할 수 없게 된다. 결국에는 암을 비롯한 각종 질병과 함께 고통스러운 나날을 보내야만 하는 불행을 맛보게 될 것이다.

정백염(순수한 염화나트륨) 섭취를 삼가야 하는 또 다른 이유 중 하나는 정백염 속에 함유되어 있는 염소(Cl⁻)가 건강유지를 위해 반드시 필요한 몸속의 요오드를 몰아내버리기 때문이다. 그 결과 우리 몸의 자연면역기능은 크게 떨어지게 된다.

물론 천일염에도 염소가 존재하고 있다. 하지만 크게 문제가 되지 않는 까닭은 요오드를 비롯하여 수많은 미네랄과 미량원소들이 함께 들어 있어 유해한 면을 서로가 보완해 주고 있기 때문이다.

암을 비롯한 갖가지 난치성질환 환우들의 자연치유력을 높이기 위해서 또 다른 소금 하나를 소개할까 한다.

천일염을 소나무, 대나무, 황토, 토종 송진 등과 함께 800℃ 이상에서 8회 소성하고 1500℃ 이상에서 마지막 용융과정을 통해 얻어진 9회 자죽염이라는 것이다. 이 9회 자죽염 역시 염화나트륨 이외에 각종 미네랄과 미량원소가 골고루 들어 있는 생명력 있는 소금이다. 변비를 막아주고 간질환, 신장질환, 당뇨병 등 만성질환 환우에게 치료효과를 크게 해주는 것으로 알려져 있다.

따라서 천일염이나 9회 자죽염으로 바꾸어 사용하는 것만으로도 갖가지 질병 예방과 함께 건강한 삶을 누리는 데 있어서 큰 도움이 된다.

 소금, 제대로 알고 먹자

① 제일 이상적인 소금은 무공해 지역의 바닷물을 황토바닥에서 건조한 천일염을 가지고 3년간 간수를 뺀 소금을 말하며, 간수를 뺀 소금이 없을 때는 천일염을 볶아서 사용하는 것이 좋다.

② 천일염의 80여 가지 성분은 생명을 잉태시키고 자라게 하는 태중의 양수 성분과 거의 같기에 바다의 모든 생명체를 탄생시키고 자라게 한다. 일상생활에서 양수를 먹을 수 없으므로 이를 대신할 질 좋은 소금 섭취가 우리의 건강을 위해 반드시 필요하다.

③ 부산대학교 김치연구소에서 정제염, 천일염, 구운소금, 죽염 등 각기 다른 소금을 사용한 김치로 항암효과를 측정하였는데 죽염으로 만든 김치의 추출물이 암세포를 죽이거나 성장을 멈추게 하는 데 월등한 효과가 있는 것으로 나타났다.

④ 인체 내에서 산화란 몸속에 노폐물과 독소가 점점 쌓여 신체 기능이 퇴화되는 현상이며, 환원이란 면역 또는 정화작용을 통해 노폐물과 독소가 제거되어 신체 기능이 정상화되는 현상으로 O.R.P.(산화환원전위)라는 수치로 나타내는데 죽염이 지구상에 존재하는 가장 뛰어난 신비의 소금으로 밝혀졌다. 9회 자죽염인 경우 O.R.P.는 평균 −500mV 이상이며, PH는 11 이상을 나타낸다.

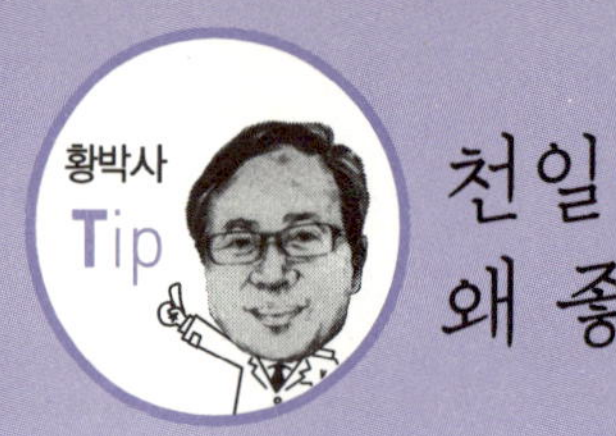

천일염, 왜 좋을까?

천일염은 정말로 정제염보다 좋을까?

미국 알베르트 아인슈타인의대 신야 히로미 교수는 저서 〈병 안 걸리고 사는 법〉에서 현대인은 미네랄이 부족한 경우가 많은데 좋은 물과 천일염으로 보충해야 하며, 정제염(식염)은 고혈압을 일으키지만 천일염을 고온에서 구운 소금은 혈압을 상승시키지 않는다고 주장했다.

실제로 짠맛을 내는 염화나트륨(NaCl) 비율은 정제염은 99.8%지만 천일염은 94.4%에 불과하며 나머지는 미네랄이다. 정제염의 칼슘(Ca) 함량은 161ppm이지만 천일염은 1037ppm으로 6.4배다. 마그네슘(Mg)은 정제염이 10ppm인데 비해 천일염은 10266ppm으로 1026배, 칼륨(K)은 4.25배, 황(S)은 226배다.

국내 한 대학의 천일염생명과학연구소 H 교수는 「쥐실험 결과 천일염은 정제염에 비해 상대적으로 혈압을 적게 높이는 것으로 나타났으며 천일염이 젓갈이나 장류, 김치 등 발효식품의 맛도 더 좋게 한다.」고 말했다. 그러나 필요 이상의 과잉 섭취는 피하는 것이 좋다.

생선은 등푸른 것을 통째로 먹자

살아있는 물, 생수와 자연농법에 의해 재배된 곡물과 야채, 과일의 전체식과 생명력이 농축된 소금을 먹는 식생활이 우리 몸의 자연치유력을 높여주고 있다는 사실을 이제 누구나 공감하고 있을 것이다.

지금부터는 인체에 필요한 동물성 단백질은 어떠한 방법으로 섭취하여야 하는지 생각해 보기도 하자. 결론적으로 말해서 육류의 섭취는 피하고 생선을 통해서 얻어야 한다. 그렇다면 어떤 생선을 어떻게 먹어야 건강 유지에 도움이 될까?

대부분의 모든 생선들이 인간의 먹이가 되고 있으나 자연치유력을 높이는 데 있어서는 커다란 생선을 부분식으로 하는 것보다는 작은 생선을 통째로 먹는 전체식이 훨씬 유리하다.

우리가 흔히 먹고 있는 작은 물고기의 대표격인 멸치의 예를 들어

보자. 비록 너무 작아서 먹을 것이 없어 보이는 멸치이지만 그것도 하나의 생명체를 갖고 있는 생선임에는 틀림없다. 삼치와 같이 큰 생선은 토막 내어 한 부분을 먹는 부분식 생선이지만 멸치는 매우 작기 때문에 살은 물론 내장과 뼈와 함께 모든 부분을 송두리째 먹을 수 있는 전체식 생선이다.

또한 작을 것일수록 한 번에 수십 마리씩 통째로 먹을 수 있어 단백질뿐만 아니라 갖가지 미네랄, 비타민, 미량원소들을 동시에 공급하는 최상의 동물성 단백질 보급원이라고 할 수 있다.

아울러 작은 생선 중에서도 등이 푸른 생선을 즐겨 먹기 바란다. 특히 등푸른 생선 가운데 꽁치, 고등어, 정어리에는 우리 몸에 없어서는 안 될 두 가지 물질이 다량 함유되어 있다. 하나는 핵산이고, 다른 하나는 비타민 F라고 불리는 필수 불포화지방산의 일종인 EPA다.

핵산은 우리 몸의 면역력을 증강시키는 데 관계가 깊은 영양소의 일종이다. EPA(Eicosapentaenoic acid)는 오메가 3형 필수 불포화지방산의 일종으로 체내에서 세 가지 중요한 작용을 한다.

첫째 : 동맥벽을 경화시키는 기전을 나타내는 LDL(저밀도지질단백)은 줄여주고 혈액 속의 콜레스테롤을 간으로 보내어 배설시키는 역할을 하는 HDL(고밀도지질단백)은 증가시켜서 동맥이 경화되는 것을 막아주는 작용을 한다.

둘째 : 혈액응고작용이 전혀 없는 트롬복산A3와 혈액응고를 억제하고 혈관을 확장시키는 프로스타글란딘I3을 생성하여 혈전 형성을 저지시키는 작용을 한다.

셋째 : 적혈구의 변형능력(적혈구가 큰 혈관에서 말초혈관인 작은 혈관으로 이동할 때 쉽게 작은 혈관을 통과할 수 있도록 원형에서 방추형으로 모양을 바꾸는 능력)을 높여 주어서 혈액순환이 원활히

이루어지도록 도와주는 작용을 한다.

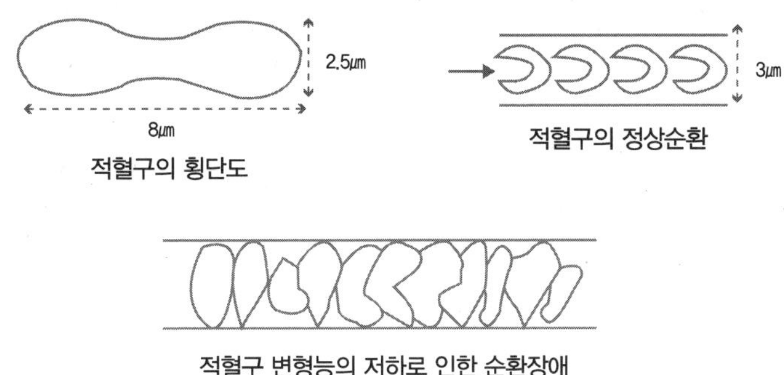

〈적혈구의 변형능〉

그러므로 작은 생선의 전체식과 등푸른 생선의 일상식을 생활화하여 동물성 단백질 섭취는 물론이고 각종 미네랄과 미량원소, 핵산과 EPA 등을 동시에 섭취하여 자연치유력 회복에 보탬이 되는 방향으로 나아가야 할 것이다.

  * 낙지, 모시조개, 바지락조개, 홍합 등 갯벌음식들도 단백질 공급원으로 좋은 식품이다.

철분 과다섭취,
남성 발암률 높인다

　　남성들이 철분을 조금이라도 지나치게 섭취할 경우 암에 걸릴 위험이 높아진다는 새로운 연구 보고서가 나왔다.

　　철분은 붉은 살코기와 비타민 보강 곡류 등에 많이 함유된 필수 영양소로 부족하면 빈혈이나 정신지체 등 의학적 문제를 일으킬 수 있지만 그렇다고 해서 알약이나 식품 보강 성분의 형태로 이를 보충 섭취하는 것이 누구에게나 이롭지만은 않다는 것이다.

　　〈국제 암저널〉에 발표된 미국립의약박물관장 마크 미코지 박사의 보고서에 따르면 체내 철분 함유량이 평균치보다 10% 많을 때부터 남자들의 암 발병 위험이 높아진다는 것이다.

　　또 다른 보고서가 핀란드에서도 발표됐는데 이 보고서 역시 철분 보강식품과 비타민　제제를 남용하는 것은 재검토돼야 한다고 강조하고 있다.

　　이와 관련하여 필라텔피아 폭스 체이스 암센터의 캐서린 맥글린 박사는 식품에 철분을 보강하는 것은 좋은 의도에서 비롯된 것이지만 충분한 정보를 바탕으로 이루어진 것이 아니라고 강조했다.

　　철분 부족은 지금까지 영양 부족에 따르는 가난한 사람의 증상으로 알려져 왔으나 철분을 과다하게 섭취하는 것이 위험하다는 사실도 잘 알려져 있다. 그러나 철분을 약간만 과다 섭취하는 경우에 관한 연구는 이번이 처음으로 지난해 학자들은 철분 과다섭취가 심장병 위험을 높일 가능성을 경고했으나 이번에 발표된 연구는 결장암에서 간암에 이르는 여러 종류의 암 발병을 경고하고 있는 것이다.

암 치료법 드디어 찾았다!

내 몸의 자연치유력 회복법 ❺
자연과 더불어 마음의 평화를 찾자

먼저 암을 비롯하여 스스로 불치의 병이라고 단정하며 실의에 빠져 있는 모든 만성질환 환자들에게 던지고 싶은 질문 한 가지가 있다. 그것은 『당신은 왜 지금 그러한 어려움 가운데서 고통을 받고 있어야만 하느냐?』라는 물음이다.

많은 사람들은 이 물음에 대한 진의를 정확하게 파악하지도 못한 채 대답조차 제대로 하지 못하거나 설사 대답한다고 하더라도 조점에서 벗어날 때가 많다. 그 까닭은 투병생활의 원인을 자기 자신의 내부에서 찾기보다는 외부로부터 그 해답을 찾으려 하는 경우가 많기 때문이다.

실제로 여러분 자신이 지금 이 시간 두려움과 좌절 가운데 암과의 투병생활을 하고 있다면 조용히 눈을 감고 그리고 진지하게 자기 스스로에게 질문을 던져보라.

179

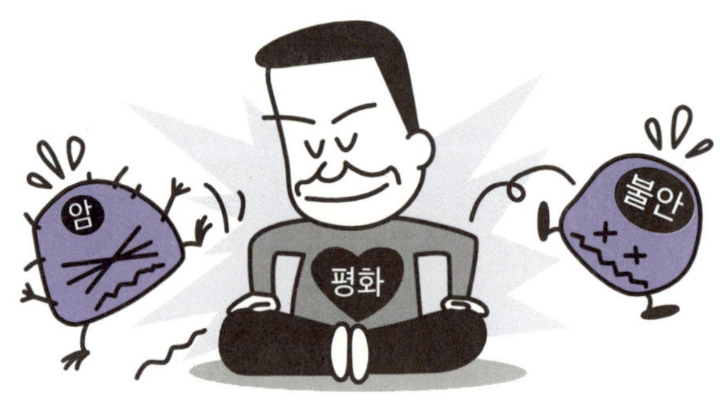

「내가 지금 왜 암에 걸려 이토록 심한 정신적, 육체적 고통을 당하고 있는 것일까?」

자신의 건강에 자만하여 정상궤도에서 벗어난 지난날의 무절제한 생활들이 파노라마와 같이 여러분의 머리를 스쳐지나갈 것이다. 매일매일 반복되는 무리한 생활과 함께 술과 담배를 즐기며 흰쌀밥에 푸짐하게 자주 식탁에 오르던 고깃덩어리들, 천일염 대신 마구 뿌려졌던 맛소금으로 둔갑한 염화나트륨, 위생상 안전하다고 하며 끓여진 생명력 잃은 물, 다량의 식품첨가물과 인공색소가 가미되어 먹음직스럽게만 보이던 각종 편의식품들, 오염된 환경 속에서의 생활, 업무와 일상생활에서 끊임없이 찾아오는 긴장감 속에 조그마한 마음의 여유와 휴식도 찾지 못하고 생존을 위해 발버둥 치며 살았던 지난날의 피곤한 삶들….

그와 같은 비자연적인 생활 여건 속에서 혈액은 자연히 오염될 수밖에 없었을 것이고 동시에 몸 안에 존재하고 있는 면역력과 자연치유력 역시 상당히 저하될 수밖에 없었을 것이다. 오히려 그토록 열악한 생활환경 속에서 건강하기를 기대한다는 것 자체가 모순이었음을 시인하게 됨은 물론 더 나아가 자신의 몸 안에 존재하고 있는 암까지도 인정하기에 이르게 된다.

진정한 암 치료 원리에 대한 바른 이해를 위해 몇 가지 예문을 들어본다.

여러분은 가끔 실이 마구 엉켜서 애를 먹었던 때가 있었을 것이다. 잘 풀리지 않고 계속해서 애를 먹게 되면 엉킨 부위를 가위로 싹둑 잘라버리고 싶은 충동이 일 때가 있다. 그렇다고 실제로 잘라버리면 그 실은 제 용도에 사용할 수 없게 된다. 시간이 조금 더 걸리더라도 어떻게 해서 엉켰는지 자세히 살펴보고 엉킨 상태의 반대 방향으로 매듭을 풀기 시작하면 그렇게 심하게 엉켜서 도저히 다시 풀 수 없을 것으로 생각했던 실타래도 처음 몇 가닥만 풀어내면 그 이후부터는 실 전체가 쉽게 술술 풀려지는 경우를 종종 경험하였을 것이다.

암을 비롯한 모든 난치성질환의 치료에 있어서도 이 같은 방법을 적용시켜 볼 필요가 있다. 먼저, 왜 내가 이러한 병에 걸렸는가를 조용히 생각하면서 지금까지 자신의 무절제한 생활을 반성하고, 이 순간부터는 자연의 순리에 역행하여 살아왔던 모든 과거의 생활에서 벗어나 자연의 순리에 맞추어 살아가겠다는 생활의 혁명을 일으켜 자신의 삶 가운데 실천해 나가야 한다. 그렇게 되면 불가능하게만 생각했던 암 치료라 할지라도 충분히 그 가능성을 예견할 수 있게 된다.

추운 겨울 단단하게 얼어붙어 있어 도저히 떨어지지 않을 것 같은 빙벽의 거대한 얼음덩어리가 춘풍과 함께 따사로운 햇볕을 쪼이게 되면 빙벽의 위용은 거의 찾아볼 수조차 없게 되고 어느 사이엔가 녹아 사라져가는 것과 같이 우리 몸의 암 덩어리 역시 마찬가지다. 환경이 변화함에 따라서 서서히 사라져가다가 때가 되면 완전히 소멸되어버린다는 자연의 원리를 결코 벗어나지 않는다.

일상생활에서 손쉽게 실천할 수 있는 생활혁명이란 바로 식생활 개선과 마음의 안정을 찾는 것이다.

인생이란 항로에서 많은 사람들은 자신의 삶에 대해 만족하고 행복을 느끼며 살아가기보다는 내일에 대한 불확실성에서 오는 불안과 공포, 긴장과 초조, 때로는 고독을 느끼며 미움과 시기, 분노와 저주의 마음들이 한데 어우러져 고통스런 삶을 살아가고 있다고 해도 과언이 아니다.

이러한 삶의 고통을 느끼게 하는 부정적인 요소들은 한 가지 공통점을 갖고 있다. 그것은 바로 우리 몸 안의 내분비기관인 부신피질을 자극해서 아드레날린(Adrenaline)이라 불리는 호르몬을 필요 이상으로 분비시킨다는 사실이다.

아드레날린의 과잉 분비는 체내에 존재하는 산소의 소모량을 증가시켜 맥박과 호흡이 빨라지게 한다. 맥박과 호흡이 빨라진다는 것은 다량의 산소가 필요하기 때문에 나타나는 생명현상이라고 볼 수 있다.

인체는 약 60조 개의 세포로 구성되어 있는데 이들 세포는 산소가 없으면 정상적으로 살 수 없다. 산소의 결핍은 많은 세포들을 손상시켜 병들게 하거나 노화시키기 때문에 산소의 낭비를 막기 위해서라도 필요 이상으로 아드레날린 호르몬의 분비를 촉진시키는 요소들은 과감하게 제거시켜 나가야 한다.

반면 우리의 마음이 안정되고 사랑과 용서, 이해와 관용, 감사와 만족함으로 가득 차게 되면 몸 안에서는 새로운 생화학 반응이 일어나게 되는데 그것은 바로 엔도르핀(Endorphin), 도파민(Dopamine), 다이도르핀(Didorphin)과 같은 호르몬 분비의 증가다.

이 같은 호르몬의 증가와 함께 몸의 모든 긴장된 부위는 자연스럽게 이완되어지고 최상의 기분과 만족감을 느끼게 된다. 뿐만 아니라 자연치유력의 활동도 재개되므로 모든 질병에 대한 치료 효과는 자연히 높아지게 된다.

아드레날린과 엔도르핀, 도파민, 다이도르핀에 관한 지금까지의 내용을 가지고 혹자는, 「그렇다면 부신피질에서 분비되는 아드레날린은 우리 몸에 좋지 않은 호르몬이고 엔도르핀, 도파민, 다이도르핀만이 유익한 호르몬」이라고 단편적으로 생각할 수도 있을 것이다. 그러나 그것은 잘못된 생각이다.

아드레날린이나 엔도르핀, 도파민, 다이도르핀 모두 우리 몸이 정상적인 상태를 유지하기 위해서 없어서는 안 될 중요한 호르몬들이다. 이 가운데 어느 한 쪽은 좋고, 어느 한 쪽은 나쁜 것이라고 딱 잘라 구별할 수 있는 것이 아니라 이들 호르몬이 얼마나 잘 균형을 유지하고 있느냐, 못하느냐에 따라서 우리 몸에 좋은 영향을 미칠 수도 있고 좋지 않은 영향을 나타낼 수도 있는 것이다.

만약 몸 안에 아드레날린이 부족하게 되면 그 사람은 식물인간과도 같이 무력하게 될 것이고, 엔도르핀 등이 필요 이상으로 많이 분비된다고 한다면 그 사람은 화를 내야 할 경우에도 화를 내지 못하고 그저 싱글벙글 웃기만 하는 마치 모자라는 사람이거나 정신 이상자 같이 보이게 될 것이다.

결국 문제는 매일매일의 생활 속에서 이들 호르몬 분비가 적당하게 균형을 유지하는 방향으로 조정되는 것이 필요하다. 그 이유는 생체 내에 존재하는 모든 기관들은 독자성을 가지고 혼자 움직이는 것이 아니라 모두가 서로 협동하고 보완하는 상호 협력관계를 가지면서 한 생명체가 건강한 한 몸을 유지할 수 있도록 각자의 맡은 역할을 수행해 나가고 있기 때문이다.

그러나 대부분의 사람들은 그들의 일상생활에서 평안하고 안정된 상태로 하루를 보내기보다는 대내외적으로부터 받게 되는 갖가지 스트레스 속에서 불안과 공포, 긴장과 초조함으로 하루하루를 살아가고 있는 것이 현실이다.

이러한 상황에서 아드레날린 분비는 항상 과잉상태에 있고 엔도르핀, 도파민, 다이도르핀 분비는 자연히 억제되어 이들 호르몬간의 상호 협력관계는 이미 오래 전부터 깨어진 상태다. 따라서 병은 어느 때든지 발병하기에 충분한 조건을 가지고 있다고 보아야 할 것이다.

정신적 안정과 마음의 평화를 찾을 때만이 아드레날린과 엔도르핀, 도파민, 다이도르핀 분비를 비롯한 체내에서 이루어지고 있는 모든 신진대사가 정상화될 수 있는데, 사실은 이때부터 질병에 대한 치료가 시작된다고 보아도 무방할 것이다.

암 환우의 치료에 가장 저해요인이 되고 있는 것은 암이라는 진단을 곧 사형선고인양 받아들이고 모든 희망을 상실한 채 불안과 공포와 초조함 속에 사로잡혀 마음의 평정을 찾지 못하는 데 있다.

이 같은 환우의 병상기간 동안 아드레날린 분비는 계속적으로 항진되어 가는데 반해서 엔도르핀 등의 분비는 점차 줄어들어 결국 이들 호르몬간의 균형은 깨지게 된다. 시간이 지남에 따라 그 편차는 점점 벌어지고 병세의 진행 속도도 더욱 빨라지게 된다.

그러므로 암 치료를 위해서는 먼저 편안한 마음으로 일상생활 속에서 행복을 찾을 수 있는 긍정적인 정신자세와 마음으로부터 암을 이기는 훈련이 선행되어야 한다.

평안한 마음과 희망이 넘치는 삶, 잘못을 용서하고 자연 만물의 모든 것을 포용할 수 있는 여유 있는 마음, 항상 즐겁고 밝은 미소를 짓는 얼굴, 이러한 생활 자세가 바로 인체의 모든 신진대사를 정상화시키고 면역력 증강과 함께 자연치유력도 활성화시켜 다시금 건강한 삶을 약속해 주는 열쇠라고 할 수 있다.

특히 암을 치료하는 동안 여건만 허락된다면 각종 스트레스와 공해로 오염되어 있는 도시생활에서 벗어나 밝은 태양과 푸르름이 가득한 자연으로 돌아가 생활하는 것이 바람직하다고 생각한다.

평온한 마음으로 자연의 아름다운 모습을 바라보고, 자연의 부드러운 숨결소리를 들으면서 자연과 함께 호흡하고 대화하며, 사연과 친숙해지는 생활은 몸 안의 자연치유력을 더욱 더 활성화시켜 암으로부터 빠른 회복을 약속해 줄 것이다.

* 우리의 마음이 안정되고 사랑과 용서, 이해와 관용, 감사와 만족함으로 가득차게 되면 엔도르핀, 다이도르핀, 도파민, 세로토닌 등 암을 비롯한 질병 치료에 도움을 주는 호르몬의 분비가 놀라울 정도로 증가한다.

운동이 건강에 필수인 까닭은?

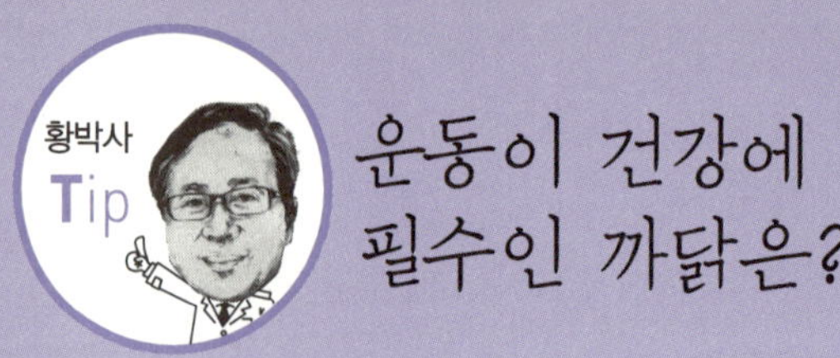

왜 운동을 해야 할까? 운동을 하면 건강하게 오래 살 수 있기 때문이다. 우문현답처럼 보이지만 운동을 할 때와 하지 않을 때 사람의 몸, 특히 근육이 어떻게 달라지는가를 보면 그 이유를 알 수 있다.

운동은 몸을 움직이는 데 걸리는 시간이 길고 짧음에 따라 크게 장시간 운동과 단시간 운동으로 나뉜다. 단시간 운동은 몸에 축적된 에너지를 순식간에 사용하는 것이고 장시간 운동은 몸을 움직이면서 에너지를 계속 생성하는 것이다.

전문적인 운동선수들을 보면 운동 형태에 따라 몸의 모양이 다른데 200m, 400m와 같은 단거리 선수들은 보디빌더 못지않은 우람한 근육질 몸매를 갖고 있기 때문에 이들은 발달된 근육 속에 필요한 에너지원을 대량 축적하고 있다가 순간적으로 엄청난 힘을 발휘한다.

반면 마라톤 선수들은 우람한 몸매는 아니지만 근육의 산소를 이용하는 에너지대사 효율이 보통 사람보다 훨씬 뛰어나다. 장시간 운동선수들은 근육이 산소를 효율적으로 이용하기 위해 세포내 산소 이용 에너지 발전소(미토콘드리아)와 산소 운반 생체분자(미오글로빈)가 잘 발달되어 있다.

장·단시간 운동선수들은 근육의 형태도 다르다. 장시간 운동선수들의 근육은 산소를 많이 이용하고 붉은 색을 띤다. 이 근육은 지구력을 필요로 하는 운동을 담당하는 근육으로 지근성 근육이라고 한다.

반면 순간적인 힘을 내는 근육을 속근성 근육이라고 하는데 주로 흰색을 띤다. 생선회를 먹을 때 보면 생선의 살코기는 대부분 흰살인데 이는 물고기들이 순간적인 위협으로부터 도망치려면 폭발적인 에너지를 얻어야 하기 때문이다.

생선의 붉은 살은 대개 지느러미 바로 아래에 있으며 정상적인 헤엄치기를 할 때 사용된다. 생선은 사람에 비유하면 단거리 육상 선수라고 할 수 있다.

근육은 사용하지 않으면 금방 위축된다. 특히 붉은 색의 지근성 근육은 쉽게 위축된다. 깁스를 하거나 오랫동안 병상에 누워있던 사람을 보면 알 수 있다. 그러나 다행스럽게도 지근성 근육이나 속근성 근육은 한 번 위축되어도 적극적으로 운동을 하면 원상회복 할 수 있다.

이처럼 운동이나 훈련에 따라 크게 변하는 골격근과는 대조적으로 심장을 움직이는 심근이나 위 또는 장을 움직이는 평활근은 위축현상이 없다. 언제나 일정하게 자발적으로 움직이기 때문이다.

나이가 들면 다리부터 늙는다는 말이 있다. 그래서 노인들에게 권할 만한 운동은 걷는 것이다. 가벼운 차림으로 가파르지 않은 언덕을 오르내리는 운동을 하루에 한 시간쯤 하는 것이 좋다. 땀을 조금 흘릴 정도가 적당한 운동 강도다.

암환우들도 화학요법으로 약화된 기력을 보강하기 위해 적당한 운동을 해야 한다는 미국 오하이오 주립대학에서의 연구결과가 나왔는데 화학요법을 받은 유방암 환우에게 일주일에 세 번씩 에어로빅 운동을 하게 한 결과 전반적인 신체 기능이 40%의 향상을 보였으며 사람이 일주일만 꼼짝 않고 누워 있으면 근육의 힘이 27%나 약해진다는 것이다.

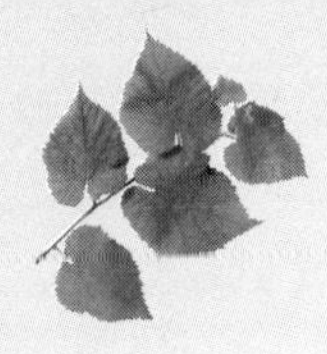

현대의학 차원에서 암을 이해하는 것도
치료상 도움이 될 것으로 생각되어
이번 장에서는 대표적인 암 14종에 대한
병리적, 조직학적 고찰과 함께
실제로 발병되었을 때 나타나는 증상과
검사방법, 유사증상 판별 등을
간단히 다루었다.

잘 걸리는 14대 암 정체를 알면 이긴다

암,
그 정체가 밝혀지기까지~

암이란 좁은 의미로는 악성 상피성종양을 지칭하는 말이나 일반적으로는 비상피성종양(육종)을 포함한 모든 악성신생물을 일컬어 말한다. 이러한 암은 우리 몸 모든 기관에서 생길 수 있다.

암이란 어떤 것이고 왜 생기는지에 대해서는 의성 히포크라테스(Hippocrates)로 대표되는 그리스시대부터 갈레노스(Galenos)의 로마시대를 거쳐 중세기까지 암은 생체 내 체액질의 부조화로 인해 발생한다는 체액병리학설을 정립하고 발전시켜 왔다.

또한 히포크라테스는 유방암을 「카르키노스(Karkinos, 「게」라는 뜻으로 유방이 암으로 인해 게의 등 같이 딱딱해지는 것을 의미한다)」라고 처음 기술하였다.

그러나 진정한 의미에서의 암 연구는 1775년 영국의 포트(Percivall Pott : 1713~1788)가 굴뚝청소부에게 빈발하는 음낭암이 굴뚝재에 의한 것이라고 보고한 데서 시작되었다. 이어 1822년 파리(John Paris)가 비소와 암과의 연관성을 주장하였다.

그 후 광학 현미경의 발명과 개선에 힘입어 독일의 병리학자 피르호(Rudolf Virchew : 1821~1902)는 세포병리학의 체계를 확립함과 동시에 종양학의 체계도 정리하였다.

암 유발물질 및 암의 원인에 대해서도 꾸준한 연구가 이루어져 1910년 미국의 라우스(Francis P.Rous : 1879~1970)는 병아리에서 생기는 육종이 바이러스에 의한 것임을 처음 시사하였다. 1915년 야마기와(1863~1930)와 이치가와(1888~1948)는 쥐의 피부에 계속 콜타르를 바름으로써 처음으로 피부암을 유발시켰다.

또 1930년 케너웨이(Kennaway)와 쿡(Cook)은 발암물질인 디벤자트라센(Dibenzathracene)의 분리 추출에 성공하였고, 그 후 실험동물에 계속적으로 암을 유발시킬 수 있는 방법을 요시다(1930~1973)가 확립하였다.

1950년대 이후부터는 암세포의 면역학적 연구가 광범위하게 이루어져 왔으나 모든 것이 부분적인 암 발생의 원인은 되지만 전체적인 원인 규명에는 미흡함과 문제점이 많이 있음을 인정하게 된다.

따라서 암은 혈액의 오염으로 인한 면역력과 자연치유력 저하에서 발생하게 된다는 이론이 가장 타당성 있는 내용이라고 보아야 할 것이다.

암의 크기는 현미경상으로나 관찰이 가능한 미세한 것에서부터 사람의 머리보다 큰 것까지 다양하다. 갑상샘이나 전립샘의 잠복 암인 경우는 그 크기가 작음에도 불구하고 조기부터 전이를 나타내는 경우가 있다.

위장관에서 발생하는 암은 대부분 장관 내로 유경성(有莖性) 또는 무경성으로 돌출하면서 증식한다. 나아가 용상(茸狀), 유두상(乳頭狀), 우상(疣狀), 화채상 등의 모양을 갖추기도 한다. 무경성 확장성 증식을 할 경우 가끔 중심부의 암괴가 괴사하여 궤양을 형성하고 그 주위에는 제방상융기가 나타나 마치 화산의 분화구처럼 보이기도 한다.

돌출융기형에서도 2차적으로 궤양이 형성될 수 있다. 어떤 경우에는 융기도 궤양도 전혀 보이지 않고 장관벽을 따라 침윤하는 것도 있다. 특히 진행성 위암의 경우에는 위와 같은 암의 육안적 형태에 따라 보르만 분류를 기준으로 4가지 형으로 분류하기도 한다. 보르만 분류는 1901년 보르만(Borrmann)이 제창한 위암의 육안적 분류법이다.

간, 췌장, 폐 등의 실질적 장기에 발생하는 암은 다른 장기에서 전이된 것을 포함하여 대부분 장기의 일부에 국한된 구상결절의 형태를 취하나 주위 조직의 성상에 따라 암의 형태는 변할 수도 있다.

악성이 심할수록 주위 조직과의 경계가 불분명하게 되며, 증식이 진행됨에 따라 이차적으로 중심부에 변성과 괴사가 발생하기도 하고, 위낭포(僞囊胞), 제상결요(臍狀缺凹) 등이 형성되기도 한다.

암은 일반적으로 회백색을 띠고 있으나 간질 성분, 특히 혈관의 관여가 왕성한 경우에는 붉은 색조가 더해지며 특수한 성분을 함유할 경우 그에 따른 색조가 나타난다. 피부에서 볼 수 있는 흑색종은 흑색, 피하의 지방종은 황색이다. 혈관종의 대부분은 붉은색 내지는 적갈색이고 부신에 발생하는 갈색세포종은 갈색이다. 일부 골수성 백혈병은 녹색을 나타내기도 한다. 특히 암이 진행됨에 따라 나타나는 이차적 변화에 의해서 암 자체의 색조가 변할 수도 있다.

⊙ **연도별 암 사망자 수**

연도별	사망자수
1985년	3만 1181명
1992년	4만 4291명
1995년	5만 433명
2002년	6만 2598명
2006년	6만 5519명
2007년	6만 7561명
2008년	6만 8912명
2009년	6만 9780명
2010년	7만 2046명

(출처 : 통계청)

⊙ **주요 5대암 사망자 수**(2010년 기준)

암	사망자 수
폐암	1만 5623명
간암	1만 1205명
위암	1만 32명
대장암	7701명
췌장암	4306명

(출처 : 통계청)

암의 경도(硬度)는 육종에 비해서 딱딱한 편이라고 할 수 있으나 정도의 차이가 크다. 실질세포 자체의 성질보다는 간질성분인 결체조직이 어느 정도 발달되어 있는가에 따라 좌우된다.

위장과 유방에서 흔히 관찰할 수 있는 암은 판상에 풍부한 교원섬유가 함유되어 있고, 결체조직이 적으면서 암세포 자체가 많은 암은 그 경도가 마치 두뇌와 같이 매우 연하기 때문에 수양암(髓樣癌)이라고도 한다.

조직학적으로는 암을 편평상피세포에서 오는 편평상피암, 여러 종류의 원주상피세포에서 오는 선암, 이행상피세포에서 오는 이행상피암과 그 기원을 밝히기 어려운 미분화암으로 대별할 수 있다.

암의 특성 중 하나는 세포 상호간에 어느 정도 밀착하려는 성질이 있어 이러한 성질에 의하여 암포소(癌胞巢)가 형성되어지나 분화가 낮을수록 이 특성이 없어져 미분화암의 경우에는 육종과 감별이 곤란

할 때도 있다.

또 암은 자신이 유래된 본래의 세포와 형태학적으로 비슷한 모양을 보일 때도 있고 서로 다른 모양을 나타낼 때도 있다.

모조직과의 유사점이 많을수록 분화도가 높은 암이다. 반대로 상이점이 많을수록 미분화암으로 볼 수 있다. 이렇게 모조직과의 형태학적 유사성의 정도에 따라 암의 분화 정도를 나타내고 있으며, 이것으로 조직학적 진단의 근거를 삼고 있다.

암의 또다른 특성은 다양성이다. 같은 종양에서도 부위에 따라 분화도에 있어서 다소 차이가 날 수 있다. 발생 초기의 암은 분화도가 거의 일정하다. 그러나 암이 진행될수록 세포분화가 다양해진다. 이러한 현상은 암의 진행 중 유전자 변이에 따른 이질화에 기인한다고 하기도 하고 다중심적으로 발생한 암이 혼합되어 나타나는 것이라고 설명하기도 한다.

그러나 이러한 형태학적 분화로는 기능적 분화와도 합치되지 않을 뿐 아니라 대부분의 암은 모조직 고유의 생리기능을 잃어버리는 경우가 많으며, 저분화암에서는 이상기능을 나타내기도 한다.

암세포 또한 암이 기원한 모세포와 유사한 형태를 보이기도 하지만 이와 동시에 상이점을 나타내기도 한다. 이러한 상이점을 세포이형(細胞異形) 또는 이형성(異形性)이라고 부르고 있다.

현미경 상으로 관찰해 보면 암세포는 크기가 서로 일정하지 않고 세포핵이 세포질에 비해 많은 부분을 차지하고 있어 핵 대 세포질과의 비가 높다. 또 핵은 염색성이 풍부하여 푸른색이 뚜렷하고 핵막은 두껍고 염색질의 분포가 일정하지 않음을 알 수 있다.

암 치료법 드디어 찾았다!

그 외에도 핵소체(核小體)를 비롯하여 다핵세포, 거핵세포가 보이기도 하며 핵분열 중인 세포가 관찰되기도 한다. 이 핵분열 세포의 많고 적음이 종양의 양성, 악성 여부를 가리는 지표가 되기도 한다.

전자현미경으로는 암세포 핵에서 핵막이 불규칙하게 접혀 있거나 핵질이 일정하게 배열되지 않은 것과 대형 핵소체를 볼 수 있다.

세포내 소기관에서는 사립체의 대소부동과 조면소포체의 구조퇴화와 함께 분비과립의 이상이나 봉입체의 출현이 인정되기도 한다. 그러나 이러한 구조적 현미경학적 차이는 상대적인 것이지 종양세포의 본질적인 것은 아니다.

앞에서 소개된 내용이 대부분은 태생기의 세포나 아세포 등의 미성숙 세포에서도 관찰되고 있다. 따라서 전자 현미경의 유용성은 종양세포의 본질을 연구하는 것보다는 오히려 종양세포가 어떤 세포에서 생성되었는지를 결정하는 데 있다고 할 수 있다.

종양세포의 염색체 수는 정상세포(44개의 상염색체와 2개의 성염색체)에 비해 반으로 감소되거나 또는 2배, 4배로 증식되어 있는 경우가 많다. 종양에 따라서는 특이한 염색체 수를 중심으로 이상 소견을 나타내는 예도 있을 수 있는데 이것은 종양세포가 균일한 세포집단이 아님을 나타내는 것이라 하겠다.

염색체 구성의 이상은 반드시 나타나는 것은 아니나 만성 골수성 백혈병과 다운증후군에 합병되는 백혈병 등에서는 종양과 염색체 이상이 관련되어 일정하게 나타나고 있음을 볼 수 있다.

지금까지 암에 대한 병리학적, 조직학적 측면에서 검토한 내용을 바탕으로 대표적인 암 14가지에 대해 연관된 장기의 기능과 발병에 따른 증상과 검사 방법 등에 대해 알아보자.

아무도 모르는 염증반응, 암 부른다

　염증이란 외상이나 세균 감염 등 외부 자극에 대한 우리 몸의 방어작용 중 하나다. 그런데 최근 만성적으로 진행되는 염증반응에서 분비되는 여러 가지 화학물질과 호르몬들이 정상세포와 조직까지 손상시켜 암, 고혈압, 당뇨병, 심장병 등을 일으킨다는 연구결과들이 발표되어 의학계에서 논란이 되고 있다.

　세계적으로 권위를 인정받고 있는 〈란셋 종양학(The Lancet Oncology)〉에 잇몸질환이 있으면 암 발생 위험이 14%까지 증가한다는 연구결과가 발표됐다. 영국의 한 대학병원 연구팀은 40~75세 남성 4만 8375명을 18년 동안 추적 조사한 결과 조사 기간 동안 잇몸질환이 있었던 사람들은 그렇지 않은 사람들에 비해 발생 위험이 췌장암 54%, 신장암 49%, 폐암 36%까지 증가했다고 발표했다.

　국내 소화기내과 L 교수도 잇몸질환은 만성적으로 이어지는 경우가 많고 염증의 유무를 확인할 수 있기 때문에 만성염증의 중요한 표지자가 될 수 있다고 말했다. 우리 몸 안 한 곳에서 염증이 발생하면 이때 분비되는 화학물질이 전신으로 퍼져 전혀 다른 곳에 있는 장기에까지 영향을 미치게 되기 때문이다. 췌장염이 악화돼 췌장암이 될 수 있다는 것과는 다른, 염증반응 자체가 암을 일으킬 수 있다는 전혀 새로운 개념으로 받아들일 수 있다.

　이렇게 염증이 암을 유발하는 이유는 몸 어딘가에서 감염이 일어나면 외부 침입자와 싸우기 위해 대량으로 분비되는 화학물질인 사이토카인이 정상세포들의 DNA구조에 손상을 가져와 암을 유발한다고 볼 수 있다.

　최근에는 동맥에 콜레스테롤이 쌓여 생기는 것으로 알려져 있는 동맥경화도 이 염증반응과 관련이 있다는 이론이 지지를 받고 있다. 한 연구 논문에 의하면 지방세포가 염증반응에 관여하는 단핵구 세포를 활성화시켜 혈관 내벽에 손상을 가져와 관상동맥질환이나 동맥경화증을 유발한다는 것이다.

잘 생기는 암 시리즈 ❶ 간암

간은 횡격막 바로 아래, 복강의 오른쪽 위에 위치한 소화기 기관 중 하나다. 그 무게가 남성은 1300g, 여성은 1000g 내외가 되는 인체에서 가장 큰 장기다.

태생 초기에는 일시적으로 조혈(造血)기능을 수행하기도 하지만 생후에는 해독작용, 담즙생성, 영양분 저장과 분해작용 등 생명유지에 있어서 중요한 역할을 하는 곳이다.

간암이란 간장에 발생하는 암을 총칭해서 말한다. 임상적으로는 처음부터 간에 생기는 원발성 간암과 다른 장기에서 발생한 암이 전이되어 생기는 속발성 간암으로 분류된다. 병리상으로는 결절형 간암, 거괴형 간암, 미만형 간암으로 분류되고 있으나 여기서는 임상적으로 분류한 원발성 간암과 속발성 간암에 대해서만 다루어본다.

• **원발성 간암** | 간세포에서 유래하는 간세포암과 담관 상피세포에서 발생하는 담관암(담관세포암)이 있다. 발생 비율은 간세포암이 약 70%, 담관암이 약 20%, 혼합형이 약 10%로 간세포암이 대부분을 차지하고 있다. 이밖에도 신생아에서 볼 수 있는 간아세포암(肝芽細胞癌)이 있다.

성인의 경우 간암 진단을 받은 지, 다시 말해서 자연 경과에서 증세가 나타난 지 6개월 이내에 예후가 나빠지는 것이 보통이다.

지역적인 발생빈도를 보면 아시아(암 전체의 약 50%), 아프리카(암 전체의 약 15%) 지역에서 많이 발생하는 편이다. 미국은 암 전체의 약 2.5%에 해당할 정도로 서구에서는 적게 나타나는 경향을 보인다.

• **속발성 간암** | 전이성 간암이라고도 한다. 원발성 간암보다 훨씬 많이 나타나고 있는데 실제 임상적으로 약 2배 정도 다발하고 있다는 보고가 있다.

문맥과 간동맥 등 혈행성 전이가 주로 이루어지고 있다. 원발 병소로는 위암, 대장암 등의 소화기암이나 췌장암, 담낭암, 간암, 유방암, 자궁암 등을 들 수 있다. 이 중 소화기암에서 가장 많이 전이되고 있다. 임상병리학적으로는 보통 다발성이면 두 간엽에서 볼 수 있고 간 종대를 동반한다.

증상

일반적으로 조기에는 뚜렷한 증상이 나타나지 않을 뿐 아니라 나타난다고 하더라도 대개가 만성간염과 간경변과 뒤섞여 있어서 구별해내기가 쉽지 않다. 대체로 피로감, 식욕부진, 체중감소, 간종대 등이 나타난다. 구체적인 증상들이 발견되었을 때는 이미 말기에 접어든 경우가 많다.

암 조직이 간의 포막이나 복막에 침범하게 되면 양 옆구리에서 일어나는 통증뿐만 아니라 우측과 중앙의 상복부에서도 통증을 느끼게 된다.

암류가 횡격막을 침범하면 우견통과 배부통이 나타나기도 한다. 만약 암의 결절에 의해 간담관이 압박을 받으면 옆구리의 통증과 함께 황달이 발생한다. 또 암 조직이 괴사를 일으켜 그의 산물이 혈액으로 흡수되거나 이와 함께 감염이 발생하였을 때는 지속적인 저열상태이거나 불규칙적인 고열상태가 나타나기도 한다. 암이 복막을 침범했을 때는 복수가 나타나고 암류가 심부(深部)에 있을 때는 통증이 없거나 있어도 약간밖에는 없다.

간암 환우는 앞에서 말한 식욕부진과 복부가 불러오면서 답답해한다. 체중감소 증상 이외에도 암에서 만들어진 독성에 반응하게 되면 발열, 오심, 구토 및 설사 등의 증상이 나타나기도 한다.

더욱이 간경변까지 수반되었을 경우에는 손바닥과 발바닥에 홍반이 생기고 앞가슴, 어깨, 팔, 목 등에는 거미상 혈관종이 생긴다. 또 비장이 커지고 복벽 정맥과 식도 정맥이 확장되기도 한다.

말기 간암 환우에게는 발열, 하지의 부종, 복수, 황달, 소화관 출혈과 혼미 등의 증상이 나타난다. 암류가 파열되었을 때는 복강내 출혈과 코피가 나타나고 흑색의 대변을 배설하며 쇼크(Shock)에 빠지기도 한다.

환우의 호소, 문진(問診), 시진(視診), 촉진(觸診)을 종합해서 간종대가 나타나면 정밀검사를 실시하여 확진한다. 특히 원발성 간암 환우의 혈청에서 알파페토프로테인(α-fetoprotein, AFP)이 나타나는 점을 이용하는 것이 진단상 중요하다.

정상적인 성인의 혈청에서 1ml당 10ng 이하이지만 간암이 존재하고 있는 경우에는 수천에서 수만, 또는 수십만 ng의 수치를 나타내기 때문이다. 간암에서는 90% 가까이에서 AFP의 상승이 발견되므로 이것을 측정함으로써 간암을 조기에 발견할 수 있는 것이다.

또 간 신티스캐닝(liver scintiscanning)에서 공간점유 병소 등이 나타나는 상태를 보아 알아낼 수도 있다. 이밖에 간 초음파 검사, 복강경 검사, CT스캔, 간조직 검사 등을 시행하여 확진하게 된다.

참고로 혈액검사에서는 빈혈, 혈침 속도의 증가, 혈청 Alkaline phosphatase치의 상승, Lactic dehydrogenase(LDH)치의 상승, Transaminase치의 상승, 5-Nucleotidase치의 상승 등을 볼 수 있다. 때때로 탈락세포 검사를 하는 경우, 십이지장액과 복수 안에서 암세포가 발견되기도 한다.

간경변, 간염, 간농양, 췌두암, 양성간종양, 간종대, 낭종 등의 질병이 간암과 증상이 유사하게 나타날 때가 있으므로 이를 구별해야 할 것이다.

 # 갑상샘암

갑상샘은 후두의 앞면 갑상연골의 아래에, 기관(氣管)의 양 옆에 위치한 연분홍색 나비 모양의 내분비선을 말한다. 발생학적으로는 인두의 내복측상에서 발생한다.

임신 제8주에는 여포(濾胞)가 나타나고 임신 제4개월 말에는 완성된다. 정상인에 있어서 무게는 약 25g이며, 하루에 분비되는 호르몬의 양은 3500분의 1g 성노다. 성상적인 경우에는 족진상 만져지지 않는다.

조직학적으로 갑상샘을 특징 지우는 것은 여포의 존재라고 할 수 있다. 여포의 크기는 50~500㎛로 크고 작은 차이를 보이고 있고 한 겹의 여포상피가 둘러싸고 있다. 여포의 내부는 콜로이드 상의 액으로 차 있는데 티로글로불린(Tyroglobulin)이라는 단백질이 주성분으로 되어 있다.

이러한 여포 20~40개가 모여서 소엽을 구성하고 있으며, 여포 상피세포에서 갑상샘 호르몬인 티록신(Thyroxin), 트리요오드티로닌(Triiodothyronine)이 합성되어서 콜로이드 속의 티로글로불린과 결합하여 저장되어 있다.

갑상샘 호르몬이 필요하여 분비될 때는 콜로이드가 여포상피 세포에 흡수되고 가수분해 되어서 유리된 갑상샘 호르몬으로서 혈액 속으로 방출된다. 또한 방여포세포는 칼시토닌(Calcitonin)이라는 호르몬 합성에 관여하고 있는데 칼시토닌은 칼슘 대사에 부갑상샘 호르몬(Parathyroid hormone, PTH)과 비타민 D와 함께 중요한 역할을 하고 있다.

갑상샘암은 갑상샘 여포세포에서 유래하며 분화암과 미분화암으로 나눌 수 있다. 분화암은 다시 유두상 선암과 여포상 선암 및 수질암으로 나눠진다.

• 유두상 선암 | 갑상샘암의 60~70%를 차지하는 유두상의 암으로 대개의 경우 발육은 느리고 악성 정도도 낮다.

남성보다 여성에게서 약 3배 정도 많이 발생하는데 30~40대 층에 다발하는 경향이 있다. 종류는 보통 4cm 이하의 작은 결절로서 갈라진 면에 낭포 형성이 보인다.

조직학적으로는 맑은 핵을 가진 입방체꼴의 세포가 적은 데도 불구하고 유두 모양으로 증식하고 여포 구조가 섞여 있는 경우도 있으며 사종체(砂腫體)를 동반하고 있다.

방추세포, 거대세포, 편평상피세포로 화생(일단 분화된 조직이 형태적, 기능적으로 다른 조직의 성상을 띠는 것을 말한다)하는 것이 인정되는 경우도 있는데 이것들은 예후가 불량함을 나타낸다. 유두상 선암은 경부(頸部) 림프절로 전이되는 일은 있으나 멀리 떨어져 있는 장기로 전이되는 경우는 드물다. 경화성 암은 이 질환의 아형으로 때때로 전이를 나타내는 경우가 있다.

• 여포상 선암 | 갑상샘 악성 종양 중 하나로 발생빈도는 10~20%를 차지하고 있다. 여성에게 많이 발생하는 경향이 있는데 특히 45~65세 층에서 다발한다. 종양의 모양과 크기는 여러 가지로 나타나며 동시에 여러 개가 발생하는 경우도 있다. 가끔 낭종 형성 및 석회화를 동반하기도 한다.

조직학적 특징은 여러 층의 분화 정도를 나타내는 크고 작은 불규칙한 여포구조의 증식이다. 여포구조의 분화 정도와 암세포의 형태적 특징에 따라 전이성 갑상샘종, 증식성 갑상샘종, 호산성 세포암, 투명 세포암, 삭상암 등으로 분류된다.

침윤 상태에 따라서는 피막혈관 침윤성 여포상 선암, 침윤성 여포상 선암의 두 가지 유형으로 구분되어지는데 전자의 경우는 반드시 종양세포에 의한 피막 또는 혈관의 침범 여부를 확인해야 하며 비교적 예후가 좋은 편이다.

후자의 경우는 갑상샘 실질 또는 주위 조직으로의 침윤을 보이며 피막형성은 보잘 것 없거나 아주 없다. 주위 림프절로의 전이는 보이지 않고 다른 장기로 혈행성 전이를 하며, 예후는 나빠 5년 생존율이 30~50% 정도다.

또한 종양세포는 섬유성피막을 통과하고 둘레에 침윤, 증식함으로써 기관, 근육, 피부, 혈관 등의 유착을 일으키고 압박 증상과 반회

신경마비 증상을 나타내기도 한다. 림프절로의 전이는 드물게 나타나지만 폐와 뼈에는 쉽게 잘 전이되는 경향이 있다.

• **수질암** | 칼시토닌을 생산하고 종종 간질에 아밀로이드(Amyloid) 침착을 동반하는 방여포세포에서부터 오는 종양으로 갑상샘 수양암이라고도 한다.

30대 여성에게 다소 많이 발생하는데 80%가 산발성이고 20%가 상염색체성 우성유전에 의한 것이다.

종양은 편측성 또는 양측성으로 경계가 뚜렷하고 단단한 결절로 되어 있으며, 양측성에는 가족성이 많다.

작은 원형 또는 방추형의 종양 세포가 포소상(胞巢狀), 때로는 카르시노이드(Carcinoid) 모양의 증식상을 나타내기도 한다. 종양의 발육은 느린데 산발성의 것은 림프절 전이를 일으키기 쉽고 폐, 간, 뼈에도 전이되고 있다.

• **미분화암** | 갑상샘암의 약 10%를 차지하고 있다. 50~80세의 고령자에게 잘 발생하는데 남녀간의 명확한 차이는 없으나 과거에 장기간 갑상샘 결절이 있었던 환자에게서 다발하고 있다.

유두상 선암과 여포상 선암에 비하여 악성도가 높으며, 보통 발병한 지 1년 이내에 사망하게 된다. 발생 기전은 정상 갑상샘 여포세포에서 직접 미분화암으로 변이된다는 설과 분화가 좋은 종양이 장시간 경과 후 갑자기 미분화암으로 변이한다는 설이 있다.

종양의 발육은 매우 빠르며, 전 갑상샘 조직이 종양화되고 주위의 기관지나 대혈관에도 침윤하기 쉽다.

조직학적으로는 일정한 구조는 나타내지 않고 육종 모양으로 미만성 증식을 한다. 또 미분화암은 거대세포형, 방추세포형, 혼합형, 편평상피형 등 4가지 유형으로 분류되고 있다. 림프행성, 혈행성 전이를 일으키기 쉽고 기관지 종격동으로 직접 침입하는 경우는 가끔 사망의 원인이 되기도 한다.

증상

초기 증상으로는 단단한 멍울이 결후(Adam's apple) 아래쪽에서 만져지고 서서히 자라는 것이 특징이다.

이 멍울은 따로 파급되지 않고 조직 주위에 유착되어 있으면서 목 둘레에 압박감을 주거나 목에서 머리 쪽으로 느끼는 둔통, 쉰 목소리, 호흡곤란, 연하장애, 체중감소, 피로감, 신경통과 같은 통증 등을 느끼게 하지만 대부분의 경우 갑상샘 기능에는 이상이 나타나지 않는다.

검사방법

영상 진단법으로는 경부(頸部) 연(軟) X선 촬영, 초음파 검사, 갑상샘 신티스캐닝(Thyroid scintiscanning), 컴퓨터 단층촬영, 림프관 조영 등이 행해지고 있다. 연 X선 촬영에 의해 사립상 석회침착 그림자가 있으면 유두상 선암으로 확진할 수 있다.

또한 혈중의 종양 마커(Tumor marker)를 측정하기도 하는데 수질 암에서는 칼시토닌과 암성 태아성항원(CEA)이 상승하게 된다. 혈중 티로글로불린(Thyroglobulin)도 갑상샘암에서 증가하지만 양성과 악성 감별에는 정확성의 문제가 있다. 확진을 위해서는 갑상샘 침생검에 의한 세포의 진단이 필수적이다.

유사증상 판별

단순성 갑상샘종, 만성 갑상샘염, 아급성 갑상샘염, 갑상샘 비대 등과 외관상 구별하기 어려운 때가 있다.

잘 생기는 암 시리즈 ❸ 난소암

난소는 자궁 뒤쪽에 있는 회백색을 띤 달걀형 기관인 여성의 성선(性腺)으로 좌우 하나씩 두 개가 골반 안에 있는데 골반 측면 난관 바로 밑에 바깥쪽 끝이 활 모양을 이루며 매달려 있다. 길이는 7cm 정도이고 무게는 둘을 합쳐도 7g 정도밖에 안 되나 사람에 따라서 정도의 차이가 크게 나타나기도 한다.

난소의 바깥 표면은 회백색으로 어린이의 것은 매끄러운 반면 어른의 것은 배란 경험이 있어서 흠집이 나 있다. 늙으면 난소는 줄어들면서 표면에 주름이 잡히게 된다.

어린이의 난소에는 난포(원시난포)의 수가 많아서 신생아 때는 약 100만 개 가까이 된다. 하지만 나이가 들어가면서 차츰 숫자가 줄어들어 사춘기 시기에는 약 50만 개가 되며 그 이후에도 계속 감소 추세를 보인다.

원시난포 중 적은 수만이 완전히 성숙을 하게 되며 나머지 대부분의 난포들은 발육과정을 거치는 동안 쇠퇴하여 폐쇄난포가 되어버린다.

난포의 발육과 배란, 황체의 형성에 알맞도록 난소 조직에서 난소호르몬이 분비되고 있다. 난소호르몬에는 서로 다른 작용을 나타내는 난포호르몬(Estrogen)과 황체호르몬(Luteohormone) 두 종류의 호르몬이 존재한다. 성숙 난포가 되기까지는 주로 난포호르몬이 분비되며, 배란된 뒤에는 황체에서 황체호르몬이 대량 나오면서 동시에 상당량의 에스트로겐도 분비된다.

난소호르몬은 자궁, 유선, 질 등에 작용한다. 특히 배란한 난이 수정하고 그 수정란이 자궁 안에 착상할 수 있도록 자궁 내막을 형성하는 역할을 하고 있다. 난소호르몬의 작용이 충분히 이루어지지 않으면 수정은 이루어져도 착상을 잘 할 수 없어서 불임증의 원인이 되기도 한다.

한편 임신이 이루어지지 않은 경우에는 배란된 지 약 2주일 뒤에 자궁 내막의 겉층 부분이 벗겨져 나가면 자궁벽에서 출혈이 생겨 질을 통해 나오게 되는데 이것이 월경이다. 월경은 난소호르몬 분비의 주기적인 변화에 따라 일어나는 자궁 내막의 주기적 변화의 일부라고 할 수 있다.

난소암은 글자 그대로 난소에 발생하는 암을 말하고 난소에 원발하는 악성종양의 대부분은 암종이며, 낭포성인 것은 난소 종양에서 속발하는 것이 많다.

또한 충실성인 것에는 태생기 미분화세포에서 유래하는 난소배

세포종, 태생암, 기형아종, 과립막 세포종 등이 포함되어 있다.

난소암은 40세 이상의 부인에게 많고 특히 50~59세 사이의 연령층에 많이 발생하는 경향이 있으며 국가나 종족에 따라 발생률에 있어서 많은 차이를 보이고 있다. 아시아, 아프리카, 남아메리카 등 개발도상국들에 비해 북아메리카나 유럽 지역의 여성들에게 많이 나타나고 있다. 최근 조사에 의하면 우리나라 여성들은 미국이나 유럽 여성들보다 평균 15년 빠르게 난소암에 걸리는 것으로 밝혀졌다.

또한 난소암에 걸린 환우의 5년 생존율은 43%가량으로 유럽, 미국 지역에 비해 높은 것으로 나타났다. 이는 상피성 난소암(장액성 난소암 포함) 등 악성도가 높은 종양의 발생 빈도가 낮고 호발하는 연령층도 낮기 때문인 것으로 생각할 수 있다.

난소암은 임상적으로 원발성 난소암과 전이성 난소암으로 분류되고 있다.

• 원발성 난소암 | 난소의 표면 상피에서 유래된 악성 종양으로 장액성선암, 점액성선암, 유내막염, 유중신암, 미분화암 등이 포함되어 있으며 악성 난소 종양의 80% 이상을 차지한다.

복강의 깊은 내부에서 발생하기 때문에 증상이 나타나시 않아 조기진단이 어려워 발견될 때는 70%가 진행성 암으로 상당히 깊어진 상태다.

• 전이성 난소암 | 유선, 성관(性管), 위, 장 등에서 전이된 암을 말한다. 이들 가운데에서 주로 인환세포의 산재성 증식과 간질의 육종양 반응을 동반하는 것은 주로 위암에서 전이된 크루켄베르크종양(Krukenberg tumor)이 많다.

예후는 극히 나쁜 편이다. 난소암 가운데 전이성 난소암의 발생 빈도는 유럽과 미국 지역에서는 5~6%이고 아시아의 경우는 10~15%나 되고 있다.

증상

초기에는 거의 자각증세가 없으나 진행됨에 따라 증상이 나타난다. 대개 복부의 팽융, 종류감(腫瘤感), 하복부통 등을 느낀다. 특히 악성 종양일 때 복수가 고이기도 하고 월경에 변조가 생겨 자궁출혈 증세를 보이는 경우도 있다.

검사방법

영상 진단법으로 초음파 검사, 컴퓨터 단층촬영과 생화학적 진단법이 이용되고 있다. 혈청에서 알파페토프로테인(α-fetoprotein, AFP)과 함께 암성 태아성 항원(Carcinoembryonic Antigen, CEA) 등 종양 마커(Tumor marker)가 나타나는 점을 이용하여 진단상 도움을 얻고 있다.

유사증상 판별

난소염, 난소점액성낭종, 충수염, 난관염, 골반내염 등과 구별하여야 한다.

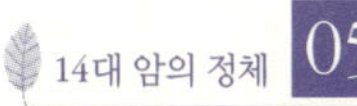

잘 생기는 암 시리즈 ❹ # 뇌종양

뇌는 말초의 자극에 따라 흥분하여 적절한 명령을 내리는 중추적인 통솔기능을 가진 중추신경계의 구성 요소다. 중추신경계는 뇌와 척수로 이루어져 있다. 뇌는 다시 대뇌반구(大腦半球)라고도 하는 종뇌(終腦)와 간뇌(間腦:시상, 시상하부), 중뇌(中腦:중뇌개, 피개, 대뇌각), 후뇌(後腦:뇌교, 소뇌), 수뇌(髓腦:연수) 등으로 구분되어 있다. 이들 가운데 간뇌, 중뇌, 뇌교와 연수를 뇌간(腦幹)이라 부른다.

이러한 뇌는 신경활동을 지배하는 신경세포와 그것을 지지하는 신경교세포에서 생긴 신경조직으로 이루어져 있다. 신경세포의 세포체가 모여 있는 부분을 회백질(灰白質), 유수신경섬유가 모인 곳을 백질(白質)이라고 부른다.

같은 기능을 가진 신경세포체가 모인 것을 신경핵(神經核)이라고 한다. 신경세포체의 둘레에는 신경세포와 신경교세포의 돌기가 복잡하게 서로 얽혀 신경망을 형성하고 있다.

뇌종양은 뇌암이라고도 한다. 진성뇌종양은 뇌조직에서 발생한 종양만을 의미하지만 일반적으로는 두개강(頭蓋腔) 안에 발생한 모든 종양을 말하는 두개강내종양과 같은 의미로 사용되기도 한다.

부검 결과에 따르면 1~2%의 발생빈도가 보고되어 있다. 주로 남성에게 많이 발생한다. 남성에게는 수질아종, 신경교세포종, 두개인두관종양, 유표피종양 등이 잘 발생하고 여성에게는 수막종, 신경초세포종 등이 잘 발생하고 있다.

빈발되는 곳으로는 전두엽, 두정엽, 측두엽, 소뇌, 뇌하수체 부위이고 후두엽에는 발생빈도가 낮다. 소아에게는 소뇌천막하 곧 소뇌 부위에 잘 발생하는 것으로 보고되어 있다.

증상

뇌종양의 발생 부위와 조직학적 종류에 따라 임상 증상도 다양하게 나타난다. 우선 종양의 증대, 종양 주위의 부종, 수액 통로의 차단, 뇌혈류의 차단, 수액흡수기전의 장애 등으로 두개강 내압이 상승하게 되어 두통이 나타난다. 초기에는 간헐적이면서 주로 이른 아침에 잘 일어나다가 이후로 증상이 점차 가중됨에 따라 통증의 횟수도 증가하는 경향을 보인다.

돌연히 발작하는 구토도 중요한 증상 중의 하나다. 구토의 특징은 대개 분사성 토출로 나타난다. 속이 메스꺼운 증상은 일어나지 않고 음식의 섭취와는 무관하다. 대부분 야간이나 이른 아침 공복에, 또는 머리의 위치를 변경시킬 때 잘 나타난다.

이러한 구토는 두통과 함께 일어나는 경우가 많은데 두통이 극심할 경우에는 더욱 그러하다. 소아의 소뇌 종양에서도 조기에 구토가 잘 일어난다.

그 외의 증상으로는 시신경에 영향을 주어 복시와 편맹(한쪽 눈이 보이지 않게 되는 것)이 나타난다. 심할 경우 실명이 되기도 한다.

주위 조직에 자극이 가해지면 전신적으로 전간성(癲癎性) 경련 증상이 나타나고 뇌 조직의 파괴나 압박으로 인하여 사지의 감각이 소실되거나 운동장애를 일으키기도 한다.

지력 감퇴, 감정과 정서 냉담화, 치매증 등이 나타나기도 한다. 소변실금, 미각과 후각 감퇴, 환각, 환청, 이명, 기면, 고혈당, 당뇨, 비만, 성기능 감퇴, 불규칙한 발열, 안구진탕, 양측 동공의 크기가 달라지거나 동공산대 등 여러 가지 증상이 초래된다. 결국에 가서는 뇌 자체의 위치가 달라져서 뇌간이 압박되거나 뇌간 안에 출혈을 일으켜 사망하게 된다.

검사방법

상세한 병력 청취와 신경학적 검사를 기본으로 한다. X-선 진단, 뇌전산화 단층촬영상(CT-scan), 자기공명영상(MRI) 등의 보조진단법이 발전되고 있어 종양의 발생 부위와 크기는 물론 종류까지도 쉽게 알 수 있게 되었다.

유사증상 판별

뇌농종, 지주막염, 뇌적수, 두개내동맥류, 전간 등과 구별되어야 한다.

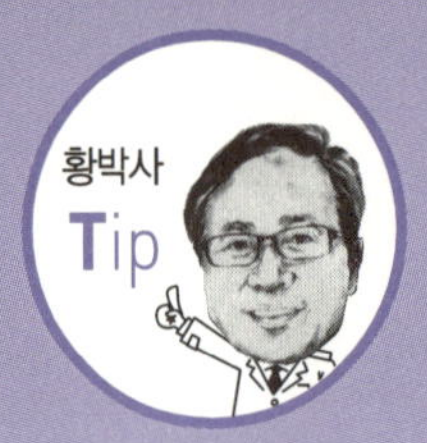

WHO 국제암연구소
『휴대폰 많이 쓰면 암 발병 위험 커진다』

　세계보건기구(WHO) 산하 연구기관이 휴대전화를 사용하면 암 발병 위험이 커진다는 연구 결과를 발표하여 전 세계적으로 파장이 일고 있다. WHO 산하 국제암연구소(IARC)는 휴대전화를 사용하면 일부 뇌암의 발생 위험이 증가한다고 밝혔다.

　14개국 31명의 전문가로 구성된 IARC실무그룹은 휴대전화 통화를 암 유발 물질 「2B등급」으로 분류했다. 「2B등급」은 암 유발 물질 등급 가운데 세 번째로 높은 것이며 자동차 엔진 배기가스가 이에 속한다. 흡연은 1등급에 속한다.

　WHO는 그동안 휴대전화 이용과 암 발병 사이에 상관관계를 보여주는 확실한 증거는 없다는 의견을 보여 왔으나 이번 연구로 이를 뒤집은 것이다. 조너선 새밋 IARC 소장은 관련 증거를 검토한 결과, 실무그룹은 무선 전자기장이 인체에 암을 유발할 수 있는 것으로 분류했다며 일부 증거는 휴대전화 사용과 뇌종양의 한 형태인 신경교종 발병 위험 증가 간 상관관계를 보여준다고 밝혔다.

　1980년대 초 처음 도입된 휴대전화의 발암과 인과관계가 확인되면서 커다란 파장을 불러올 것으로 보인다. IARC는 1970년 이후 석면과 X레이 등 다양한 물질에 대해 암 발병 위험성을 경고해 오고 있다. WHO 발표와 관련해 국내 의료계는 신중한 반응을 보이고 있다.

　이번 발표는 휴대폰 과다 사용에 대해 경종을 울리고 있는 만큼 조심해야 하며 먼저 휴대폰을 사용할 때 기존의 가이드라인과 같이 너무 오랜 통화를 가급적 삼가고 또 약간 떨어져서 사용해야 한다. 세계보건기구(WHO)가 제시한 가이드라인은 다음과 같다.

　첫째 : 어린이들은 긴급한 경우가 아니면 휴대폰을 사용하지 말 것.

　둘째 : 가능하면 휴대폰을 몸 가까이 두지 말 것.

　셋째 : 장시간 통화할 때는 유선전화를 이용할 것.

　넷째 : 웬만하면 문자메시지를 활용할 것 등이다.

잘 생기는 암 시리즈 ⑤ # 대장암

대장이란 우장골와의 맹장에서 비롯되어 상행결장, 횡행결장, 하행결장, S상결장으로 이어지고 직장을 거쳐 항문에서 끝나는 소화관의 일부분을 말한다. 길이는 사람에 따라 차이는 있으나 대개 1.5m 내외다.

대장의 주된 역할은 흡수되지 못한 음식물 찌꺼기에서 물과 전해질을 흡수한 뒤 내변을 반들어 배출하는 일이나. 횡행결장의 중앙부에서부터 맹장 쪽을 우결장, 직장 쪽을 좌결장으로 나누기도 하는데 우결장은 물과 전해질을 흡수하고 좌결장은 대변을 간직하거나 배설한다.

음식물이 내려오면 위회장반사(胃回腸反射)에 의해 회장은 여러 번에 걸쳐 내용물을 맹장을 통해 결장으로 내보낸다. 이와 동시에 S상 결장은 그 내용물을 직장으로 보낸다. 직장이 확장되면 그 벽으로부터 배변반사에 의하여 변의가 느껴지게 된다.

대장암은 20세 이후에 발생하는 경향을 주로 보인다. 그 발병률은 30~40세 사이가 높고 45세를 전후로 하여 최고치에 달한다. 일반적으로 여성보다는 남성에게서 많이 발견되고 있다.

북미나 서유럽 여러 나라에서는 소화관 계통의 암 중에서 가장 많은 비율을 차지하고 있다. 우리나라에서도 식생활의 서구화에 따라 차츰 그 발생빈도가 높아지고 있는 실정이다.

대장암은 그 발생 부위에 따라 결장암, 직장암, 항문암으로 나눌 수 있다. 맹장이나 상행결장 등 우결장의 암은 발열과 빈혈 등의 증상을 통하여 알게 되는 일이 많다. 직장, S상 결장, 하행결장 등 좌결장의 암은 변통이상, 하혈, 장폐색 등의 증상으로 알게 되는 일이 많다.

또 좌결장 암에서는 대장 내강의 폐색으로 인하여 암의 구측(口側) 결장에 천공이 생기는 경우도 자주 나타난다.

대장암을 병리학적으로 구분할 경우 선암이 가장 많다. 세포의 형태에 따라서 수양암, 경성암, 점액선암, 유두상선암 등이 있으며 유형상으로 보면 다음과 같이 나눌 수도 있다.

• **거괴형**(巨塊型) | 종괴가 유두상으로 생겨서 장관내로 돌출되어 있기 때문에 조기에 궤파되어 출혈과 함께 속발성 감염을 수반하기도 한다. 대부분 분화도가 양호한 선암으로 침윤성은 작으나 심층조직을 향하여 침식해 들어가기도 하며 전이도는 느린 편이다. 맹장과 상행결장과 직장 팽대부에서 많이 발생한다.

• **궤양형**(潰瘍型) | 종괴는 편평형으로 시작하여 후에는 전형적인 화

암 치료법 드디어 찾았다!

산구와 같은 모양의 궤양을 형성한다. 그 중심은 함몰되어 있고 테두리는 단단하게 융기되어 있다. 기저부는 결정상을 이루며 대개 분화도가 낮은 선암으로 임파선 전이가 빠른 편이다.

• **협착형**(狹窄型) ❘ 암의 내부에 있는 섬유조직이 수축되어 장관의 환상협착을 조성하는 것으로 암세포의 분화도는 매우 낮으나 임파나 혈액을 통한 전이도는 빠른 편이다. S상 결장이나 직장상부에 많이 나타나며 장폐색을 일으키는 경우도 자주 있다.

• **점액형**(粘液型) ❘ 암세포가 대량의 점액을 생산해내는 까닭에 그 세포핵이 압박을 받아 반지모양을 이룬다. 성장과 전이는 서서히 이루어지지만 국부를 크게 침범한다. 직장이나 S장 결장, 맹장과 상행결장 등에 많이 발생한다.

대장암의 증상은 발생 부위에 따라 각기 다르게 나타나고 있다.

• **결장암** ❘ 상행결장암의 경우에는 피로감, 식욕부진, 복부팽만감, 우하복부통증, 설사, 변비, 빈혈, 체중감소 등이 나타난다. 때때로 결절상의 딱딱한 종괴와 함께 압통을 느낀다.

하행결장암의 경우에는 혈액과 점액이 섞인 대변을 자수 보게 된다. 복부가 끊임없이 아프면서 복창과 변비가 수반된다. 때에 따라서는 장폐색과 장천공이 나타나기도 한다. 회음과 복부에 통증을 느낄 때도 있다.

• **직장암** ❘ 처음에는 아무런 증상도 나타나지 않다가 직장 점막이 자극을 받게 되면 분비물이 증가되고 직장내 불쾌감과 변의를 느끼게 된다.

분변의 표면에는 점액이 묻어 있기도 하고 변비 증상이 나타나기도 한다. 하지만 암류가 터지면 대변이 묽어져서 마치 물과 같은 모양이 되고 점액과 혈액이 섞이기도 한다.

때때로 탈항 증세를 보이기도 한다. 대변은 대체로 직경이 가늘면서 횟수가 많아지는 것이 특징이다. 이급후중이나 폐색증이 나타나기도 한다. 병이 더욱 발전해나가면 심한 통증과 함께 소변삭(소변이 자주 마려움), 소변불리(소변이 잘 나오지 않음), 혈뇨 증상을 보이기도 한다.

• **항문암 |** 주요 증상으로는 혈변, 동통, 배변 시 극심한 통증 등을 들 수 있다. 암류가 항문괄약근을 침범하게 되면 변급빈삭, 이급후중, 대변실금, 배변곤란 등의 증상을 보인다.

병이 더욱 진행되면 이질과 같이 밤낮을 가리지 않고 대변을 보지만 늘 이급후중감이 나타난다. 그 외에 빈혈 증상도 나타나고 몸은 야위어지면서 체력 또한 현저하게 저하된다.

경우에 따라서는 장관이 협착되기도 하는데 이럴 경우 만성적으로 불완전하게 장폐색증을 일으켜 대변이 가늘어지거나 염소똥과 같은 형태가 되기도 한다.

검사방법

먼저 환우가 호소하는 내용을 참고로 한다. 검사법으로는 항문으로 손가락을 집어넣어서 병변의 형태와 범위, 주위의 상황 등을 관찰한다. 항문에 집어넣었던 손가락의 끝에 혈액이나 점액이 묻어나오지 않았는지 주의해 볼 필요가 있다. 한편 윗입술에는 연분홍 내지 적홍색을 띤 편평하면서도 단단한 결절이 생기기도 하는데 크기는 좁쌀 만한 것부터 녹두 만한 크기를 갖는다.

또 다른 검사법으로는 직장경을 사용하여 직장 점막의 형태와 종괴의 위치, 형태, 범위 등을 관찰하기도 한다. 조직 생검을 통한 병리적 검사와 X-선 진단, 그 외 화학실험 검사와 면역학적 검사 등에 의하여 확진할 수 있다.

유사증상 판별

좌결장암과는 결장염, 대장게실, 이질과 분변에 의한 폐색을, 우결장암과는 장결핵, 아메바성 이질, 주혈흡충의 충난침적에 의한 육아종과 구별되어야 한다.

직장암과는 항문, 직장 연접부에 발생하는 흑색종과 이질, 장염, 치창출혈, 미골의 척수색종, 자궁경암, 골반부로 전이된 암과 분변에 의한 폐색을 구별하여야 한다.

항문암은 항문 결핵과 외치의 혈전에 의해서 형성된 경절(硬節)과 구별되어야 한다.

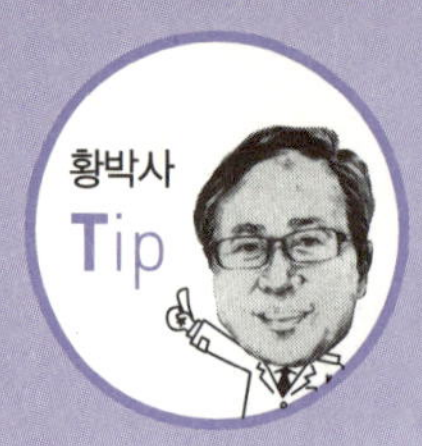

대장암 최신정보 4가지

대장암을 일으키는 요인들

- **변비** | 변비 자체가 암을 일으키진 않으나 변비는 대장암의 주요 증상 중 하나이기 때문에 변비가 심한 경우엔 대장암을 한 번쯤 의심해 볼 필요가 있다.
- **가족력** | 유전 요인 중 주목해야 할 것이 가족성 용종증인데 부모가 대장암에 걸린 자녀들을 검사해 대장에서 폴립(용종)이 발견되면 이들은 100% 대장암으로 진행한다. 20~30대 대장암 환우들은 가족성 용종증에 의한 경우가 대부분이다.
- **육식** | 육식이 대장암의 직접 원인이라고 단정하기는 어려우나 고기를 많이 먹는 사람들은 소화과정에서 생겨나는 독성물질 과다 생성과 적은 섬유질 섭취로 인하여 대장암에 잘 걸린다는 것이 일반적인 견해다. 섬유소가 많이 함유된 음식을 먹으면 음식이 위장관 내에 체류하는 시간이 짧아 대장 용종의 발생률이 낮아지기 때문이다.
- **과음** | 하와이로 이주한 일본인 8000명을 대상으로 연구한 결과 매달 맥주를 42캔 이상 마신 사람들은 그렇지 않은 사람보다 직장암 위험도가 3배 높았다.
- **스트레스** | 스트레스 역시 대장암과 연관성이 있는 것으로 알려지고 있다. 국내 한 연구결과에 따르면 55세 이상에서 육체활동이 많은 사람은 그렇지 않은 사람보다 대장암 위험이 3분의 1이 적었다.
- **비만** | 비만인 사람은 대장암 위험이 3.4배 높다.

비만과 대장암의 상관관계

대장 용종은 대장암의 전단계로 과체중인 사람에게서 높게 나타난다. 과체중 지표인 BMI(kg단위 몸무게를 m단위 키의 제곱으로 나눈 값)가 25 이하인 그룹은 18.8%에서, 25 이상인 그룹은 23.8%에서 용종이 발견됐다. 체지방률을 기준으로 조사한 결과에 따르면 정상남성의 경우 24.0%, 비만인 남성의 경우 32.5%에서 용종이 발견됐다. 정상 여성(체지방률 30 이하)은 7.9%, 비만인 여성의 9.9%에서 용종이 나타났다.

비타민 D 부족하면 대장암·유방암 위험 커진다

비타민 D 부족은 구루병이나 골연화증, 골다공증, 골절 등을 초래한다는 것은 이미 알려진 사실이다. 그러나 흥미로운 사실은 지난 2005년부터 각국의 전문가들은 비타민 D 부족과 암 발생 간의 상관관계를 주목해 오고 있다는 것이다.

국내에도 번역 출간된 책 〈내 몸 사용설명서〉의 저자 메멧 오즈 박사는 비타민 D는 몸의 면역계가 정상적으로 활동하도록 도와주어 암 예방과 심장병 발병 위험을 줄여주는 데 중요한 역할을 한다고 말했다.

미국 보스턴의대 마리클 홀릭 박사는 〈생물물리 & 분자생물학지〉에 기고한 글에서 비타민 D 하루 권장량만 섭취하면 전립샘암과 유방암, 대장암의 발생 위험을 각각 30~50% 줄일 수 있고 특별히 비타민 D가 전립샘 특이항원(PSA)의 수치를 유의한 수준으로 떨어뜨리기 때문에 특히 중년 남성들의 섭취를 권장한다고 말했다. 또한 비타민 D 부족은 류머티스 관절염, 당뇨병 등의 발생 위험도 역시 높인다.

비타민 D, 어떻게 섭취할까?

비타민 D 섭취를 위해서는 정어리, 청어, 연어, 참치나 유제품, 버섯류 등을 충분히 먹는 것이며 음식물로 비타민 D를 제대로 섭취하기 어려운 경우에는 비타민 D가 보강된 영양제 복용이 필요하다. 또한 햇볕에 의해 피부에서 합성할 수 있으므로 하루 20분쯤 햇볕을 쬐는 것이 좋다.

비타민 D 결핍을 특히 주의해야 하는 사람들은 장기간 약물을 복용하는 사람들인데 계속해서 복용하면 비타민 D 합성작용을 방해하는 약물이 있기 때문이다. 위궤양이나 역류성 식도염 환자에게 처방되는 시메티딘이나 잔탁과 같은 H2차난제, 류머티스 관절염이나 아토피 등에 사용되는 스테로이드제제들이 대표적인 약물이다.

이들 성분 의약품들을 6개월 이상 사용할 때 비타민 D 결핍이 생기지 않도록 주의해야 한다. 비타민 D의 하루 권장 복용량은 400IU이며 일반적으로 400~800IU가 바람직한 것으로 알려져 있다.

그러나 최대 허용치 2500IU 이상을 장기간 섭취하게 되면 눈의 염증, 혈관벽이나 간, 폐, 신장 등에서 칼슘의 이상 침착이 생길 수 있으므로 주의해야 한다.

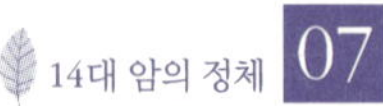 잘 생기는 암 시리즈 ❻ # 방광암

방광이란 신장에서 요관을 통하여 보내는 소변을 저장했다가 일정한 양이 되면 체외로 배설하는 역할을 하는 주머니 모양의 장기를 말한다. 흔히 오줌통이라고도 한다. 비뇨기관 중에서 근육질의 확장부분으로 골반 아랫부분인 치골결합의 뒤쪽에 있으며 윗부분은 복막으로 덮여 있다.

방광 뒤쪽에는 남자의 경우 정낭과 직장이 있고, 여자의 경우에는 자궁이 자리를 잡고 있다. 소변이 배설되면 방광은 수축한다. 소변의 배설은 내요도 괄약근의 이완으로 방광이 수축하면서 소변을 요도로 내보냄으로써 이루어진다.

방광은 자율신경인 교감신경과 부교감신경의 지배를 받고 있다. 소변이 차 있을 때는 교감신경이 흥분하고 부교감신경은 억제되며, 소변을 배설할 때는 부교감신경이 흥분하고 교감신경은 억제된다.

방광암은 방광에 생기는 악성종양을 말한다. 주로 40세 이상의 중·노년층에 잘 발생한다. 남성과 여성은 4:1의 비율로 남성에게 더 많이 나타나고 있다. 특히 50세 이후에 무통성 혈뇨가 있으면 방광암을 의심해야 한다.

방광의 점막상피는 이행상피로 덮여 있기 때문에 90% 이상이 이행상피세포암으로 나타나며 5% 정도는 편평세포암이다. 선암도 가끔 나타나는데 모든 방광암의 예후는 매우 나쁜 것으로 되어 있다.

방광암의 악성도와 예후는 암세포의 종류와 그 분화도, 암세포의 침윤도, 다른 기관으로의 전이 유무와 정도에 따라 다르다.

암세포의 분화도는 대체로 1도, 2도, 3도 등으로 구분하는데 3도의 분화도가 가장 나쁘며 악성도도 높다. 예를 들면 암 조직이 방광의 근육층까지 침윤된 것은 예후가 나쁘며, 방광 주위의 지방층에까지 침윤된 것은 예후가 더욱 나쁘다고 할 수 있다. 이는 방광의 조직이나 기관에 전이하는 빈도가 매우 높기 때문이다.

또 방광암은 림프절 이외에도 폐, 간, 골반골, 요추골 등으로 잘 전이되는 경향이 있다.

증상

무통성 육안적혈뇨가 가장 흔한 증상이다. 혈뇨가 심하다고 해서 방광암의 정도가 반드시 심한 것은 아니며 혈뇨가 대수롭지 않다고 해서 방광암의 정도가 가벼운 것도 아니다. 다시 말해서 암종의 크기나 개수와 악성도와는 직접적인 관계가 있는 것이 아니다.

방광암이 방광벽에 침윤하든지, 감염이 병발하게 되면 방광 자극 증상이 나타나므로 배뇨통, 빈뇨, 방광 부위의 불쾌감 등이 일어난다. 하지만 어떤 경우에는 상당히 진행된 후까지도 혈뇨 외에 다른 증상은 거의 나타나지 않을 때가 있다. 요관구나 그 근처까지 침윤하게 되면 수신증을 일으킬 수 있으며, 출혈로 인한 빈혈, 요로감염, 골동통 등은 모두가 2차적인 증상들이다.

검사방법

무통성 혈뇨가 있는 경우에 방광경 검사를 하게 되면 종양의 크기, 모양, 위치, 종양의 수, 침윤 여부 등을 직접 진단할 수 있다. 생검으로 종양세포의 종류, 분화도, 침윤도를 감별하며 요중 세포 검사로도 암세포 유무가 확인되고 있다.

신우조영술로 상부 요로와 방광상태를 알 수 있고 진행 여부는 방광종양지표로 추측이 가능하다.

유사증상 판별

방광게실, 방광결석, 방광결핵, 방광염, 방광 주위염 등과 구별되어야 할 것이다.

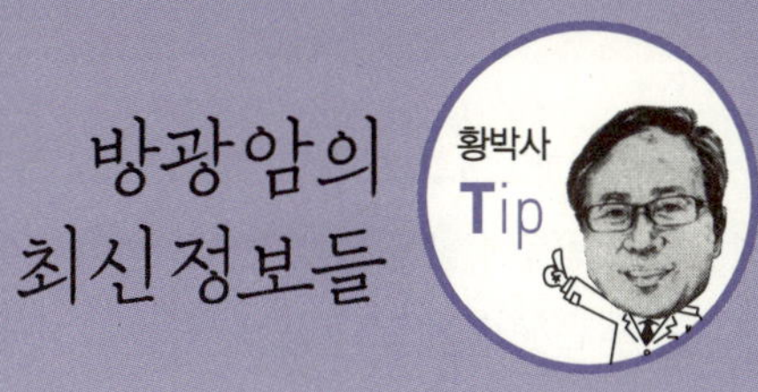

방광암의 최신 정보들

방광암, 생존율 70%, 재발률도 70%

방광암은 비교적 치료가 잘 되는 암이다. 1기 암 생존율은 약 70%이고 2기 암 생존율도 약 60%나 된다. 말기 암일 경우만 생존율이 10% 정도로 떨어진다.

우리나라 암 환우의 평균 생존율이 44.4%(보건복지부 2007년 발표자료)인 것에 비하면 상당히 높은 편이다. 게다가 방광암 환우의 70% 정도가 1기 때 발견되므로 방광암 때문에 생명을 잃는 일은 그리 많지 않다. 가장 큰 문제는 재발률이 높다는 것이다. 1기 암 수술자의 60~70%가 재발한다. 한 대학병원의 비뇨기과 교수는 『방광암은 다른 암과는 달리 암이 생긴 부위에 소변이라는 매개체가 있어 암이 다른 부위로 전이가 잘 되고 잘 없어지지도 않으며 수술 후에도 다른 암보다 더 자주 검진을 받아야 한다.』고 말했다.

또한 방광암은 수술 뒤 일상생활에 가장 불편을 주는 암이다. 방광을 들어내고 소장이나 대장을 이용해 새로운 인조방광을 만들고 요로는 밖으로 빼내야 하기 때문에 항상 소변을 갈아주어야 하는 불편을 감수해야 한다.

현재까지 밝혀진 방광암의 가장 큰 원인은 흡연이다. 흡연을 하면 담배연기 속 아미노비페닐이라는 발암 성분이 방광 속으로 내려가 방광암을 일으킨다. 또 다른 대학병원 비뇨기과 L 교수는 담배를 피우면 방광암에 걸릴 위험이 최대 10배 높아지는 것으로 보고돼 있다고 밝혔다.

불에 고기를 구워먹을 때의 연기와 디젤 엔진의 배기가스도 마찬가지로 폐를 통해 흡수되어 콩팥을 거쳐 소변 속에 머물러 있게 된다. 이때 방광에 머물러 있으면서 방광 점막세포에 작용을 해 방광암을 일으킨다.

염색약도 문제가 될 수 있다. 염색약 안에 들어 있는 2-나프틸라민이라는 성분은 혈액을 타고 흘러 콩팥에서 걸러져 방광에 모이게 되는데 이것 또한 방광 점막세포에 종양이 생기게 한다. 고무, 직물, 화학공장에서 발생되는 각종 화학물질도 염색약과 같은 원리로 방광암을 일으킨다.

방광암의 가장 흔한 증상은 혈뇨다. 방광 내벽은 수많은 혈관으로 이루어져 있는데 방광에 암이 생길 경우 방광이 수축하거나 팽창할 때 암 부분은 다른 곳보다 쉽게 손상이 되므로 혈관이 터져 소변과 함께 피가 새어나오게 된다. 소변 색깔은 간장색에서 선홍색까지 다양하다.

하지만 혈뇨 색깔이 진하다고 해서 방광암이 더 심한 것은 아니다. 반대로 소변에서 붉은 색이 점점 옅어진다고 해서 방광암이 사라진 것도 아니다. 방광의 수축과 팽창의 정도, 그리고 종양이 외부의 충격에 의해 터지는 정도에 따라서 혈뇨가 나오다가 나오지 않기도 한다.

그밖에 소변을 눌 때 통증이 느껴지거나 소변이 급하게 마려워 옷에 지리게 되는 것도 방광암의 증상이다. 말기일 경우 종양이 뼈로 퍼져 뼈가 아픈 경우도 있고 드물게는 아랫배에 종양이 만져지는 경우도 있다. 하지만 통증이 없는 경우가 훨씬 많다.

여성 흡연자, 방광암 발생률 높다

흡연자의 방광암 발생률이 비흡연자에 비해 압도적으로 높은 것은 잘 알려져 있지만 흡연자 중에서도 여성 흡연자의 위험성이 남성 흡연자보다 2배 이상 높다는 사실이 밝혀졌다.

USC대 연구팀은 흡연자의 방광암 발생률이 비흡연자보다 2.5배 이상 높다고 강조하고 특히 똑같이 담배를 피우더라도 여성의 방광암 발생률은 남성보다 훨씬 더 높다고 덧붙였다.

예방의학 전문가인 로스 박사는 여성 흡연자가 남성 흡연자보다 발암률이 높은 암이 있다고 밝히고 방광암이나 폐암이 대표적이라고 말했다.

방광암은 흔히 남성의 질환으로 알고 있지만 최근에는 여성의 발생률도 크게 늘어나고 있는 추세다. 미국에서만 매년 5만 3200명의 방광암 환우가 발생하여 1만 2000명이 사망하고 있다고 박사는 설명했다.

로스 박사는 연구 결과 하루 40개비 이상의 담배를 40년 이상 피웠을 경우 비흡연자에 비해 남성의 경우는 5배, 여성의 경우는 11배나 방광암 발생률이 높았다고 발표했다.

유산균은 방광암 억제 효과가 크다

유산균이 방광암 등의 예방 및 재발 억제 효과에 탁월하다는 학술발표가 나와 주목을 끌고 있다. 〈유산균과 건강〉이란 주제의 국제학술심포지엄에서는 이미 알려진 유산균의 O-157 유해세균 억제작용과 인체 면역기능 증진작용이 확인되었으며 그 외 새로운 내용은 다음과 같다.

첫째 : 유산균과 다당류가 장내 독성, 유전자 독성, 그리고 발암성 물질들의 생성과 관련이 있는 장내 유해 미생물의 활성을 감소시킨다.

둘째 : 유산균을 식사 전후 어느 때 먹어야 좋은가에 대한 연구 결과, 위 내용물 PH와 생존 유산균의 위 통과량은 식사 여부와 상관없이 거의 비슷하다는 것이 증명되었는데 이는 유산균 섭취는 아무 때나 편리할 때 섭취해도 동일한 효과가 있음을 말해주는 것이다.

셋째 : 장내 미생물의 종류와 비율에 따라 사람의 건강상태, 피부, 노화, 암 등에 미치는 영향이 입증되었다. 이는 혐기성균이 90%를 차지하는 비피더스와 같은 유산균의 중요성을 말해준다.

넷째 : 표재성 방광암 환우들을 유산균 투여군과 대조군으로 나누어 시험한 무작위 조절 연구 결과 유산균 투여군은 50% 무재발 기간이 350일로 대조군의 195일보다 1.8배나 더 연장됐다. 이는 유산균이 방광암 예방 및 재발 억제에 효과가 있음을 입증한 것이다.

잘 생기는 암 시리즈 ❼ 백혈병

백혈구란 혈액의 세포 성분 중 하나로 적혈구, 혈소판과 더불어 말초혈관의 혈액에서 볼 수 있다. 무색이고 핵을 가지고 있는 세포인데 모이면 하얗게 보이기 때문에 이같은 명칭이 붙게 되었다.

백혈구는 림프구, 단구, 과립구 등으로 나누어진다. 림프구는 다시 T세포, B세포로 나누어지고, 과립구는 호중구, 호염기구, 호산구로 세분된다.

백혈구 수는 혈액 1㎣ 속에 약 7000개 정도 존재하고 있으며 소아에게는 더 많아 신생아의 경우에는 1만 개 이상이나 된다. 식사, 운동, 정신적 영향에 의해 증가한다. 특히 충수염 등 급성 염증이나 백혈병인 경우에는 뚜렷이 증가한다.

그러나 방사선장애, 풍진, 장티푸스, 홍역 등에서는 감소되기 때문에 임상적으로 백혈구의 상태를 조사하는 것은 진단에 있어서 커다란 의미가 있다.

인체 내에서 백혈구의 중요한 기능은 방어기구의 주역을 담당하는 것이다. 백혈구 중 약 50%를 차지하고 있는 호중구는 운동능력이 있어서 체내에 침입한 세균을 탐식하여 소화해버리는 작용을 갖고 있다.

20~30%를 차지하는 림프구 중에서 B세포는 항체를 생산하여 세균이나 바이러스의 작용을 억제하거나 탐식당하기 좋게끔 한다. T세포는 B세포의 작용을 조절하는 역할 이외에 림포카인(Lymphokine)이라고 하는 여러 가지 생물 활성물질을 분비하기도 한다. T세포 중 일부는 종양에 대한 세포장애 작용도 지니고 있다.

단구는 호중구와 마찬가지로 활발한 탐식작용을 하고 있으며 이물질의 제거와 함께 체내에서 생긴 노폐물의 처리를 맡고 있다. 이 작용은 특히 단구에서 유래된 대식세포에서 크게 나타나고 있다.

백혈병이란 백혈구가 종양성 증식을 나타내는 질환으로 1846년 독일의 병리학자 피르호(Rudolf Virchow : 1821~1902)가 처음 발견하였다. 그 당시 환우의 피가 희게 보였다 하여 백혈병이라고 명명하였다. 그러나 그 후 조직의 변화는 같으면서 혈액 속의 백혈구가 거의 증가하지 않는 경우도 있음이 알려지게 되었는데 이것을 비백혈성 백혈병이라고 한다.

백혈병은 증식의 주체가 되는 백혈구계 세포의 성상에 따라 여러 가지 형으로 분류된다. 정상 백혈구계 세포는 크게 골수계와 림프계로 나누어지며 백혈병 세포도 그 중 어느 한 가지의 특징을 보이는 경우가 많다. 그래서 크게는 골수성과 림프성으로 대별되고 다시 그들의 특성을 기초로 하여 세분화 되어진다.

또 다른 분류방법으로는 자연경과의 완급에 따라 급성형과 만성형으로 나누기도 한다. ▶ 급성형에서는 백혈병 세포의 대부분이 미숙한 형태를 나타내고 있고 ▶ 만성형에서는 미숙한 세포에서 성숙한 세포가 단계적으로 증가하고 있거나 성숙형이 대부분을 차지하고 있는 경우가 많이 있다.

백혈병의 발생빈도는 아직까지 낮다고는 하지만 최근에는 조금씩 증가하고 있는 추세를 보이고 있다. 특히 급성형이나 고령자의 발생빈도가 증가하고 있는 경향을 보인다. 남녀의 차이는 거의 나타나지 않지만 연령, 인종, 지역에 따라 병의 형태나 빈도가 다르게 나타나고 있다.

그 예로써, 소아에게는 급성 림프성 백혈병(ALL), 성인에게는 골수성 백혈병(ML), 노인에게는 만성 림프성 백혈병(CLL)이 많다. 전체적인 빈도에서는 3~4세와 30세 이상에서 많이 발생되고 있다.

급성형과 만성형의 비율은 대략 5.5:1 정도로 나타나고 있으나 동양에서는 구미에 비해 급성 골수성 백혈병이 많고 만성 림프성 백혈병은 현저히 적게 나타나고 있다.

증상

백혈병의 증상은 병형에 따라 각기 다르게 나타나고 있다. 급성 골수성 백혈병에는 일반적으로 미숙한 백혈병 세포가 골수에서 증가하기 때문에 적혈구나 혈소판, 정상기능을 지닌 여러가지 성숙 백혈구의 생산이 억제되어 빈혈 증상과 함께 숨이 차며 심계항진, 혈소판 감소로 인한 출혈과 정상 백혈구 감소에 따른 감염증을 초래하게 된다.

급성 림프성 백혈병도 거의 마찬가지인데 림프조직의 종대가 뚜렷하게 나타나고 뇌척수 등에 백혈병 세포의 침윤을 일으키는 경우가 많다.

만성 골수성 백혈병은 백혈구 세포의 증가와 함께 권태감, 피로, 미열 증세를 보인다. 비종(脾腫)에 의한 복부 팽만감을 호소하기도 한다. 급성과는 달리 초기에는 혈소판 감소나 빈혈은 있어도 그렇게 심하지는 않지만 결국 급성형으로 변하게 되는데 이것을 급성전환이라고 한다.

만성 림프성 백혈병의 경우는 더욱 만성적으로 진행된다. 대부분은 전신 림프절 종창을 보이지만 때로는 림프구 기능 이상에 기인한 자가면역성 · 용혈성빈혈 등을 동반할 때도 있다.

이 밖에도 각 형의 백혈병 세포의 특이한 성상에 기인하는 증상들이 나타나는 일이 있다. 예를 들어 전골수구(前骨髓球)가 증가하는 급성 골수성 백혈병에서는 그 세포에 들어 있는 조직 트롬보플라스틴(Thromboplastin)에 의하여 파종성 혈관내 응고증후군을 일으킨다. 단구성 백혈병에는 치육종창 등 일반적으로 볼 수 없는 조직에 강한 침윤 경향을 보이기도 한다.

그 외 종류형성성 백혈병이라고 하여 신체의 여러 부위에 암종을 형성하는 특수한 백혈병도 있다.

검사방법

급성 백혈병인 경우에도 혈액과 골수의 도말염색표본의 형태학적 관찰에 의하고 진단은 일반적으로 용이하다. 그 까닭은 미숙한 형태를 보이는 세포의 비율이 높아지기 때문인데 이 현상을 백혈병열공 (白血病裂孔)이라고 한다.

급성 백혈병 세포들은 대부분의 경우 정상인 골수에 존재하는 같은 성숙단계의 세포와 비교하여 이형성을 나타내는 일이 많아 진단이 용이한 반면, 만성 백혈병에서는 정상적인 경우와 거의 같은 형태적 분화를 이루기 때문에 세포수가 그다지 증가하고 있지 않아서 진단이 곤란할 때가 있다.

이와 같은 경우에는 염색체 이상 등 다른 이상한 세포성상의 검출에 의하여 진단한다.

유사증상 판별

원인불명의 발열이 있을 때는 전염성질환, 류머티스열, 류머티스양관절염 등과 구별해야 하며, 출혈 경향을 보일 때는 특발성혈소판감소성 자반증, 재생불량성 빈혈 등과 구별해야 한다.

골통, 관절통이 심할 때는 류머티스열, 관절염, 골수염과 구별되어야 하며, 임파절 종대, 간·비 종대가 있을 때는 Hodgkin병, 임파종 세망내피증식증 등과 구별되어야 한다.

백혈병 환우의 2%, 암 치료 원인으로 발병

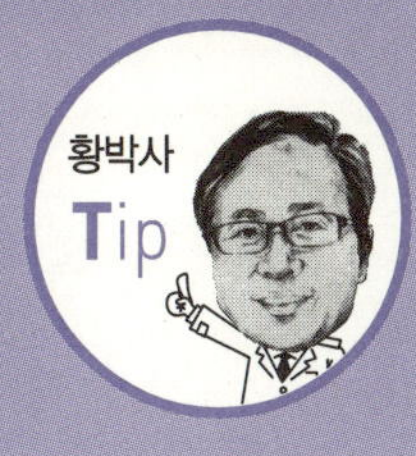

암 치료의 근간을 이루고 있는 항암제의 부작용이 학계의 큰 관심사로 떠오르고 있는 가운데 일본에서는 항암제 사용이나 방사선요법이 원인이 되어 2차적으로 백혈병에 걸린 환우가 무려 400명이 넘는 것으로 조사돼 충격을 던져주고 있다.

일본 후생성 백혈병연구반이 최초로 조사한 결과에 따르면 최근 10년간 발생된 백혈병 환우의 2%에 해당하는 400명이 일차적으로 발생한 암의 치료를 목적으로 항암제 투여나 방사선요법을 실시한 것이 원인이 되어 2차적으로 발생한 사실이 밝혀졌다.

이 같은 2차 암의 발생은 특히 암의 치료율이 향상되면서 지속적으로 증가하고 있어 치료법의 선정을 둘러싸고 새로운 골칫거리로 등장하고 있다.

10년간 백혈병이나 백혈병의 전구암이 발생한 환우 수는 약 2만 1700명에 달했다. 이 중 이전에 백혈병이 아닌 다른 암의 치료를 위해 항암제 투여를 받거나 방사선요법을 실시 받은 환우로 항암요법이 원인이 된 것으로 보이는 2차성 백혈병 환우는 전체 백혈병 환우의 약 1.9%에 해당한다.

항암제나 방사선은 암세포를 사멸시키면서 정상적인 세포의 유전자까지 손상을 입혀 암화시킬 위험성을 지니고 있다. 특히 백혈병을 일으키기 쉬운 항암제로는 알킬화제, 토포이소메라제 저해제 등이 꼽히고 있다. 이번에 밝혀진 2차 암 환우의 상당수도 이들 약물이 원인이었음이 확인됐다.

현재까지 암 치료는 생명을 구하는 것을 최우선으로 여기고 있기 때문에 다소의 부작용이 있더라도 이를 감수한 채 효과를 극대화할 수 있는 방법을 선택하는 실정이었는데 이번 조사를 계기로 항암요법에 대한 원천적인 재평가가 필요하다는 쪽으로 전문가들의 의견이 모아지고 있다.

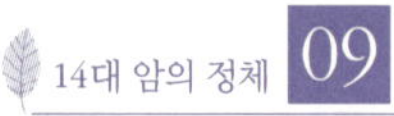

잘 생기는 암 시리즈 ❽ 식도암

식도는 제6경추의 높이에서 인두에 연결되고 제11흉추의 높이에서 위에 연결되는 길이 약 25cm 가량의 소화관 일부를 말한다.

기관과 척주 사이를 지나 횡격막을 관통하여 하단은 시계방향으로 약 90도 꼬여 있고 오른쪽 벽은 완만한 각도로 위소만(胃小彎)에 연결되어 있다.

식도 위접합부는 횡격막 아래 약 2cm 지점에 있다. 식도내강에는 생리적 협부가 3군데 있는데 먼저 식도 상단의 윤상인두근 또는 윤상연골 부분, 다음은 대동맥궁에 의해서 좌측이 압박되고 그 아래의 좌주기관지에서 압박되는 부분, 그리고 횡격막을 관통하는 바로 아래 부분이다.

식도는 휴지상태(休止狀態)에서는 앞벽과 뒷벽이 접근하여 있고, 점막은 여러 줄의 세로 주름을 이루고 있다. 주름은 음식물이 진입하여 식도가 확장되면서 펴져 없어지게 된다.

점막은 두터운 다층성 편평상피세포와 점막고유층으로 되어 있으며, 위점막으로의 이행부는 Z자형의 선을 이루고 있고 이행부 점막상피는 위액의 소화작용에 저항성을 띠고 있다.

점막하층은 매우 두터워서 점막층이 그 위를 자유롭게 이동할 수 있고 점막 하층의 식도선은 점액을 분비하여 내강을 기계적, 화학적 자극으로부터 방어하고 있다.

식도의 중요한 기능은 음식물이나 수분을 인두에서 위로 이송하는 일이며, 이것은 식도의 연동운동에 의해 이루어지고 있다. 식도의 연동운동에는 두 가지 형태가 있는데 그 하나는 음식물을 삼켰을 때 인두 접속부에서 시작하여 식도 말단까지의 과정이다. 다른 하나는 아래 5분의 3의 확장으로 생기는 것으로서 첫째 과정을 도와 삼키는 일을 완료시키고 위장에서 역류하는 것을 위로 되돌려 보내는 작용이다.

식도의 상단과 하단에는 괄약근의 작용이 있으며 상단의 윤상인두근에 의해 작용된다. 이 부위의 내압은 다른 부위보다 높아서 삼키는 동작과 함께 이완하고 인두부의 수축이 완료되면 폐쇄된다.

하단의 괄약근은 해부학적으로 특별한 것이며, 증명되지 않으나 압력계로 내압을 측정하면 식도열공을 지나 3~5cm의 길이에 걸쳐 고압부가 나타나는데 이를 하부식도 괄약근이라고 부른다.

또한 식도는 부교감신경과 교감신경의 신경지배 외에도 벽재신경총이라는 독립적 자율신경계의 지배를 받고 있다.

식도암이란 식도의 점막층과 근육층에 생기는 악성종양을 말한다. 식도는 경부식도(식도상부), 흉부식도(식도중부), 위 식도경계부(식도하부)로 나누어지고 있다.

상부와 중부에 생기는 암은 대부분이 편평상피암이며 위·식도 경계부인 하부에 발생하는 암은 선암으로 위에서 생긴 암이 식도로 파급된 경우가 대부분이다.

전체 식도암의 17%가 경부식도에서, 53%가 흉부식도에서, 나머지 30%는 하부식도에서 발생하고 있다.

식도암은 식도 내벽을 둘러싸고 있는 점막에서 발생하여 내부 통로로 종괴와 궤양을 형성하면서 진행한다. 그 결과로 식도 내강이 좁아지고 음식물이 지나가지 못하게 된다.

한편 점막에서 근육층을 뚫고 피막으로 침윤한 암은 기관지, 대동맥, 심막, 흉막 등의 인접 장기까지도 퍼져 나갈 수 있다. 이때 림프절(경부나 복부)에 흔히 전이되고 있으며, 혈액을 따라 간·폐·뼈 등에도 원격 전이될 수 있다.

또한 식도암은 50대 이상의 고령층에서 흔히 발생되고 있으며 남성이 여성에 비해 3~5배나 더 많은 발생을 보이고 있다.

증상

초기 증상으로는 음식물을 삼킬 때 가슴에 무엇인가 걸린 것 같은 느낌과 함께 이물감, 불쾌감, 흉통 등을 호소한다. 병이 진행되면 음식물을 삼키기가 곤란해지는데 특히 딱딱한 고형 음식인 경우가 더욱 심하게 나타난다. 이때는 식도의 내경이 반 이상 좁아진 상태이며 여기서 더 진행되어 식도 내강이 폐쇄되면 음식물이 역류하여 구토를 유발하는 통과장애의 증상과 함께 체중감소와 변비 증세를 보이기도 한다.

식도암이 궤양을 일으키면 음식물이 섞여 있는 선혈을 대량 토해낼 때도 있다. 또 암류가 기관을 뚫고 나가거나 신경에 침입할 경우에는 심한 해수 또는 목소리가 쉬거나 나오지 않는 등의 증상이 나타나기도 한다.

경부임파선에 전이된 암류가 완신경총을 압박, 혹은 파괴할 때는 팔에 통증이 나타나는데 통증의 강도는 팔을 들어 올릴 수 없을 정도다.

검사방법

먼저 환자의 호소를 잘 청취한 다음 조영제를 사용한 X선 검사(식도조영술)와 식도 내시경검사를 통한 조직검사로 간단하게 확진할 수 있다.

유사증상 판별

식도염, 분문경련, 식도양성종양, 식도게실, 식도정맥류, 식도궤양, 식도결핵, 식도외상 등과의 감별이 필요하다.

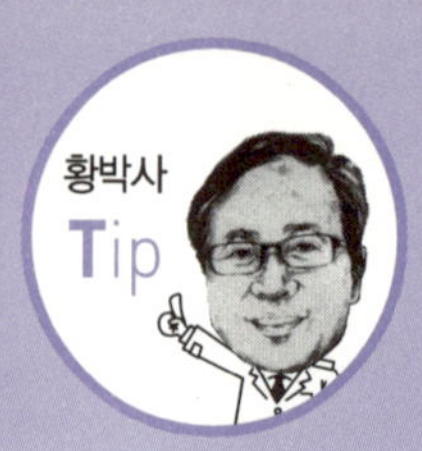

아연 보충제, 구강암·식도암 예방 효과 있다

아연 보충제가 이 성분의 결핍으로 인해 구강암이나 식도암이 발생할 확률이 높은 이들에게서 발암을 예방하는 데 효과적이라는 연구결과가 나왔다.

미국 토머스제퍼슨의과대학의 미생물학·면역학 연구팀은 미국 〈국립암연구소〉지에 발표한 논문에서 이같이 밝혔다. 아연이 결핍된 상태에 있는 실험용 쥐들의 경우 COX-2효소의 생성량이 증가하면서 상부기관식도부(UADT)에 종양이 나타날 가능성이 증가하는 것으로 나타났는데 이들에게 아연 보충제를 경구 투여한 결과 식도와 혀에서 눈에 띄었던 전암성(前癌性) 병변이 사라졌다는 것이다.

잘 생기는 암 시리즈 ❾ 위암

위는 식도와 십이지장 사이에 있는 자루 모양의 소화관 일부다. 우리가 삼킨 음식물은 식도를 거쳐 위에 이르게 되고 음식물은 위액과 위의 연동작용에 의해 소화 교반되어 십이지장에 보내진다.

위와 식도가 연결된 부분을 분문이라고 하고 위와 십이지장이 연결된 부분을 유문이라고 한다. 분문과 연결된 식도하부는 식도하부 괄약근에 의해서 위 내용물이 식도로 역류하는 것을 막아준다. 유문부는 위의 윤상근과 종주근이 두꺼워져 유문괄약근을 만들고 있다. 또한 위에는 전면과 후면이 있는데 안쪽을 소만(小彎), 바깥쪽을 대만(大彎)이라고 부르고 있다.

위벽의 구조는 안쪽면에서 바깥쪽 면을 향해 점막, 점막하층, 근육, 장막 등 4층으로 나누어져 있다. 점막은 편평상피, 점막고유층,

점막하층으로 되어 있으며 분비선의 종류에 따라 분문선조직, 위저선조직, 중간체, 유문선조직으로 구분되어 각기 위고유위선이라는 분비선에 의해 위액을 분비하고 있다.

점막하층은 위 점막 아래에 있다. 결합조직으로 되어 있고 동맥 및 정맥 등의 혈관계가 풍부하다.

근층은 점막하층과 장막 사이에 위치하여 있고 민무늬근 섬유로 이루어져 있다. 구조상으로는 외측으로부터 종주근층, 윤상근층, 사주근층 등 세 층으로 되어 있다. 장막은 위를 둘러싼 가장 바깥부분의 층인데 소만과 대만에서 소망(小網) 및 대망(大網)을 형성하고 있다.

위를 지배하고 있는 신경은 자율신경계이며 부교감신경계와 교감신경계로 나누어진다. 부교감신경계인 미주신경을 자극하면 위의 운동과 위액 분비가 항진되는 반면 교감신경은 위의 운동기능을 억제시킨다.

위의 운동은 위의 고유근층에 의하여 이루어지는데 위의 긴장을 유지하는 긴장성 수축과 연동운동으로 구분된다. 이 운동에 의하여 위 안으로 연하된 음식물이 십이지장으로 운반되어진다.

긴장성 수축이란 일정 시간이 지나서 위 내용물의 소화가 어느 정도 진행되면 위벽 전체의 긴장이 높아지며 위 내압이 상승하여 위 내용물을 십이지장 내로 배출시키려는 운동을 말한다.

위의 연동운동이란 위체 중앙부로부터 윤상근의 수축이 일어나 처음에는 약하지만 점차 강해지면서 그 영향이 유문까지 미치는 수축운동을 말한다. 보통 1회에 5~20초 간격으로 연동이 일어나고 10~30초 사이에 위체 중앙에서 유문에 이르게 된다.

유문륜이 닫힌 상태에서 이 운동이 일어나면 음식물이 위액과 잘

암 치료법 드디어 찾았다!

교반되어 음식 덩어리가 반유동성인 죽 상태로 된다.

비어 있는 위의 기아수축은 음식물이 섭취되는 즉시 사라지고 연동운동이 시작되는데 위가 비게 될 때까지 계속 이루어진다.

위암은 위에 발생하는 암종을 말한다. 한국인에게 발생하는 암 중에서 가장 흔한 암의 하나로 악성 종양의 24%를 차지하고 있다. 남성에게 발생하는 암의 30%가, 여성에게 발생하고 있는 암의 17%가 위암으로 나타나고 있다.

환자의 평균 연령은 51세로 대부분 40~50대에서 빈발하고 있으나 20대 젊은층에서 발견된 경우도 3%나 된다. 여성보다 남성에게서 2배 이상 많이 발견되고 있다.

위암은 분문부에서 유문부 사이의 어느 곳이든지 점액 분비세포에서 발생할 수 있지만 대부분의 경우(약 75%) 유문부나 유문동에서 발생되며, 2~5%에서는 동시에 2개 이상의 원발성 위암이 존재하고 있음을 보이고 있다.

육안으로 볼 때 대부분의 위암은 1926년 보르만(Borrmann)이 제안한 4가지 형태 중(보르만 1형, 보르만 2형, 보르만 3형, 보르만 4형) 어느 한 가지로 분류되고 있다.

내시경의 광범위한 이용으로 위암의 표제형을 볼 수 있고 발견할 수 있게 됨으로써 1962년 일본 위장관 내시경학회에서는 조기 위암의 분류를 제시한 바 있다. 여기서 조기 위암이란 림프절 전이에 상관없이 위 점막이나 점막하층까지 암이 국한된 것으로 정의하였다.

위암이 전이되는 경로는 위벽 내에서 퍼지는 경우와 림프관 속으로 암세포가 퍼지는 경우(주로 좌측 쇄골상과 림프절 전이), 이밖에 간, 췌장,

횡행결장, 결장간막 등의 인접 장기로 직접 퍼지거나 혈행성 전이로 전신성 순환 속으로 들어가 간, 폐, 뼈 및 기타 부위로 전이되는 경우를 들 수 있다.

증상

초기에는 뚜렷한 증상을 보이지 않다가 병변이 진행되면서 서서히 나타나기 시작한다. 상복부 동통과 불쾌감은 가장 많이 나타나는 증상으로 위암이 진단될 때까지 약 85%나 관찰되고 있다.

소화성 궤양 병변 자체는 대개 늦어도 60~70일 내에는 치유되므로 2개월 이상 궤양이 지속될 때는 일단 암에 의한 궤양을 의심하게 된다. 동통은 음식물에 의해서 완화되는 경우도 있어 양성 위궤양과 구분하기 어려울 때가 있다.

그밖의 증상으로는 소화불량, 식후팽만감, 트림, 식욕부진, 가슴앓이 등이 나타난다. 토사는 일반적으로 위암이 진행된 후 늦게 나

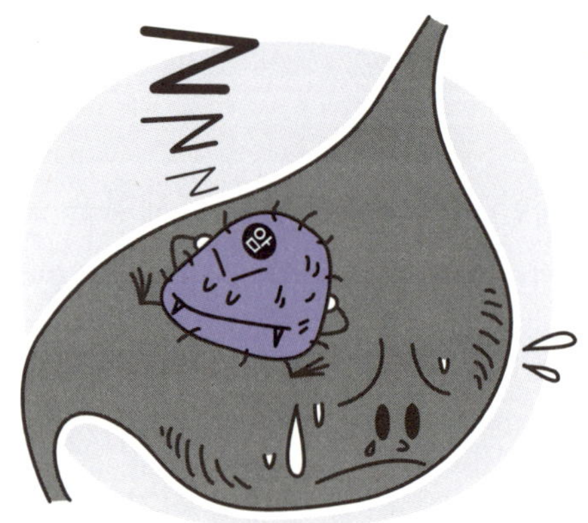

타나는 경우가 많으며 때때로 체중감소, 빈혈 증상을 보이기도 한다. 위암 부위가 헐어 토혈과 함께 암 부위가 터져 복막염을 일으키는 수도 있다.

딱딱하고 눌러도 아프지 않은 움직이는 종괴가 간과 분리되어 심와부에서 촉지되기도 하며 쇄골상부와 액와 부위에서 임파결절의 종대가 확인되기도 한다.

검사방법

환우가 평소부터 위궤양이나 위염을 앓고 있지 않았는가에 근거하여 특별히 40세 이상의 연령층에서 원인 불명의 빈혈이나 위산 결핍, 대변의 잠혈, 식욕부진, 염식(厭食:음식물이나 그 냄새를 싫어하는 것), 식후 위부의 불쾌감 등이 있을 경우에는 적혈구 용적, 혈색소 등 빈혈에 대한 검사와 방사선검사, 내시경검사, 생검을 병용하면 대개의 경우 확실한 진단을 얻을 수 있다.

유사증상 판별

양성폴립, 점막하 양성종양, 이형상피 미란, 반응성림프종, 궤양반흔, 양성궤양, 위염, 위궤양 등과 구별되어야 한다.

위암 원인 헬리코박터균
키스로 전염된다고?

헬리코박터균은 정말 단 한 번의 키스로 전염이 될 수 있을까?

헬리코박터균의 확실한 감염경로는 아직 밝혀지지 않았지만 가장 강력하게 의심되는 것은 입에서 입으로의 전염이다.

이 균은 위점막 표면 젤리처럼 끈적이는 점액에 기생한다. 따라서 평상시 입안에는 헬리코박터균이 없으며 키스를 해도 균이 전염되지 않는다. 그러나 구토를 한 직후나 위식도역류 환우인 경우엔 위 속 헬리코박터균이 일시적으로 구강까지 올라온다. 따라서 이런 상황에서 키스를 하거나, 술잔을 돌리거나, 국이나 찌개를 함께 먹으면 균이 전염될 수 있다.

아직 정설은 아니지만 스케일링을 하지 않아 치석이 많은 사람도 이 균을 옮길 수 있다고 하는데 치아 표면에 침착된 치석에서 헬리코박터균 DNA가 발견됐기 때문이다.

과거에 없던 새로운 전염 매개체는 바로 내시경이다. 헬리코박터균에 감염된 환우에게 사용됐던 내시경을 철저하게 소독하지 않고 다른 사람의 검진에 이용하면 감염될 확률이 높다.

재미있는 사실은 내시경 검사를 하는 의사도 헬리코박터균 감염률이 높다는 것이다. 말레이시아에서 발표된 논문에 따르면 내시경을 시행하는 의사의 헬리코박터 감염률이 32.9%로 11.3%인 보통 사람에 비해 3배 가까이나 높았다. 내시경 검사를 하는 과정에서 헬리코박터균에 감염된 환우의 침이 튀어 감염률이 높아지는 것으로 보인다.

최근엔 애완 고양이나 양에서도 헬리코박터균이 발견되어 이를 통한 전염 가능성이 제기되었으며, 파리가 매개체 역할을 한다는 보고도 있다. 일단 헬리코박터균에 감염되면 저절로 없어지는 경우는 거의 없다.

잘 생기는 암 시리즈 ⑩ 유방암

유방이란 가슴 양쪽으로 둥글게 솟아오른 피부 및 피하조직의 융기를 말한다. 기능적으로는 생식기 계통의 한 부속선으로 작용하고 있으나 구조나 발생 경위로 볼 때 오히려 피부와 밀접한 관계가 있다. 위 아래로는 제 2~6 늑골 사이에, 좌우로는 흉골 옆에서 중간 겨드랑이 선에 걸쳐 위치해 있다.

유방의 한 가운데 앞으로 돌출된 부분을 유두라고 하는데 여기에 유방 분비선인 10여 개의 유선 분비관이 열려져 있다. 유두 주위는 유륜이라고 하며 이 유두와 유륜은 나머지 부분에 비해 색소 침착이 크고 여성의 경우 임신하게 되면 색소가 더욱 짙어진다.

유두, 유륜 밑에는 근육층이 얇게 깔려 이것의 수축으로 유두를 일으켜 세우거나 유륜을 오므라들게 하여 분비관 또는 주위의 정맥들을 확장시키는 일을 한다.

유방의 불룩한 융기 부위는 유선과 지방층으로 이루어져 있다. 유방의 크기와 모양은 생식기능과 관련된 유선의 활동상황과 지방층의 양에 의해 결정되는데 인종과 개인의 차이가 있을 뿐 아니라 월경주기, 임신, 수유 등 생리적인 상태에 따라 크기가 달라지게 된다.

유선은 젖을 만들어내는 부분으로 약 15개의 분비유선엽 덩어리로 이루어져 있으며 여기에서 나오는 젖은 분비관에 해당되는 유관이 되어 유두 끝에 열리게 된다. 외부로 열리기 직전에 유관은 약간 넓어져 있는데 이곳은 유관동이라고 한다.

유선의 말단부인 유선엽은 임신이 시작됨에 따라 활발한 세포분열을 일으켜 분비기능 준비를 하는데 임신 9개월 쯤 되면 젖이 생산되기 시작한다. 분만 직후에는 이 기능이 빠른 속도로 진행되어 젖의 분비가 본격적으로 시작되다가 이유기가 지나면 유선은 다시 위축되어지고 기능은 점차 쇠퇴하게 된다.

유방암은 유암이라고도 하며 여성의 유방에 발생하는 암을 말한다. 서구사회에서는 여성에게 발생하는 암 중 수위를 차지하고 있으며 여성 8명 중 1명꼴로 약 12%의 여성이 일생 중 유방암에 걸리는 확률을 보이고 있다. 우리나라의 경우에는 자궁암, 위암에 이어 여성 암의 7~9%를 차지하며 연간 1500~2000명의 새로운 환자가 발생하는 것으로 추정되고 있다.

유방암은 연령에 따라 발병률이 증가하다가 60세 이후에는 감소하는 경향을 보인다. 일반적으로 40~50대 여성에게 많이 나타나나 최근에는 젊은 여성에게서 발생하는 경우도 적지 않다.

매우 드물게는 남성에게서도 발생되고 있는데 전체 유방암의 약

1%에 불과하며, 주로 50~60대에 많고 여성보다는 보다 고령에서 나타난다고 볼 수 있다.

유방암에는 여러 종류가 있다. 그 중에서도 선암, 경암, 수양암, 단순암 등은 분화가 잘 되지 않으나 진전속도는 빠른 편이며, 유방암의 대부분을 차지하고 있다.

반면 분자양암(여드름 모양의 암), 유두상암, 점액선암, 습진양암 등은 분화는 잘 되나 진전속도는 완만한 편이다. 이 밖에도 유선육종과 암육종이 있으나 매우 희소하게 나타나고 있다.

증상

초기에는 대부분 이렇다 할 전신 증상은 나타나지 않는다. 다만 가장 두드러지는 것이라면 무통성 종괴의 출현이라고 말할 수 있다.

말 그대로 통증은 없고 우연히 무거워서 아래로 처지는 느낌이 들 뿐이며 겨드랑이 아래에서는 무언가 울퉁불퉁하고 껄끄러운 감이 느껴지는데 이 경우에는 그 하나하나에 통증이 있다.

종괴가 처음으로 나타나는 곳은 유방의 윗부분 또는 유두에 가까운 곳이다. 가끔 유두에서 약간 떨어진 부위에 생기기도 한다. 이들 종괴는 단발성 또는 다발성으로서 그 테두리가 가지런하지 못하고 약간 단단하며 둥근 모양을 하고 있다.

주위 조직과의 한계는 명확하지 않은 편이다. 처음에는 이렇다 할 통증은 없고 단지 약간의 둔통이 있을 뿐이다.

종괴가 얕은 곳에 있으면 바로 그 위의 피부는 점상으로 함몰되는데 손가락으로 그 종괴를 움직일 경우 그 위의 피부도 따라 움직인다.

어떤 환우의 경우에는 종괴를 건드려 움직일 때면 유두로부터 약간의 피가 섞인 유즙과 같은 분비물이 나오기도 한다. 이 같은 종괴는 일반적으로 심부와 주변부를 향하여 점차 확대되어 가는 성질이 있고 피부와 이어져 있다.

유방암이 심할 때는 피부가 터지고 궤란을 일으키며 농혈이 흘러나오거나 심한 악취와 함께 통증도 있게 된다.

한편 종괴를 덮고 있는 피부는 단단해지면서 자색을 띠게 되고 전신적인 발열 증상과 함께 식욕이 떨어지고 그 몸은 점차 야위어간다.

어떤 때에는 환측(患側)의 림프선이 종대되기도 하고 계속 진행하여 쇄골상부와 액와 림프선까지 종대되는 경우도 있다.

암종이 발전하여 폐나 간, 뼈 등에 전이되면 그에 상응하는 증상들이 나타나기도 한다. 유방암의 액와림프선 전이 여부는 병의 예후를 판단하는 데 있어서 중요한 소견이 되고 있다. 습진성 병소가 유두와 유륜에 나타나면 암종의 한 형태인 페이젯병(Paget's disease)인지 아닌지 주의하여 관찰할 필요가 있다.

검사방법

환우의 연령, 임신, 분만, 수유, 초경, 폐경 여부와 가족력 등을 참고로 하여 우선적으로 조심스런 시진(視診)과 촉진(觸診)이 필요하다(주기적인 자가 진찰은 유방암 조기 발견에 매우 도움이 되고 있다).

유방 X선 촬영은 85~90%의 정확성이 있고 미세 석회화 침착소견 등으로 알 수 있다.

초음파 검사는 낭종성과 고형의 감별에 쓰이며 몸에 해가 없는 것

암 치료법 드디어 찾았다!

이 장점이나 진단 정확도는 낮다. 그밖에 온도 촬영술이 있기는 하나 아무래도 정확한 진단을 위해서는 유방의 생검이 필수적이다.

유선섬유선종, 유선낭포성 증식병, 유선도관내 유두상종, 지방괴사, 유방결핵, 장세포성 유선염 등과 구별해야 한다.

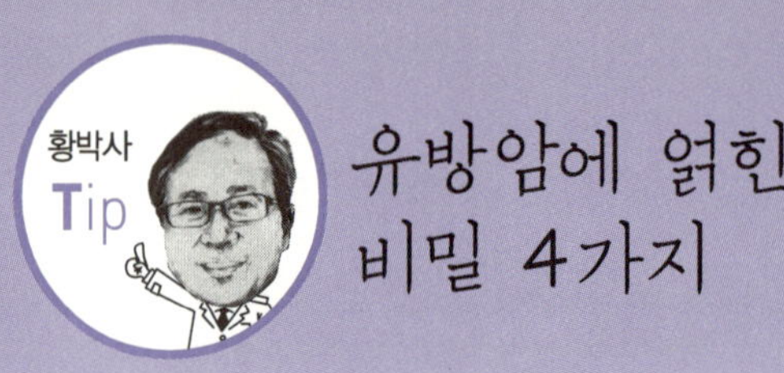

유방암에 얽힌 비밀 4가지

1. 브래지어 벗고 가슴을 숨 쉬게 하자

이 세상에서 인간이 만든 쓸모없는 개발품 중의 하나가 바로 브래지어라고 생각한다. 가슴의 모양을 바로 잡는다는 이유로 잠잘 때조차도 브래지어를 하는 것은 여성의 건강을 위해서 참으로 어리석은 일이다. 까닭인즉 브래지어가 유방암 발생을 촉진시키는 1등 공신 중 하나이기 때문이다.

미국에서 진행된 어느 조사에 따르면, 24시간 브래지어를 하는 여성이 전혀 하지 않는 경우보다 무려 125배나 유방암 발병 가능성이 높은 것으로 나타났다. 흡연자의 폐암 발병률이 비흡연자보다 10~30배 높은 것과 비교한다면 브래지어가 담배보다 나쁜 것이라고 말할 수 있다.

여성의 신체는 걷거나 달릴 때 가슴이 저절로 따라서 운동하는 구조를 가지고 있는데 브래지어를 착용하면서 이러한 움직임을 방해하게 된다. 그래서 정상적인 림프의 흐름을 막고 산소 결핍증을 일으켜 암을 유발한다는 것이다.

반면 자연 본연의 상태에서는 움직이고 걷고 달릴 때마다 유방이 움직이고 유방이 움직이면서 저절로 마사지되고 림프의 흐름은 증가하게 되어 세포가 대사를 할 때 생기는 독소와 노폐물이 사라지게 된다. 모유 수유를 하는 여성이나 운동량이 많을수록 유방암 발병률이 낮은 것도 이 같은 사실을 뒷받침 해준다 하겠다.

또한 브래지어는 호르몬의 변화를 유발시킬 수 있다고 한다. 여성의 유방은 다른 신체 부위보다 온도가 낮아야 건강한 상태를 유지할 수 있는데 브래지어를 착용하게 되면 온도가 인위적으로 올라가 호르몬의 균형이 깨지면서 유방암을 발생시키게 된다는 것이다.

사실 유방암 예방의 적은 브래지어라는 말이 오르내리기 시작한 것은 꽤 오래 전 일이지만 사회적인 이목 때문이라든지, 습관이 그렇게 들어서라든지 등의 이유로 여성 스스로가 벗어던지는 경우는 그리 많지 않다.

사회 통념상 실천하기 힘들다면 잠 잘 때만이라도 벗어버리자. 남자들도 잠잘 때까지 목을 졸라매는 넥타이를 하진 않는 것과 마찬가지로 말이다. 잠잘 때조차 가슴을 졸라매는 브래지어는 분명 여성 건강에 있어서 적신호라 할 수 있다.

2. 칼슘길항제, 유방암 발생 2배 높인다

세계 의약계를 떠들썩하게 했던 칼슘길항제의 심장질환 사망률 상승 부작용 문제가 채 가라앉기도 전에 이번에는 칼슘길항제가 유방암 위험성을 크게 높여준다는 연구결과가 발표돼 충격을 더하고 있다.

65세 이상의 여성 3198명을 대상으로 실시한 조사 결과 칼슘길항제를 사용한 환우의 유방암 발생 비율이 정상인의 2배에 달했다. 이 결과는 학술지 〈Cancer〉에 실렸으며, 이번 연구는 미국립 심장·폐·혈액연구소(NHLBI)의 후원을 받아 대대적으로 실시된 〈칼슘길항제의 순환기질환에 관한 연구〉의 한 부분으로 알려졌다.

NHLBI는 별도로 진행된 다른 연구에서 단기작용 칼슘길항제가 과거 문제되었던 심장병 사망률을 높여주는 부작용과 마찬가지로 유방암과도 밀접한 관련성을 지니고 있음이 드러났다고 강조했다.

＊칼슘길항제는 혈압강하 효과가 있어서 고혈압에 널리 처방되고 있는 약제 중 하나임.

3. 야간근무 여성, 유방암 발병률 높다

덴마크 암역학연구소 연구팀은 학회지에 기고한 논문에서 야간에 근무하는 여성들의 경우 유방암에 걸릴 확률이 높아지는 것으로 보인다고 발표했다.

연구팀은 연관관계 성립에 대해서는 아직 확실한 결론을 도출하지 못했지만 야간근무시간 동안 조명에 노출되는 것이 호르몬계에 변화를 일으켜 발암률을 증가시키는 것으로 보인다고 피력했다.

유방암은 영국의 경우 여성들의 사망원인 1위에 올라 있으며, 최근 진단기술과 치료제 개발 분야에서 뚜렷한 진전이 있었음에도 불구하고 매년 1만 명 정도가 유방암으로 인해 사망하고 있는 형편이다.

연구팀은 30~45세 사이의 여성 7000여 명을 대상으로 조사를 진행했으며 그 결과 최소한 6개월 이상 야간에 근무한 경험을 지닌 여성들의 유방암 발병률이 50% 이상 증가한 것으로 나타났다. 특히 야간근무 기간이 장기화될수록 발암률도 함께 상승한 것으로 조사됐다.

이에 대해 한 연구원은 뚜렷한 증거를 제시하기는 어렵지만 조명이나 자기장에 노출되면서 체내의 멜라토닌 호르몬 분비량에 혼란이 발생해 유방암 발병률을 끌어올리는 것으로 보인다고 말했다.

4. 흡연하면 유방암 전이 촉진한다

유방암이 폐암으로 전이되는 비율이 흡연자의 경우는 비흡연자에 비해 2배나 높다는 연구 결과가 나왔다. 또 목 디스크 수술 환우의 치료율도 흡연자는 비흡연자에 비해 크게 떨어짐이 입증됐다.

미국 캘리포니아대 연구팀은 유방암에서 폐암으로 전이가 일어난 유방암 환우 중에는 흡연자가 비흡연자의 2배나 된다고 발표했다. 또 유방암에서 폐암으로 전이된 87명의 환우와 전이가 일어나지 않은 174명의 유방암 환우를 비교 분석함으로써 이 같은 사실을 확인했다고 밝혔다.

한편 토마스 제퍼슨대 연구팀은 목 디스크 수술 환우의 완치율이 비흡연자의 경우, 흡연자보다 훨씬 높다고 거의 같은 시기에 발표했다.

연구팀은 이 연구 결과를 미국 골관절수술 학회지에 보고했는데 비흡연 환우는 치료 속도가 빠르며 통증도 훨씬 덜해 진통제 투여량도 상대적으로 적었다고 설명하면서 이는 흡연 시 체내로 흡수된 니코틴이 골의 정상적인 복구 기능을 더디게 하는 것 같다고 말했다.

수술 후 골의 재봉합률은 비흡연자가 81%, 흡연자가 62%였으며, 통증을 비롯한 전체 치료율도 88%와 76%로 확실한 차이를 보였다고 연구팀은 덧붙였다.

암 치료법 드디어 찾았다!

잘 생기는 암 시리즈 ⑪ 자궁암

자궁이란 태아가 자리잡게 되는 여성 성기의 이상(梨狀) 근육성 기관으로 골반강의 중앙에 자리잡고 있는 계란 크기만 한 장기를 말한다.

정면에서 보면 위쪽이 크고 배(梨) 모양을 하고 있으며 앞뒤로는 약간 편평하다. 자궁의 상부 3분의 2는 자궁체부로서 둥그스름한 모양을 띠고 있고 하부의 3분의 1은 원주상으로 사궁경부라고 한다. 사궁경부 하단은 자궁질부라고 하는데 질의 가장 깊은 곳에 반구형으로 돌출되어 있다.

자궁의 앞쪽에는 방광이 있고 뒤쪽에는 직장이 있으며 그 사이에 각각 방광자궁와(膀胱子宮窩), 직장자궁와가 서로 간격을 두고 자리하고 있다.

자궁체부의 최상부를 자궁저부(子宮低部)라고 한다. 그 좌우 양단의 자궁각(子宮角)에 난관이 부착되어 있다. 그 앞쪽에는 자궁원인대(子宮圓靭帶)가, 후방 아래쪽에는 자궁난소삭(子宮卵巢索)이 붙어 있다.

자궁체부의 표면은 복막으로 덮여 있고 근육층에는 평활근이 발달해 있다. 내면은 자궁내막으로 덮여 거의 세모꼴의 자궁강(子宮腔)을 이루고 있다.

자궁강의 하단은 가늘어져서 자궁경관에 접속되어 있으며 이 부분을 내자궁구(內子宮口)라고 한다. 그 이하는 자궁협부라고 하며 질로 열려 있는 곳을 외자궁구(外子宮口)라고 하는데 외자궁구로부터 자궁 저부 내면까지의 길이는 보통 성인의 경우 6.5~7cm이다.

자궁암은 자궁에 발생하는 상피성 악성종양으로 경부에 발생하는 자궁경부암과 체부에 발생하는 자궁내막암으로 분류한다. 이 중에서 경부암이 자궁암의 약 80%를 차지하고 있으며, 그 발생률 또한 체부암에 비해 10배 정도나 높게 나타나고 있다.

• 자궁경부암 | 자궁 질부에 발생하는 질부암과 경관에 발생하는 경관암으로 분류된다. 자궁경부암은 우리나라 여성 중 가장 많이 발생하는 악성종양이다. 조직학적으로 질부암은 대부분이 편평상피암이고 경관암은 선암이다. 잘 발생하는 연령층은 40~50대의 여성으로 그 중에서도 40대가 전체의 약 40%라는 높은 수치를 차지하고 있다.

자궁경부암은 진행상태에 따라 제0기에서부터 제4기까지 5단계로 분류되고 있다.

① 제 0 기 : 가장 초기의 상태로 암세포가 기저막을 파괴하지 않고 상피 속에 머물러 있는 단계다. 상피내암이라고 한다.

암 치료법 드디어 찾았다!

② 제Ⅰ기 : 암이 자궁경부에 국한되어 있는 단계이며 미소침윤암(微小浸潤癌)을 제

　　Ⅰa기라고 한다.

③ 제Ⅱ기 : 암이 자궁경부를 지나서 퍼진 상태인데 골반벽 또는 질벽 아래 3분

　　의 1에는 미치지 못한 단계다.

④ 제Ⅲ기 : 암의 침범이 골반벽까지 달한 상태로 종양괴와 골반벽과의 사이에

　　간격을 남기지 않은 단계, 또는 질벽 침윤이 아래의 3분의 1을 넘은 단계다.

⑤ 제Ⅳ기 : 암이 소골반강(小骨盤腔)을 넘어서 퍼지거나 방광, 직장의 점막을 침범

　　한 단계다.

• 자궁내막암 | 자궁체부 내막에서 발생하는 자궁체부암을 가리킨다. 동양권에서는 자궁경부암의 10분의 1 정도의 비율로 발생하고 있으며 갱년기 여성, 수년간 불임이거나 임신 횟수가 적은 여성, 비만, 고혈압, 당뇨병, 호르몬 남용자 등에게서 많이 발생되고 있다.

반면 미국에서는 자궁내막암이 부인 암 중에서 1위로 보고되고 있는데 우리나라에서도 최근 발생빈도가 점차 증가하고 있는 추세다.

증가요인으로는 평균수명 연장에 따른 자궁내막암이 호발하는 폐경기 후의 연령층 증가와 폐경기 후 자궁내막암의 유발인자인 난포호르몬(Estrogen)제제의 사용 증가와 더불어 임신 횟수의 감소와 음식물의 과다섭취 등을 들 수 있다.

이러한 자궁내막암 발생의 고위험군은 다음과 같다.

첫째 : 폐경기 후 과다한 자궁 출혈과 불규칙한 자궁 출혈을 보이는 사람

둘째 : 비만증, 당뇨병, 당불내성 체질인자

셋째 : 갑상샘 기능장애, 유방암 · 난소암의 가족력이 있는 사람

넷째 : 지속적인 난포호르몬의 자극에 노출된 사람 등을 들 수 있
다.

병리학적으로 자궁내막암은 선암, 선극세포암, 선편평세포암, 투
명세포암, 유두성선암, 분비성선암 등으로 분류되고 있다.
자궁내막의 조직학적 분화도를 세 등급으로 나누면 매우 잘 분화
된 선암(G1), 부분적으로 충실성 병소를 가진 중등도로 분화된 선암
(G2), 대부분 충실성이며 전체가 미분화된 선암으로 분류할 수 있는
데 자궁내막암의 대부분은 중등도 분화 선암이 분화된 것이다.

국제산부인과학회(FIGO)에서 임상적 병기(病期)에 따라 채택된 분류
내용을 소개하면 다음과 같다.
① 제 0 기 : 상피내암과 조직학적으로 암이 의심되는 경우다.
② 제 Ⅰ 기 : 암이 자궁협부를 포함한 자궁체부에 국한된 상태다.
　　Ⅰa : 자궁강의 길이가 8cm 이하인 상태
　　Ⅰb : 자궁강의 길이가 8cm 이상인 상태
③ 제 Ⅱ 기 : 암이 자궁체부와 경부를 침범하였으나 자궁 밖으로
　　퍼지지 않은 상태다.
④ 제 Ⅲ 기 : 암이 자궁 밖으로 퍼졌으나 진골반은 침범하지 않은
　　상태다.
⑤ 제 Ⅳ 기 : 암이 진골반을 침범하였거나 방광, 직장 점막을 침범
　　한 상태로 방광, 직장, 점막에 수포성 부종이 있는 경우는 제 Ⅳ
　　기에서 제외한다.
　　Ⅳa : 방광, 직장, S상결장, 소장 등 인접 장기를 침범한 상태

암 치료법 드디어 찾았다!

Ⅳb : 원격 장기로 암이 전이된 상태

자궁내막암의 예후인자로는 ▶ 조직학적 유형 및 분화도 ▶ 자궁 근층의 침범 여부 ▶ 복막 세정액의 세포학적 검사 ▶ 자궁강의 길이 및 자궁부속기관의 전이 유무 ▶ 림프절 전이유무 ▶ 임상적기 등이 있다.

증상

자궁경부암의 아주 초기에는 아무런 증상이 없는 경우가 많지만 좀 더 진전되면 초기 증상인 부정기 성기출혈이 나타나는데 그것도 성교, 내진 등 이른바 접촉 출혈의 형태를 보인다. 이는 진단상 매우 중요한 증상 중 하나다. 또한 이 접촉 출혈은 초기 증상이긴 하지만 진행암인 경우에도 적지 않게 나타난다.

말기 증상으로는 지속성 출혈을 보이며 암의 진행에 따라 출혈이나 대하의 양이 증가되고 빈혈상태로 빠지게 된다. 진행 암의 경우 방광염, 신우염, 수신증 등의 요로장애와 직장장애, 동통 등을 수반하지만 결국에 가서는 전신적인 악액질을 나타낸다.

자궁내막암은 75% 정도가 폐경기 후에 발생하고, 15%가 폐경기 전후에, 약 10%가 폐경기 선에 발생한다. 폐경기 후에는 사궁출혈이 나타나고, 폐경기 전에는 월경과다가 나타난다. 암이 진행됨에 따라 월경이상, 혈성대하(血性帶下)를 보이며 암 말기가 되면 동통, 체중감소, 전신쇠약, 빈혈 등이 나타난다.

검사방법

내진(內診), 시진(視診)과 함께 질경검사, 자궁경검사, 세포진검사, 구획소파술, 생체조직검사를 통하여 확진할 수 있다.

자궁경미란, 자궁경결핵, 자궁경유두상종, 자궁근종, 자궁내막증, 자궁부속기염 등과 구별해야 한다.

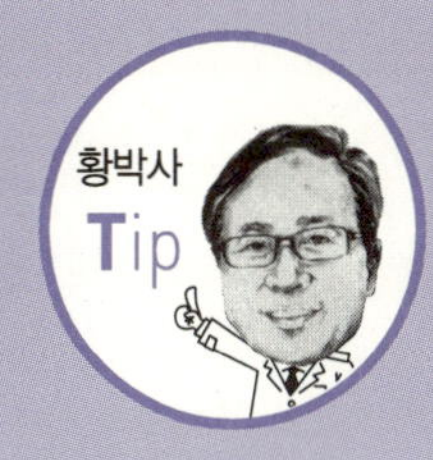

자궁암 가운데 단연 1위는 자궁경부암으로 미국 등 선진국에 비해 우리나라는 높은 발생 빈도를 보이고 있다.

자궁은 조랑박이 거꾸로 매달린 모양처럼 생겼으며 조롱박의 입구 부분이 경부로 질과 연결되어 있다. 자궁에서 만들어진 길쭉한 원주세포가 질의 산성도를 견디기 위해 납작한 모양의 편평세포로 바뀌는 변형대가 있는데 이 변형대에서 고장이 일어난 것이 자궁경부암이다.

자궁경부암의 원인은 휴먼파필로마 바이러스(HPV:인유두종 바이러스) 감염이 95% 이상으로 HPV는 80여 가지 타입이 있다. 한 가지에 면역력이 생겨도 다른 종류 때문에 암이 올 수가 있으며, 어떤 경우에는 수십 가지가 한꺼번에 발견되기도 한다. 흡연도 중요한 원인 중 하나다.

자궁경부 세포가 암세포로 변하기 시작하는 자궁경부 상피이형증 단계에서는 암세포가 상피에만 있고 기저층을 침투하지 않은 상태인 상피내암 단계를 거친다. 자궁경부암은 진행 속도가 5~20년으로 더딘 것이 특징이다. 연령별로 보면 25~35세에 자궁경부 상피이형증, 30대 후반에 상피내암, 40대 후반에 침윤성 자궁경부암의 단계를 밟는다. 늦어도 상피내암 단계에서 진단을 받아야 한다.

남성의 외도로 인한 HPV 감염에 의해 아내를 암환우로 만들 수 있다는 사실을 명심하고 남성은 일부종사(一婦從事)해야 하며 여성 역시 일부종사(一夫從事)해야 하다.

사춘기 때 변형대가 잘 발달하고 예민하므로 윤리적인 문제를 떠나 자궁암 예방 차원에서라도 성생활을 피해야 한다. 청소년기 흡연은 특히 위험하다.

자궁경부암과는 달리 자궁내막암은 자궁 입구가 아닌 자궁 자체에 생기고 성 경험과 수유 경험이 적은 여성에게서 폐경기 이후 생기는 암으로 폐경기 이후 출혈이 계속되거나 월경주기가 불규칙한 여성에게 걸릴 위험이 크다.

고혈압, 당뇨병 등을 앓거나 50세 이후까지 월경이 계속되는 여성에게도 발생률이 높으며 결혼이 늦었거나 분만 경험이 없는 여성과 키가 크거나 뚱뚱한 여성도 이 암에 주의해야 한다. 선진국에선 자궁경부암보다 발생률이 높다.

 # 전립샘암

전립샘이란 남성만이 가지고 있는 부성기로서 섭호선(攝護腺) 또는 전위선(前位腺)이라고 한다.

골반내 기관으로 방광저(膀胱底)에 붙어 골반강의 최저부에 위치하는 밤알 크기 만한 실질기관이다. 그 중앙부를 요도가 관통하고 있고 그 좌우에서 사정관이 요도에 개구되어 있다.

전립샘은 외선과 내선으로 이루어져 있으며 내선은 요도를 에워싸고 외선은 그 바깥쪽을 에워싸고 있다. 내선이 요도점막 내지 점막하선(粘膜下腺)인 것에 비하여 외선은 전립샘액을 생산하는 본래의 전립샘이다.

외선은 30~50개의 소선엽으로 이루어져 있는데 단일관상 포상선(胞狀腺)이라 불리는 선조직을 포함하며 그밖에 다수의 평활근과 탄성 섬유조직이 존재하고 있다.

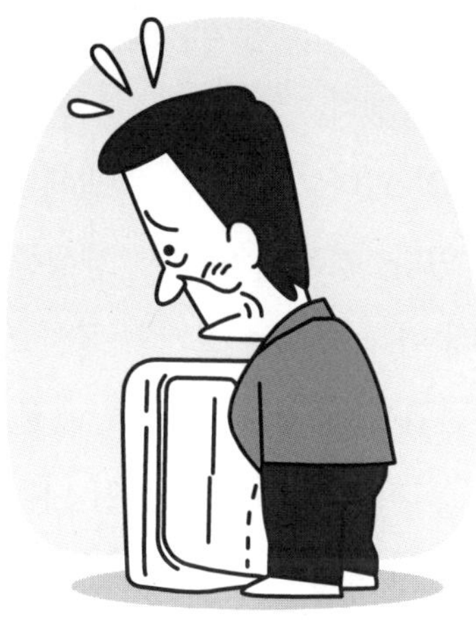

전립샘의 선조직에서 만들어진 분비물은 유백색을 띠는 장액성의 액체로 정액냄새의 주체가 된다. 또한 이 분비물은 정자의 운동을 촉진하는 작용이 있다. 많은 도관에 의하여 사정에 앞서 요도로 방출되기도 하는데 이는 산성인 질분비액과 소변의 유해작용으로부터 정자를 보호하기 위한 것이다.

전립샘암은 전립샘에 발생하는 상피종 악성종양으로 대부분 선암이지만 드물게 이행상피암과 편평상피암도 있다.

주로 50대 이후에 연령과 비례하여 발생하는 일종의 노령화 현상으로 볼 수 있다. 미국에서는 제일 흔한 악성 종양의 하나로, 종양으로 인한 사망 가운데 가장 큰 원인이 되고 있다. 70대에서는 무려 40%나 전립샘암을 가지고 있다고 한다.

이에 반해 한국을 포함한 동양에서는 지금까지 그리 흔하게 나타나지 않았으나 최근 들어 점차 증가하는 추세를 보이고 있다. 이는 식생활의 변화와 인종차를 포함한 환경인자가 발병의 원인이 된다는 사실을 시사해준다 하겠다.

그밖에 남성호르몬의 과다분비도 암 발생에 커다란 영향을 끼치는 요소로 작용하고 있다. 경우에 따라서 양성종양인 전립샘비대증을 동반하기도 하는데 비대 증가는 별개의 질환으로 보아야 한다.

암은 일반적으로 전립샘 뒤쪽의 후엽(後葉)에서 발생하는 선암(腺癌)이다. 전립샘 내에 잠복하여 아무런 증상이 나타나지 않을 때도 있으나 대부분의 경우 서서히 증식하여 전립샘 표면에 경결을 만들고 진행하면서 전립샘 전체에 이르게 된다.

때때로 전립샘 피막을 뚫고 정낭을 침윤하는 경우도 있고, 림프관이나 혈관을 따라 골반내 림프선에 전이되어 요척추와 골반에 변화를 초래하기도 한다.

증상

초기에는 별다른 증세가 나타나지 않아서 암을 발견하였을 때는 이미 다른 부위에 전이된 경우가 많으며, 가끔 전립샘암 증세가 아닌 요통 등을 통해 발견되는 수도 있다. 종양이 증식됨에 따라 요도를 막게 되는데 이렇게 되면 전립샘 비대증과 유사한 배뇨장애, 방광염 증세를 보이기도 한다. 경우에 따라 혈뇨나 변비 증상과 함께 부종도 나타난다.

검사방법

초기의 진단은 매우 어려우나 항문을 통한 직장내 촉진이 제일 중요한 진단 방법이다. 혈청검사로 암세포에서 나오는 산성의 인산효소(Phosphatase)를 측정하거나 초음파와 컴퓨터단층촬영으로 암 전이 여부를 가려낼 수 있으며, 생검을 통해 확진할 수 있다.

유사증상 판별

전립샘 결핵, 전립샘 비대증, 전립샘염 등과 구별되어야 한다.

노령자 전립샘암은 무치료가 상책

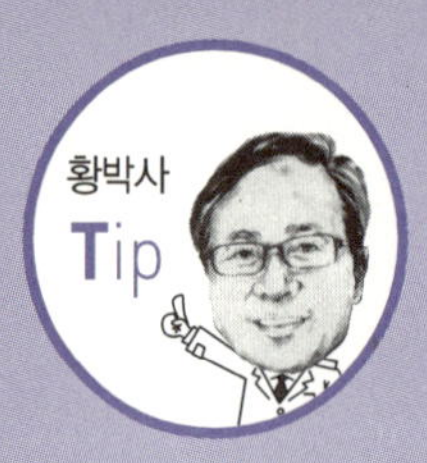

　65세 이상의 전립샘암 초기 환우는 외과적인 수술 등 공격적인 치료보다 전혀 손을 대지 않는 것이 상책이라는 연구결과가 나왔다. 미국 오리건보건대학의 크레이그 플레밍 박사는 미국의학협회 회보에 발표한 연구보고서에서 65세가 넘은 전립샘암 초기 환우는 공격적인 치료를 받아도 전혀 치료를 받지 않은 환우보다 아주 짧은 시간을 더 살 수 있을 뿐이라는 사실이 밝혀졌다고 말했다.

　플레밍 박사의 연구팀은 144건의 전립샘암에 관한 연구를 종합 분석한 결과 암세포가 다른 부위로 전이되지 않은 65~70세의 전립샘 환우의 진단 후 평균수명은 전혀 치료를 받지 않은 경우 14.1년, 전립샘 절제수술을 받은 경우가 14.2년, 방사선치료를 받은 경우가 14.3년으로 각각 나타났다.

　전립샘암은 많은 경우에 암종이 서서히 자라면서 몇 년이 되어도 다른 조직으로 잘 전이되지 않기 때문에 생명을 연장시키기 위해 당장 부작용 위험이 큰 공격적인 치료를 받을 필요가 없다.

　이런 환우들은 암세포가 다른 조직으로 번져 문제가 생기기 전에 다른 원인으로 사망할 가능성이 더 크다고 이 연구보고서는 지적하고 있는데 전립샘을 절제하면 30%의 요실금과 90%의 성불능 상태가 온다고 밝히면서 노령의 전립샘암 환우는 치료가 주는 이익이 손해보다 별로 크지 못하다고 지적했다.

잘 생기는 암 시리즈 ⑬ 췌장암

췌장이란 이자라고도 한다. 후복막강에 있는 길이 10~15cm, 폭 5cm인 가늘고 긴 장기다. 제12흉추~제1요추의 높이로 척주의 앞을 옆으로 뻗어 오른쪽 끝은 십이지장의 앞쪽 면에, 왼쪽 끝은 제11~제12늑골의 높이에서 비장에 접하고 있다.

췌장은 두부(頭部), 체부(體部), 미부(尾部)로 나누어지며 두부가 가장 굵고 미부로 길수록 끝이 가늘어진다. 두부는 세1~세2요추의 오른쪽에 있다. 우후하방으로 구부러져 있는 부분을 윈슬로 췌장(Winslow's Pancrease)이라 한다. 두부의 상연(上緣)에는 문맥(門脈)이, 두부의 앞쪽에는 위·십이지장의 동맥과 정맥이 있다. 총담관은 두부의 뒷면에서 두부를 꿰뚫어 하강하고 있다.

췌체부는 제1요추의 위를 가로지르고 있는 부분으로 그 상연에는 비동맥이 뻗어 있고 수많은 림프절이 존재한다. 뒷면에는 비정맥이 있으며, 앞면은 복막으로 덮여 망막낭을 사이에 두고 위의 뒷면과 마주하고 있다. 췌미부는 왼쪽 신장의 동·정맥 위에 있고 신장 앞면이 비장에 이르고 있다.

췌장액 분비의 주도관은 비르중관(Wirsung's canal)이라고 한다. 췌장 내 왼쪽에서 오른쪽으로 뻗어 있고 췌소엽의 소도관은 모두 여기로 흘러 들어가서 도관과 합류한 뒤에 십이지장의 하행부에 이르고 있다.

췌장은 대부분이 외분비 조직이며 그 안에 내분비 조직인 랑게르한스섬이 산재하여 있다. 랑게르한스섬은 지름이 75~250㎛인 거의 원형으로, 작은 다각형의 세포가 무리를 형성하여 소엽안에서 선방세포와 인접하고 있으며 췌장 전체에 분포되어 있지만 특히 미부에 많다.

랑게르한스 세포에는 3가지가 있다. 가장 많은 β세포는 인슐린을 분비하고 있고 α세포는 글루카곤을 분비한다. 소수 존재하는 δ세포의 기능은 아직 확실히 밝혀지지 않았으나 가스트린(Gastrin)과 세크레틴(Secretin) 생산설이 있다.

또한 랑게르한스섬에는 부교감신경과 교감신경 섬유가 풍부하게 들어 있고 세포 사이에는 모세혈관이 문합(吻合)을 형성하고 있다.

췌장으로부터 분비되는 췌장액에는 갖가지 소화효소가 함유되어 있다. 건강한 사람의 1일 분비량은 1500~2000ml로 공복 시에는 소량이 분비되지만 식사를 하게 되면 현저히 증가한다.

췌장액 중에서 주요한 전해질로는 Na^+, K^+, Cl^-, HCO_3^-, Ca^{++}, Mg^{++}, HPO_4^-, SO_4^{--} 등을 들 수 있다. 가장 특징적인 것은 다량의 탄산수소염의 존재로서 십이지장으로 넘겨진 위 내용물을 중화하는 효과를 나타낸다. 췌장소화효소의 가장 적당한 PH(수소이온농도)는 대략 8.0 전후이므로 췌장액의 중화작용은 대단히 중요하다.

췌장의 소화효소 중에는 단백 분해효소, 핵산 분해효소, 탄수화물 분해효소, 지방 분해효소 등이 포함되어 있다. 대표적인 단백 분해효소로는 트립신(Trypsin)이, 핵산 분해효소로는 리보뉴클레아제(Ribonuclease · RNA분해효소)와 디옥시리보뉴클레아제(Deoxyribonuclease · DNA 분해효소)가 있으며 탄수화물 분해효소인 아밀라아제(Amylase), 지방 분해효소인 리파아제(Lipase) 등이 그것이다.

췌장암은 이자암이라고도 하며 췌장 종양 중에서 가장 많이 발생하는 원발성과 상피성 악성 종양을 말한다.

발생 부위에 따라 췌두부암, 췌체부암, 췌미부암 등으로 분류된다. 그 중에서 췌두부암이 가장 많이 나타나는데 전체의 3분의 2 이상을 차지하고 있다.

병리학적 측면에서 보게 되면 췌장암은 췌관 또는 췌관세지(膵管細枝)의 내면을 덮고 있는 세포에서 발생하는 것이 가장 많다. 가끔 췌액을 분비하는 세포 자체에서 발생하기도 한다.

그 외에 췌도선암이 있으나 이것도 췌도선종이라고 하는 악성종양이 임화한 것으로 빌생 빈도는 그렇게 높지 않다. 췌닝포신임도 췌장암보다는 악성도가 낮고 발생빈도도 낮은 암이라고 할 수 있다.

췌장암은 전이되기가 쉽다. 그 까닭은 췌두부의 뒤쪽에 문맥이라고 하는 굵은 혈관이 밀착해 있는데 이 혈관은 위장과 그밖의 복부장기에서 정맥혈을 모아 간으로 운반하는 역할을 하기 때문에 췌장암이 진행하게 되면 쉽게 문맥으로 파급되어서 혈류를 통해 간으로 전이되기 때문이다.

그리고 췌장은 복부의 다른 장기와는 달리 복강후벽에 밀착되어 있기 때문에 암이 발생하면 주위의 장기에 연속적으로 번져나가며 림프관도 발달되어 있어 주위의 림프절은 물론 멀리 떨어져 있는 림프절에도 쉽게 전이가 된다.

췌장암의 발생률은 소화기암 중에서 5~6위를 차지하고 있으나 그들 중 가장 악성이라고 말할 수 있다. 많이 발생하는 연령은 보통 다른 암과 비슷하며 여성보다는 남성에게서 더 많이 나타나는 경향을 보인다.

증상

병변의 부위와 범위에 따라 나타나는 증상도 각기 다르다. 췌두부암에서는 황달이 가장 많고 촉진상 담낭종대를 고율로 촉지할 수 있는 쿠르부아지에 징후(Courvoisier's sign)를 보이기도 한다. 상복부의 동통과 체중감소 등이 나타난다. 췌체부암과 췌미부암에서는 복통을 가장 많이 호소한다.

검사방법

췌장암에서 나타나는 제반의 증세를 근거로 하여 소변과 혈중 아밀라아제(Amylase)치, CEA(Carcinoembryonic antigen)의 이상과 상부소화관 조영으로 십이지장 창이 크게 열려 있는 점 등으로 췌장암을 의심할 수 있다. 복부 초음파 검사, CT를 행하여 이상이 느껴지는 경우에는 ERCP(Endoscopic retrograde cholangiopancreatic cholangiography:내시경적 역행성 담췌관 조영술), 복부혈관 조영법과 에코가이드(echo-guide)에 의해서 흡인한 세포를 진단하는 것으로 확진할 수 있다.

유사증상 판별

췌장낭종, 췌장농양, 급성췌장염, 만성췌장염 등과 구별이 되어야
한다.

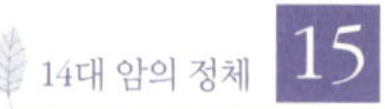

폐암

폐란 흉곽의 대부분을 차지하고 있는 장기로서 허파라고 도 한다. 대기 중의 산소를 체내에 흡수하고 체내의 이산화탄소를 배설하는 주요 기능을 담당하고 있다.

구조상 폐의 특징을 살펴보면 흉곽 중앙에 있는 종격의 좌우에 1개씩 자리하여 흉곽내를 채우고 있고 반원추상의 암적자색을 띠며 표면에 청흑색의 반점을 지니고 있다.

양쪽 폐의 뾰족한 상단을 폐첨부라고 하는데 쇄골 위 2~3cm 높이에 있다. 우폐(右肺)의 아래쪽 끝은 쇄골 중앙선에서 제6늑골 높이에 있는 횡격막에 닿아 있고, 간장에 받쳐져 오목하게 들어간 폐저부를 형성하고 있다.

이에 반해 좌폐(左肺)는 왼쪽 제4 늑연골 높이에서 심장에 의해 바깥쪽으로 눌려서 오목하게 들어가 심압흔(心壓痕)을 형성한다. 하단은 우폐와 마찬가지로 가로막에 접하여 폐저부를 이루는데 우폐보다 약간 낮은 위치에 있다.

폐는 폐흉막으로 덮여 있으며, 우폐는 상·중·하엽의 세 폐엽으로, 좌폐는 상·하의 두 폐엽으로 나누어지고 있다.

양쪽 폐 안쪽의 내측면인 종격면에는 종격내 대동맥, 식도 등에 의한 압흔(壓痕)이 있고 종격면 중앙에는 종격으로부터의 기관지, 폐동맥, 폐정맥, 림프관, 신경 등이 다발로 들어 있다. 이 입구를 폐문(肺門)이라고 부르며 여기에는 림프절도 다수 존재한다.

한편 기관지는 좌우 주기관지로부터 분기되어 엽기관지가 되고 다시 분기하여 구역기관지로 된다. 구역기관지는 다시 분기하여 소엽기관지, 종말세기관지, 호흡세기관지가 되는데 여기에 폐포관, 폐포낭이 이어져 있으며 지름이 0.1~0.2mm인 3억 개 이상의 폐포가 반구상의 주머니를 이루며 형성되어 있다.

호흡세기관지 이하의 폐조직을 세엽(細葉)이라고 하며 이것이 30~100개 정도 모인 것을 소엽이라 한다. 소엽은 지름이 1~2cm인 4~6각형을 이루고 있다.

폐의 주요 기능은 호흡작용이라고 말할 수 있는데 이 기능은 환기, 가스교환, 폐순환 과정을 통해서 이루어시고 있다. 폐의 환기는 늑간근(肋間筋), 가로막의 호흡운동과 연수(延髓)의 호흡중추, 기타 호흡에 관계하는 각종 수용체에 의한 호흡조절 기능에 의해 행해지고 있다. 이들의 작용으로 흉곽이 주기적으로 신축하고 흉막강 내압이 변동함으로 인해 폐가 팽창과 수축을 반복하게 된다. 폐가 팽창하면 공기가 흡입되어 기도를 통해 폐포에 분포되며 폐가 수축하면 흡인된 공기가 다시 배출된다.

　폐의 가스교환은 폐포에 들어간 공기 중의 산소가 폐포를 둘러싼 폐포 모세혈관으로 들어가는 과정인데 이것은 확산현상에 의하여 이루어지고 있다. 체내에서 만들어진 이산화탄소도 역시 확산현상에 의해 폐포 모세혈관에서 폐포 내로 들어가 기도를 통해 배출된다. 폐의 확산 현상은 폐포 내의 산소분압과 폐포 모세혈관 내 혈액 속의 산소분압 차에 따라 행해지는데 산소분압이 높은 폐포에서 산소분압이 낮은 정맥혈 속으로 확산되고, 이산화탄소는 반대 방향으로 확산되어 정맥혈은 동맥혈로 바뀌게 된다.

　이러한 폐순환을 통해 동맥혈이 된 폐포의 모세혈관 내 동맥혈은 폐정맥을 통해 심장의 좌심방과 좌심실을 거쳐 신체의 모든 조직세포로 보내지게 된다.

　폐암은 기관지와 폐포 사이의 상피에서 발생하는 악성 종양으로 근래에 와서 폐암의 발병률이 크게 증가하는 경향을 보이고 있다. 그 사망률 또한 남녀 모두 해마다 증가하는 추세이고 암으로 인한 사망 가운데 1위를 차지하고 있다.

　이는 흡연을 비롯한 대기오염 등이 주원인이 아닌가 추정할 수 있다. 한 가지 예로 1989년 미국 위생교육후생성 조사에 의하면 폐암의 경우 흡연자의 사망률이 비흡연자에 비해 10.8배나 높다는 보고가 이를 뒷받침하고 있다.

　조직학적으로 폐암은 편평상피암과 선암, 미분화암으로 대별되고 있다. 미분화암은 다시 소세포암과 대세포암으로 나누어지며 이 중에서 선암과 편평상피암이 전체의 3분의 2를 차지하고 있다. 여성의 경우에는 선암이 가장 많이 나타나고 있다. 연령적으로는 40세 이상

에서 많이 발병되며 남녀 모두 60대 충에서 가장 많이 빈발하고 있
다.

임상적으로 초기에는 별다른 증상이 없으나 암의 진전과 더불어
기침, 가래, 혈담, 객혈, 흉통, 방산통, 천식, 호흡곤란, 전신쇠약, 발
열 증세 등을 보이며 온몸 곳곳으로 전이되면 그에 따른 국소 증상
도 나타난다.

뇌, 뼈, 부신 등으로 전이가 잘 되는 편이며 흉막에 전이가 되면 암
성 흉막염을 일으킨다. 손가락, 발가락에는 곤봉지가 나타나는 경우
도 있다. 그러나 이 같은 증상들은 조직형에 따라 다소간의 차이를
보인다.

• **편평상피암** | 비교적 굵은 기관지에 발생하는 일이 많다. 초기에
기관지 자극 증상으로서 기침이나 혈담이 나타나고 종양이 커지면
흉부 X선 사진에서 폐문부의 종류상(腫瘤狀) 음영이 나타난다.

이것이 기관지를 폐색하면 그 말초에 무기폐(無氣肺)가 생기거나 폐
쇄성 폐렴을 일으키며, 폐첨부의 기관시 발초에 발생하면 판고스트
종양(Pancoast's tumor)이 되기 쉽다. 폐암 중에서 비교적 원격전이가 적
고 경과가 길다.

• **선암** | 말초기관지 벽에 발생하는 폐야형(肺野型)이 많으며 증대
하면 X선 사진에 불규칙한 작은 원형음영(圓形陰影)이 나타난다. 처음
에는 증상이 거의 없으므로 X선 사진에 의해 우연히 발견되는 일이

많다. 종양은 보통 주변을 향해 증대되는데 경우에 따라 수축하는 때도 있다. 주로 주위의 기관지, 혈관, 흉막에까지 퍼지는 형태를 이루며 조기부터 전이를 초래하기 쉽다.

• **미분화암** | 폐 어느 곳이든지 발생하며 X선 사진으로 보면 암종 모양의 음영이 나타난다. 발육이 빠르며 전이되기 쉽고 악성도가 높은 암이다.

미분화암이나 선암 중에는 호르몬이나 효소를 비정상적으로 생산하고 분비하는 것도 있다. 예를 들면 이소성 ACTH생산 종양(Ectopic ACTH producing tumor), 이소성 항이뇨호르몬 생산종양 등이 그것이다. 저나트륨혈증, 고칼슘혈증 등의 종양 수반 증후군이 나타나는 경우도 있다.

검사방법

자각 증상을 참고로 하여 흉부 X선 사진, 컴퓨터단층촬영(CT)검사, 갈륨 신티그램(Gallium scintigram) 등이 행해지고 있다. 확정 진단에는 가래의 세포진단, 기관지경 검사에 의한 소견과 기관지찰과(氣菅支擦過) 세포진단, 경기관지 폐생검 등을 실시하고 전사각근 림프절검사, 경피폐생검, 개흉폐생검 등을 실시하기도 한다.

유사증상 판별

폐렴, 침윤성 폐결핵, 결핵구형병소, 속립형결핵, 폐농양, 폐경색, 폐괴저, 폐기종, 폐진균증, 기관지확장 등과 구별되어야 한다.

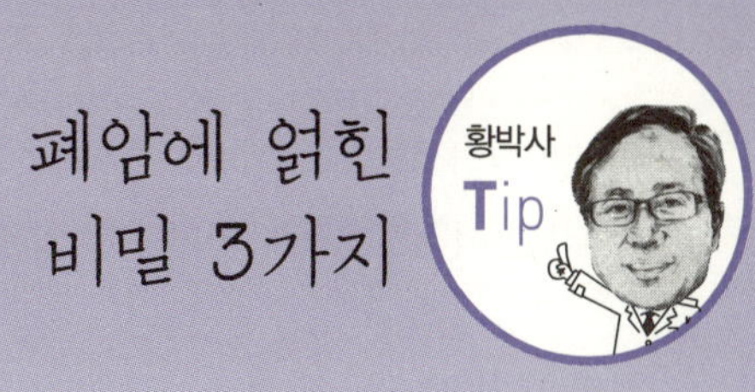

담배 끊으면 암 발생률 32% 줄어든다

담배가 폐암의 주요 원인이라는 것은 이미 잘 알려진 사실이지만 연구 결과들에 따르면 담배는 이밖에 대부분의 암과도 밀접한 관계가 있으며, 암으로 사망하는 한국 남성의 31.6%가 흡연과 직접적인 관련이 있는 것으로 나타났다.

지금까지 외국의 연구결과들을 종합하면 흡연자가 폐암으로 인해 사망할 확률은 비흡연자의 10배로 나타났다. 한 연구 결과에 따르면 하루 반 갑 이하로 담배를 피우는 사람은 비흡연자보다 3.89배, 한 갑에서 두 갑 사이는 16.7배, 두 갑 이상은 23.7배까지 폐암 사망률이 증가한다.

또 담배연기를 깊이 들이마시는 흡연자는 비흡연자보다 17배, 연기를 전혀 마시지 않는 흡연자는 8배나 폐암 사망률이 증가하는 것으로 알려졌다.

위암도 흡연의 영향을 크게 받는 것으로 나타났으며 역학조사에 따르면 비흡연자에 대한 흡연자의 위암 사망률은 2배인 것으로 밝혀졌다.

여성들에게 발생빈도가 높은 자궁경부암의 경우 흡연자는 비흡연자보다 2~3배의 높은 발생을 보이고 있으며 실제로 흡연여성의 자궁경부 분비물 중에 니코틴과 니코틴 대사물질이 발견되고 있다.

간암도 흡연자의 간암 발생 가능성은 비흡연자의 6.8배로 나타났으며, 이밖에 인후암, 구강암이 경우 흡연자는 비흡연자보다 2~27배의 위험선이 있는 것으로 여러 연구결과들은 보여주고 있다.

미국에서는 전체 남자 인후암 환자의 84%가 흡연에 의한 것으로 추정하고 있고, 식도암도 흡연자가 2~10배의 높은 발암 가능성을 갖고 있으며 신장암, 방광암, 췌장암도 비슷한 케이스다.

흡연이 암과 밀접한 관계가 있는 것은 담배연기의 성분 때문이다. 담배 연기 속에는 4000여 종의 각종 화학독성물질이 들어 있으며, 이들 중 적어도 40여 종은 강한 발암성분인 것으로 밝혀지고 있다.

이런 발암성분들이 폐에서 흡수되면 혈관을 통해 인체 각 부분으로 전달되어 특정 부위에서 발암작용을 하거나 암 발생을 촉진시킨다.

배기가스와 폐암

폐암이 무서워 담배를 끊었거나 피우지 않는 사람들도 한 가지 노력을 더해야 할 것 같다. 그것은 오염된 공기를 마시지 않으려고 애쓰는 일이다.

우리가 일반적으로 알고 있는 폐암의 주요 원인은 흡연이지만 최근 의학계에서는 대기오염으로 인한 폐암 환우의 증가를 경고하고 있다. 국내 한 대학병원 암센터의 발표에 의하면 폐암 환우가 10년 새 2배가량 늘었다고 밝혔다. 이러한 폐암 증가현상의 이면에는 대기오염이라는 변수가 강력히 작용한 때문이다.

폐암 가운데 편평상피암과 소세포암은 흡연과 관계가 깊지만 선암과 대세포암은 흡연과 무관하다. 해마다 편평상피암과 소세포암 환우는 줄어드는 반면 선암과 대세포암 환우는 점점 늘어나는 경향을 보인다. 즉 흡연이 원인이 되는 폐암이 전체 폐암 발병률에서 차지하는 비율은 줄어든 반면 흡연과 관계없는 폐암 종류의 비율은 증가하고 있다는 반증이다.

이 같이 흡연과 무관한 폐암 환우가 증가하는 원인은 대기오염으로 볼 수밖에 없다. 수많은 자동차가 끊임없이 뿜어대는 일산화탄소, 질소산화물, 아황산가스, 탄화수소, 입자상 부유물질 등이 우리들을 잠재적 폐암 환우로 만들어가고 있는 셈이다.

다이옥신이 폐암 일으킬 확률은 담배의 19%

다이옥신 돼지고기를 먹은 사람들은 어떻게 될까? 당장 암에 걸리고 생식능력이 감퇴할까? 전문가들은 『아니다.』라고 대답한다.

미국과 일본 등 선진국에선 다이옥신의 허용치를 1~5pg/kg/1일로 정하고 있다. 몸무게 1kg당 매일 1~5pg(피코그램:1조분의 1g)의 다이옥신이 허용치다. 예전에 문제가 됐던 벨기에산 닭고기와 계란의 경우, 다이옥신 오염도가 200~700pg/kg 이라고 벨기에 정부는 밝혔다.

따라서 벨기에산 닭고기를 매일 200g씩 먹는다고 가정하면 약 40~140pg의 다이옥신이 인체 내로 유입되는 셈이다. 다른 경로(식품이나 대기오염, 흡연 등)로 들어오는 다이옥신이 하나도 없다고 가정하면 이 사람은 문제의 닭고기를 평생 먹

암 치료법 드디어 찾았다!

어도 안전하다는 계산이 된다.

　의학적 관점에서 보면 다이옥신 범벅 육류보다 더 해로운 것은 담배다. 외국의 한 연구결과에 다이옥신이 다량 발생하는 화학공장에서 10년 이상 근무한 근로자는 일반인보다 폐암에 걸릴 확률이 1.4배 높지만 흡연자는 일반인보다 14배 이상 높다는 것이다.

　이러한 사실에 견주어 볼 때 다이옥신 닭고기를 평생 매일 먹는 사람은 드물지만 흡연자는 매일 담배를 피우므로 담배와 식품의 다이옥신 위해도는 비교가 되지 않는다.

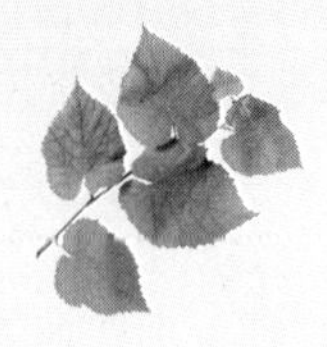

우리 주변에는 수많은 항암식품이 널려 있다.
마늘 한 쪽, 콩 한 톨도 우리 몸속에서
암세포가 생기는 걸 막아준다.
평소 꾸준히 먹으면 암의 예방과 치료에 도움을 수는
탁월한 항암력 식품 50가지를 소개한다.

먹으면 약이 되는 항암식품 50선

흙속의 보물
뿌리채소의 항암력

01 마늘

백합과(Liliaceae)에 속하는 여러해살이풀의 비늘
줄기로 한방에서는 대산(大蒜)이라고 부른다.

주요 성분으로는 알리인, 알리신, 크레아틴, 알리
나제, 게르마늄, 시스테인, 터핀, 셀레늄, 메티오닌, 스코르디닌,
알리티아민, 나트륨, 인, 비타민 $B_1 \cdot B_2$, 비타민 C, 아연 등이 함
유되어 있다.

강력한 항암효과와 항균효과가 있다. 그 외 노화 방지, 혈중 콜레
스테롤 감소, 혈압 강하, 혈액응고 방지, 스태미나 증진, 노화 방
지, 근육 증강, 피로 회복, 신경 안정, 해독, 면역력 강화 등 많은
작용을 나타낸다.

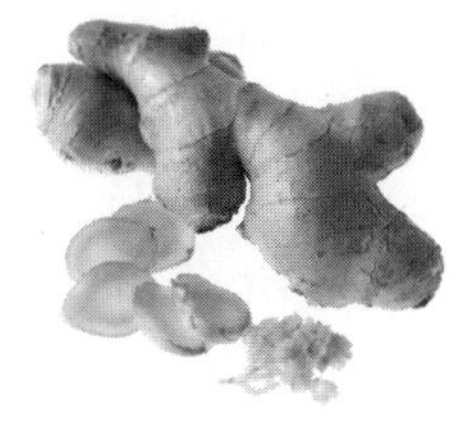

02 생강

생강과(Zingiberaceae)에 속하는 여러해살이풀
의 뿌리줄기로 새앙, 새양이라고도 부른다.

주요 성분으로는 진기베롤, 진기베렌, 진저롤, 진기론, 쇼가올, 캄
펜, 시트랄, 아파라진, 피페콜린산, 글루타민산, 세린, 레티놀, 나
이아신, 나트륨, 비타민 B_1 · B_2 · B_6, 비타민 C, 비타민 E, 식이섬
유, 아연, 엽산, 인, 철, 칼륨, 칼슘 등이 함유되어 있다.

면역력 증강과 함께 구토, 설사, 냄새 제거, 소화흡수 및 식욕증
진, 담즙분비 촉진, 혈중 콜레스테롤 감소, 노화 억제, 혈액순환 촉
진, 멀미 예방, 발한, 배뇨 · 배변 촉진, 항균, 항바이러스, 항진균,
항기생충, 항암(대장암, 난소암 예방) 등 많은 작용을 나타낸다. 불면증에
도 응용되고 있다.

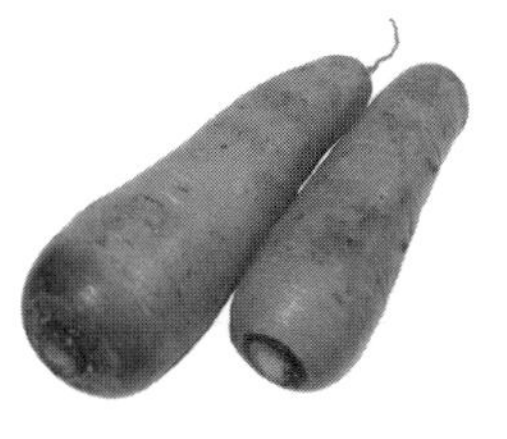

03 당근

미나리과(Apiaceae)에 속한 두해살이풀의 뿌
리로 홍낭무라고노 한다.

주요 성분으로는 베타카로틴, 식이섬유, 나이아신, 터핀, 스테롤,
클로로필, 칼륨, 칼슘, 철분, 비타민 A, 비타민 C, 펙틴, 리그닌 등
이 함유되어 있다.

당근의 효능은 헤아릴 수 없을 만큼 많아서 만병의 묘약으로 불리
기도 한다. 장벽을 보호하고 혈중 콜레스테롤 감소, 변비 예방, 빈
혈, 식욕증진, 노화 예방 등 일일이 열거하기 힘들 정도다.

또한 시력보호, 항암(유방암, 자궁경부암, 대장암, 폐암, 전립샘암 등 예방), 피부미용, 체질개선, 치매 예방, 위장질환 개선, 탈모 예방, 심장병 예방, 폐 건강 증진, 혈당 조절 등 여러 가지 효과를 나타낸다.

* 당근의 대표 영양소는 베타카로틴이다. 그냥 먹으면 체내 흡수율이 10% 이하이지만 기름과 조리하여 섭취하면 흡수율이 60% 이상 높아진다. 단, 너무 오랜 시간 기름에 볶으면 비타민 C가 파괴되므로 짧은 시간 내에 조리하도록 한다.

* 당근은 녹색채소의 비타민 C를 파괴하는 작용을 하므로 비타민 C 성분이 풍부한 오이, 깻잎 등과 같이 조리하지 않도록 한다.

04 연근

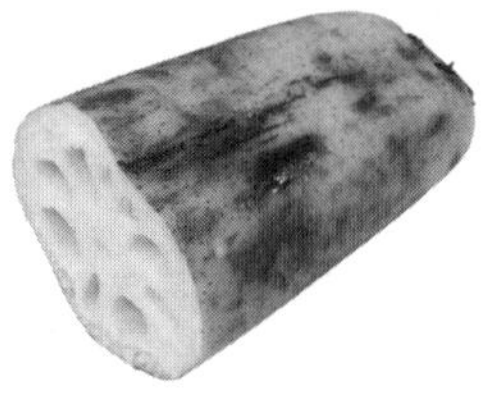

수련과에 속하는 여러해살이 수생식물의 뿌리 줄기를 말한다.

주요 성분으로는 뮤신, 탄닌, 비타민 $B_1 \cdot B_2 \cdot B_{12}$, 나이아신, 비타민 C, 칼륨, 인, 칼슘, 식이섬유, 레시틴, 펙틴, 클로로겐산, 폴리페놀 등이 함유되어 있다.

노화 방지, 배설 촉진, 고혈압, 피부미용, 해독, 빈혈, 자양강장, 지혈, 소염, 치매, 암 예방, 숙취 해소, 식욕증진, 스트레스 해소, 당뇨병, 위궤양, 십이지장궤양 등에 좋은 효과가 있다.

* 생연근은 오체의 열을 빼앗아 몸을 차게 하는 효과가 있으며 정력제로 먹고자 한다면 날것으로 먹어야 좋다.

* 말린 연근은 빈혈, 냉증 개선, 식욕증진, 지혈, 허약체질 개선 등의 작용이 더욱 강해진다.

05 울금

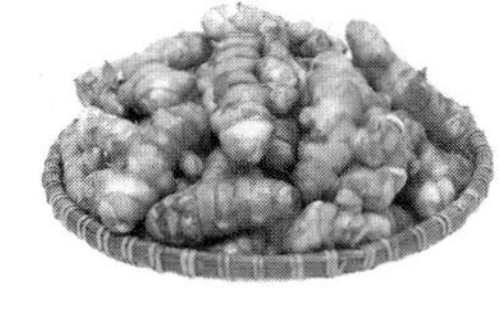

생강과(Zingiberaceae)에 속하는 여러해살이풀의 덩이뿌리를 말한다.

주요 성분으로는 커큐민, 캄파, 커큐멘, 투메론, 알파크루크멘, 베타에레멘, 메치르돌, 이루카비놀, 아즐렌, 미네올, 후라보노이드, 팔라듐, 크로크모를, 식이섬유 등이 함유되어 있다.

간염, 지방간, 숙취해소, 동맥경화 예방, 고혈압, 황달, 해독, 강심, 이뇨, 노화 억제, 항암(유방암을 비롯한 각종 암), 당뇨병, 항염, 항균, 치매 및 알츠하이머 예방, 식욕증진, 치질, 비만, 위염, 위궤양, 통증 제거, 지혈, 열병 치료, 혈행 활성, 월경통, 생리불순에 좋은 효과를 나타낸다.

06 감자

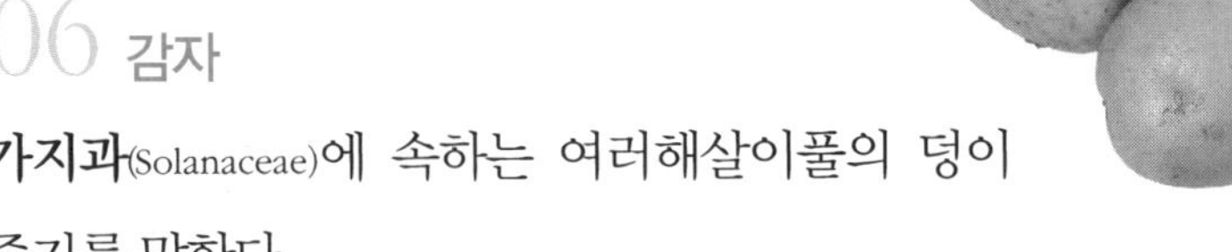

가지과(Solanaceae)에 속하는 여러해살이풀의 덩이줄기를 말한다.

주요 성분으로는 녹말, 단백질, 비타민 $B_1 \cdot B_2 \cdot B_3$, 판토텐산, 비타민 C, 칼륨, 사포닌, 솔라닌, 펙틴, 아트로핀, 퀴놀 등이 함유되어 있다.

고혈압, 동맥경화, 심장질환, 간장질환, 철분 흡수 촉진, 당뇨병, 치매 예방, 스트레스 감소, 피부미용, 항암효과, 이뇨, 호르몬 분비 촉진, 위산 분비 억제, 만성변비, 정장, 해독, 구충작용 등 여러 가지 효과를 나타낸다.

07 고구마

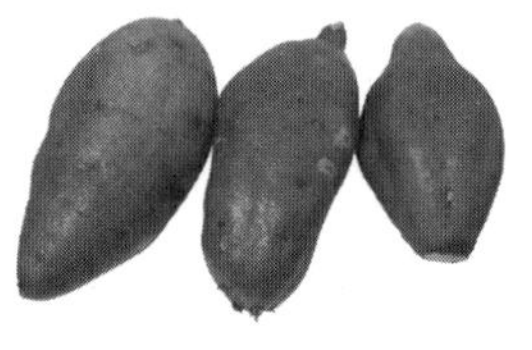

메꽃과(Convolvulaceae)의 한해살이 뿌리
채소를 말한다.

주요 성분으로는 식이섬유, 야라핀, 강그리오사이드, 페놀, 베타
카로틴, 안토시아닌, 칼륨, 비타민 $B_1 \cdot B_2$, 나이아신, 비타민 C,
비타민 E 등이 함유되어 있다.

변비 개선, 콜레스테롤 농도 정상화, 고혈압 · 뇌졸중 예방, 암 예
방(위암, 폐암 등), 노화 억제, 피부미용 등 많은 효과를 나타낸다.

08 순무

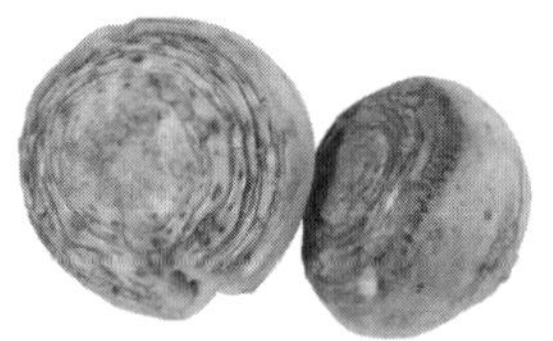

십자화과(Brassicaceae)에 속하는 한해살이
뿌리채소를 말한다.

주요 성분으로는 인돌, 글루코시노레이트, 트립토판, 라이신, 베
타카로틴, 카르티노이드, 게르마늄, 셀레늄, 디아스타제, 우레아
제, 카탈라제, 페닐에칠이소치오시아네이트, 칼슘, 칼륨, 나트륨,
인, 비타민 B_1, 비타민 C, 나이아신 등이 함유되어 있다.

간질환(간경화 예방), 숙취 해소, 치질, 만성변비, 비만, 진해거담, 혈
당강하, 신경안정, 항암(특히 폐암) 등 많은 작용을 나타낸다.

09 도라지

길경과(초롱꽃과, Campanulaceae)에 속하는 여러해살이풀의 뿌리로 한방

에서는 길경(桔梗)이라고 부른다.

주요 성분으로는 하이포스테린, 프라코
디딘, 피토스테놀, 피토스테린, 이눌린, 트
리테르페노이드계 사포닌, 식이섬유, 프라
티코디닌, 폴리갈락산, 프라티코디게닌, 쿠마린,
스피나스테롤, 베투린, 나이아신, 엽산, 인, 비타민 $B_1 \cdot B_2 \cdot B_6$,
비타민 C, 비타민 E, 아연, 칼슘, 칼륨, 철분 등이 함유되어 있다.

진정, 해열, 진통, 거담, 진해, 혈당 강하, 콜레스테롤 대사 개선,
위산분비 억제, 면역력 강화, 항균, 배농, 항암(폐암, 비인후암, 식도암, 후
두암, 갑상샘암, 직장암, 임파종, 결장암) 등 다양한 효과를 나타낸다.

10 더덕

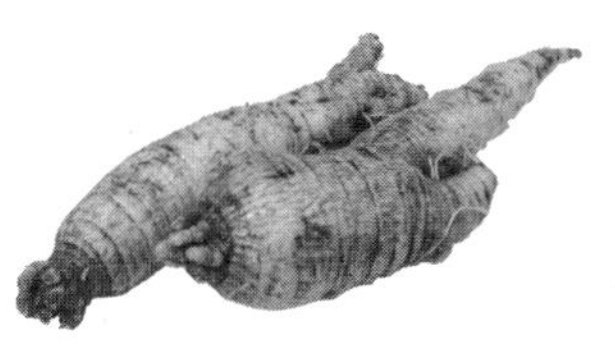

길경과(초롱꽃과, Campanulaceae)에 속하는
여러해살이풀의 뿌리로 한방에서는 만
삼(蔓參)이라고 부른다.

주요 성분으로는 펙틴, 이눌린, 플라보노이드, 트리테르페노이드
계 사포닌, 칼슘, 인, 철분, 비타민 $B_1 \cdot B_2$ 등이 함유되어 있다.

콜레스테롤 대사 개선, 혈압 강하, 거담, 진해, 정장, 해독, 간기능
회복, 천식, 해열, 배농, 최유(젖 분비촉진), 용혈, 활성산소 제거, 항암
(폐암, 갑상샘암 등), 보중익기, 체력 증강, 만성설사, 탈항 등에 좋은 효
과를 나타낸다.

엽록소의 보고
잎·줄기채소의 항암력

11 밀순

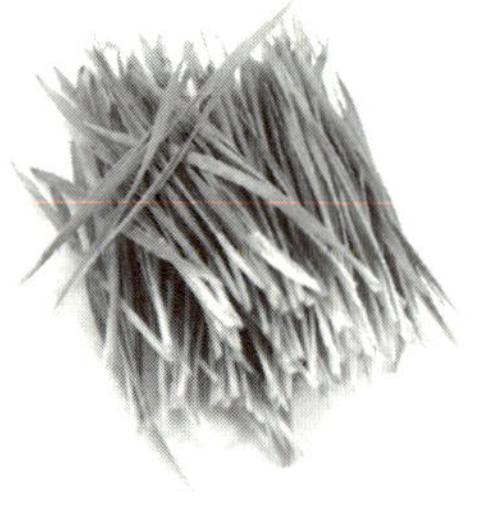

볏과(poaceae)에 속하는 두해살이풀의 곡물인 밀을 발아시켜 마디단계 직전의 새싹을 말한다.

주요 성분으로는 필수아미노산 8가지, 80가지 이상의 효소, 비타민 A, 비타민 C, 비타민 E, 비타민 K, 엽산, 콜린, 비오틴, SOD, 셀레늄, 레트릴, 뮤코다당류, 칼슘, 철분, 망간, 인, 칼륨, 나트륨, 유황, 코발트, 아연, 크롬, 구리, 요오드 등이 함유되어 있다.

혈압 조절, 혈당 조절, 빈혈, 숙변 제거, 정혈, 간기능 회복, 성장촉진, 소화촉진, 면역력 증진, 해독, 모세혈관 강화, 정력 증강, 암 예방, 세포 재생, 아토피 개선 등의 작용을 나타내며 다이어트식으로도 효과를 나타낸다.

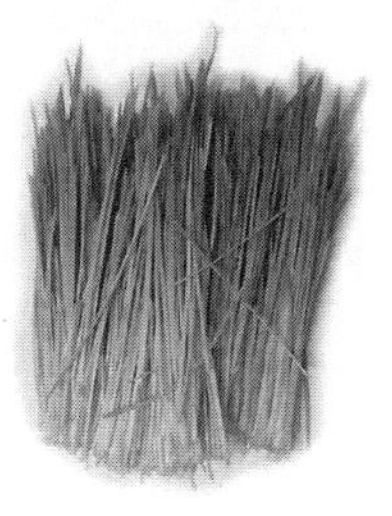

12 보리순

볏과(Poaceae)에 속하는 두해살이풀인 보리를
발아시켜 마디단계 직전의 새싹을 말한다.
영양학자인 일본의 하기와라 요시히데 박사
는 150여 종에 달하는 식물을 연구한 끝에 밀과 보리의 새싹이 가
장 왕성한 생명력이 있음을 알아냈으며 특히 동양인에게는 보리
새싹이 최고의 효과가 있음을 발견하였다.

주요 성분으로는 SOD, 이소비텍신, 폴리페놀, 칼륨, 칼슘, 마그네
슘, 비타민 A, 비타민 B군, 비타민 C, 비타민 E, 식이섬유, 철분,
아연, 구리, 망간 등이 함유되어 있다.

정혈, 신진대사 활성, 콜레스테롤 조절, 동맥경화 예방, 심장질환
예방, 고혈압, 당뇨병, 해독, 항암(유방암, 흑색종 등), 조혈, 항알레르기,
혈전 제거 등의 효과를 나타낸다.

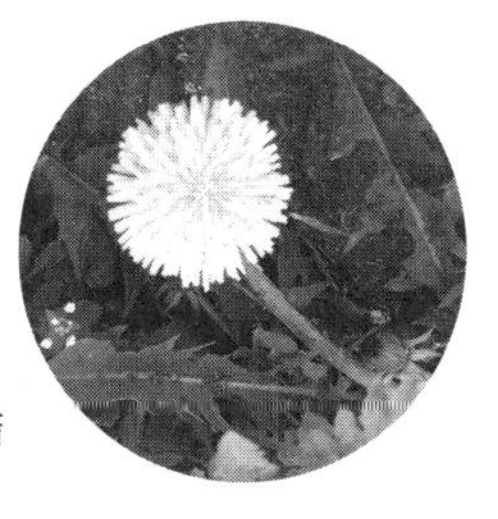

13 민들레

국화과(Compositae)에 속하는 여러해살이풀로서 생
명력이 대단히 강한 식물이며 한방에서는 포공영(蒲
公英)이라고 부른다.

미국의 영양학자 로이 바타베디안은 채소 영양평가 프로그램에서
3000가지 채소 가운데 가장 우수한 5가지 중 하나로 민들레를 꼽았다.

주요 성분으로는 타락사스테롤, 콜린, 이눌린, 펙틴, 테르핀, 타락
솔, 스티마스테롤, 베타시토스테롤, 루테인, 바이오락산틴, 프라
스토퀴논, 아르니디올, 글루텐, 이노시톨, 리놀렌산, 나이아신,

287

PABA, 인, 칼륨, 철분, 마그네슘, 아연, 비타민 A, 비타민 B_1 · B_2 · B_5 · B_6 · B_{12}, 비타민 C, 비타민 E, 비타민 H(비오틴), 실리마린 등이 함유되어 있다.

위염, 위궤양, 유선염, 간염, 지방간, 변비, 산후 젖 분비 촉진, 이뇨, 간기능 향상, 소화불량, 면역력 증대, 유해산소 제거, 노화 예방, 혈압 강하, 혈당 강하, 신진대사 촉진, 항암(유방암, 폐암, 간암), 변비, 혈액순환 개선, 생리불순 등에 좋은 효과를 나타낸다.

14 질경이

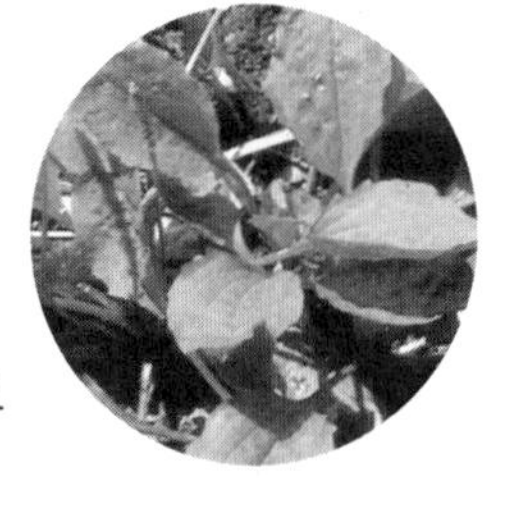

질경이과(Plantaginaceae)의 여러해살이풀로서 한방에서는 잎을 차전(車前), 씨를 차전자(車前子)라고 부른다.

주요 성분으로는 플란타기닌, 아우쿠린, 플라보노이드, 탄닌, 칼슘, 인, 철분, 비타민 A, 비타민 B_1 · B_2, 디사카라이드 Ⅰ · Ⅱ · Ⅲ, 플란테놀릭산, 아데닌, 콜린 등이 함유되어 있다.

만성위염, 위궤양, 갱년기장애 개선, 심장병, 진해, 혈압강하, 이뇨, 간장보호, 피부재생, 동맥경화 예방, 혈당강하, 신장결석, 항암(위암, 간암), 황달, 방광염, 신장염, 지사, 세균성설사, 장염 등에 좋은 효과를 나타낸다.

15 양배추

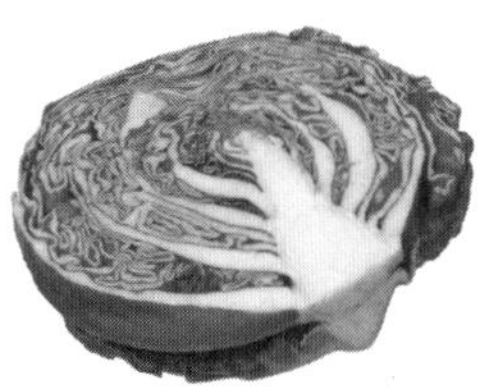

십자화과(Brassicaceae)에 속하는 채소로 유럽에

서 자라던 야생 양배추를 오랫동안 재배하면서 개량되어졌으며 3
대 장수 식품 중 하나로 선정된 바 있다.

주요 성분으로는 베타카로틴, 칼륨, 칼슘, 라이신, 엽산, 인, 철분, 나이아신, 식이섬유, 셀레늄, 비타민 B_1·B_2·B_6, 비타민 K, 비타민 U, 아연 등이 함유되어 있다.

위염, 위궤양, 십이지장궤양, 변비, 골다공증, 피부미용, 면역력 증가, 노화 예방, 동맥경화, 항산화작용, 혈액순환작용, 항암(유방암, 자궁경부암, 위암), 백내장, 여드름 등에 좋은 효과를 나타내며 다이어트식품으로도 인기다.

16 신선초

미나리과(Apiaceae)에 속하는 여러해살이풀로 향기가 독특하여 냄새를 맡으면 기분이 좋아진다. 일본에서는 명일엽(明日葉)이라고 부르며 오늘 잎을 따내도 내일이면 새잎이 나올 정도로 생장력이 왕성하다 하여 붙여진 이름이다.

주요 성분으로는 칼콘, 쿠마린, 유기게르마늄, 엽록소, 식이섬유, 사포닌, 인젠산, 비헤닉산, 루테오린, 이소쿠메드시트린, 비타민B_1·B_2·B_6·B_{12}, 비타민 C, 철분, 인, 칼슘, 칼륨 등이 함유되어 있다.

정장, 건위, 강심, 빈혈, 고혈압, 당뇨병, 신경통, 집중력과 기억력 증진, 면역력 강화, 알레르기 체질개선, 피로회복, 간기능 개선, 암세포 증식 억제(폐암, 대장암), 치매 예방, 동맥경화 예방, 콜레스테롤 개선 등 많은 효과를 나타내고 있으며 다이어트 식품으로도 사용되고 있다.

17 케일

십자화과(Brassicaceae)에 속하는 2년생 또는 여러
해살이풀로 양배추에 아주 가깝고 저온과 고온
에 대해 견딤성이 매우 강하다.

베타카로틴을 비롯하여 다양한 영양소를 풍부하게 함유한 슈퍼베
지터블(Supervegetable)로 체질 개선의 챔피언이라고도 한다.

주요 성분으로는 케타코리틴, 클로로필, 베타카로틴, 식이섬유,
글루타민산, 엽산, 바이톨, 티오시아네이트, 비타민 A, 비타민
$B_1 \cdot B_2$, 비타민 C, 칼륨, 칼슘, 나트륨, 인, 철, 나이아신 등이 함
유되어 있다.

정장, 독소 제거, 니코틴 해독, 활성산소 제거, 노화 예방, 고혈압,
빈혈, 면역력 증강, 동맥경화 예방, 두뇌발달, 혈액순환 개선, 신진
대사 활성화, 항암(폐암, 간암), 우울증에 대해 좋은 효과를 나타내며
케일 역시 다이어트 식품으로 많이 사용되고 있다.

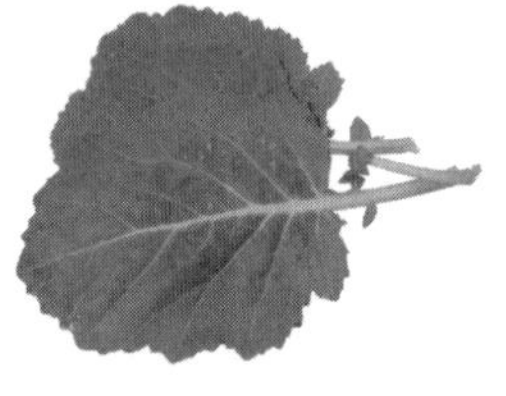

18 시금치

명아주과(Chenopodiaceae)에 속하는 4계절 재배
할 수 있는 저온성의 푸른잎 채소다.

주요 성분으로는 베타카로틴, 엽산, 철분, 칼슘, 칼
륨, 인, 비타민 A, 비타민 $B_1 \cdot B_2$, 비타민 E, 나이아신, 리신, 트립
토판, 시스틴 등이 함유되어 있다.

식욕증진, 변비, 빈혈, 괴혈병, 어린이 성장발육, 시력보호, 활성산
소 억제, 노화 예방, 면역력 증강, 항암(특히 폐암), 탈모 예방, 혈액순

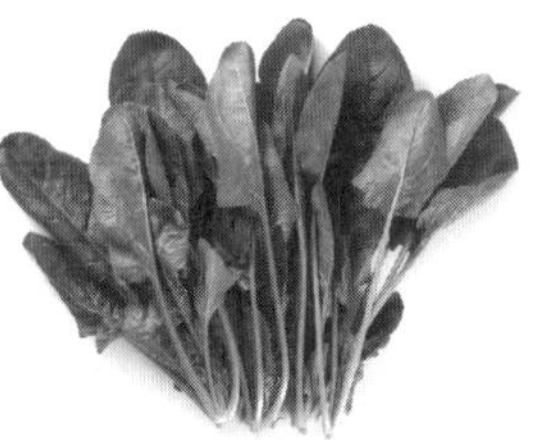

암 치료법 드디어 찾았다!

환 개선 등에 좋은 효과를 나타낸다. 다이어트식품으로도 인기다.

＊ 생으로 No, 데쳐서 Yes. 시금치에 함유된 성분인 수산은 생으로 섭취하거나 많이 먹게 되면 칼슘과 합쳐져서 결석을 만들어 요로결석을 불러올 수 있으나 데쳐서 먹게 되면 수산의 성분이 대부분 물로 빠져나가 크게 걱정할 필요가 없다.

＊ 시금치에 함유된 베타카로틴 성분은 기름에 잘 녹는 지용성 비타민이기에 데쳐서 먹는 것보다 기름에 볶아서 먹으면 체내 흡수율이 무려 5배 이상 높아지나 너무 오래 볶게 되면 영양소가 파괴되므로 시금치의 숨이 살짝 죽기 전에 가열을 멈추는 것이 좋다.

19 쑥

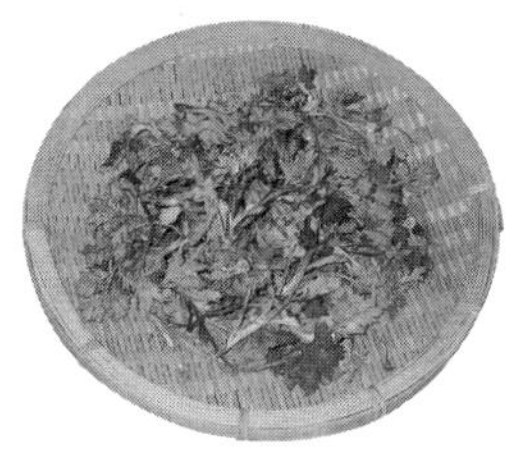

국화과(Compositae)에 속하는 여러해살이풀로 마늘, 당근과 더불어 생활습관병을 예방하는 3대 식물로 꼽히고 있다.

주요 성분으로는 시네올, 베타카리오필렌, 리날룰, 아프테미시아 알코올, 캄파 보르네올, 테트라코사놀, 베타시토스테롤, 이노시톨, 츄온세스키 테류펜알코올, 아데닌, 콜린, 비타민 A, 나이아신, 비타민 B_1 · B_2, 비타민 C, 칼슘, 칼륨, 철분, 인 등이 함유되어 있다.

체질 개선, 위장기능 개선, 간기능 개선, 빈혈, 천식, 두통, 신경통, 동맥경화, 고혈압, 피로회복, 생리불순, 지혈, 혈액순환 개선, 냉증, 해독, 면역기능 강화, 생리통, 갱년기장애, 항암 등 여러 가지 효과를 나타낸다.

20 아스파라거스

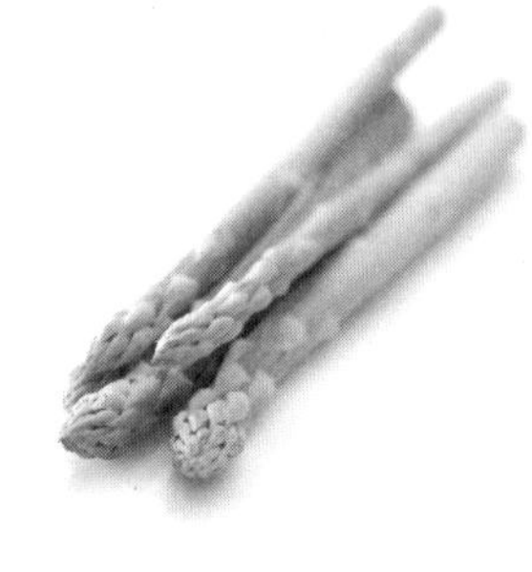

백합과(Liliaceae)에 속하는 여러해살이풀로 뿌리는 천문동(天門冬)이라고 부르며 한약재로 쓰인다.

주요 성분으로는 아스파라긴산, 루틴, 베타시토스테롤, 사포닌, 칼슘, 칼륨, 셀레늄, 비타민 $B_1 \cdot B_2$, 비타민 C, 비타민 E, 비타민 K, 인 등이 함유되어 있다.

혈압강하, 이뇨, 진정, 피로회복, 체력 증강, 요산배출 촉진(통풍에 효과), 테스토스테론 생성촉진(성적흥분 증가), 항암 등의 효과가 있다.

* 한방에서는 아스파라거스의 뿌리인 천문동을 자음, 윤조, 청폐, 해수, 토혈, 폐위, 폐옹, 인후종통, 변비, 소갈 등에 사용한다.

21 미나리

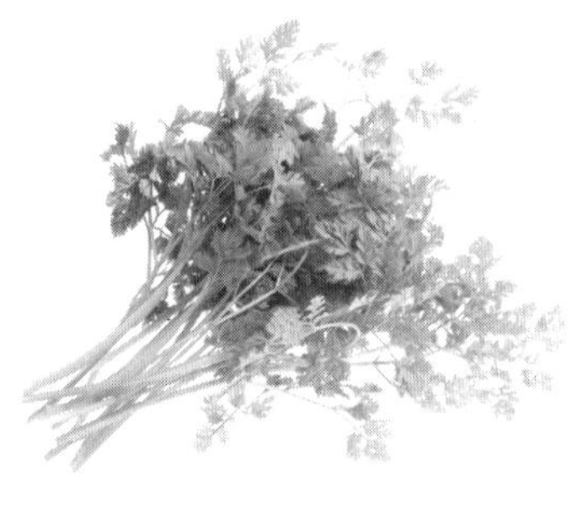

산형과(Apiaceae)에 속하는 여러해살이풀이다. 독특한 풍미가 있는 알칼리성 식품으로 수요가 증가하고 있다.

주요 성분으로는 이소람네틴, 페르시카린, 알파피넨, 미르센, 식이섬유, 칼륨, 칼슘, 나트륨, 인, 철분, 나이아신, 비타민 A, 비타민 $B_1 \cdot B_2$, 비타민 C 등이 함유되어 있다.

정혈, 해독, 발한, 보온, 이뇨, 식욕촉진, 변비, 해열, 혈압강하, 지혈, 혈액 산도 조절, 진정(스트레스 해소), 면역력 증진, 피부미용, 혈당강하, 황달, 급만성 간염, 지방간, 간경화 예방, 식욕촉진, 신경통, 숙취해소, 항암 등 여러 가지 효과를 나타낸다.

22 산마늘

백합과(Liliaceae)에 속하는 여러해살이풀로 명이, 격
총, 산총이라고도 부른다.

주요 성분으로는 캠프페롤, 퀘르세틴, 칼슘, 칼륨,
인, 철분, 비타민 A, 비타민 B$_1$ · B$_2$, 비타민 C, 나이아신,
알리신 등을 함유하고 있다.

콜레스테롤 생성 억제, 뇌졸중, 심장질환 예방, 소화불량, 이뇨,
건뇌, 피로회복, 식욕증진, 정장, 자양강장, 해독, 변비, 항균, 항암
등 여러 가지 효과를 나타낸다.

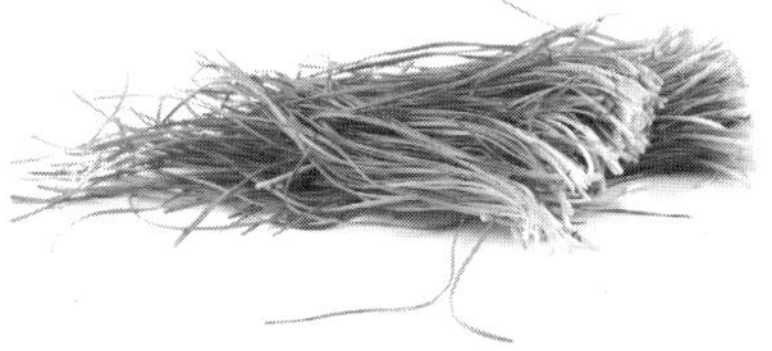

23 부추

백합과(Liliaceae)에 속하는 여러해
살이풀로 〈동의보감〉에서는 간
의 채소라고 기록되어 있을 정도로 간 기능 강화 작용이 뛰어나
다. 양기를 돋게 해주는 식품으로 손꼽혀 기양초(起陽草)라 부르기
도 한다.

주요 성분으로는 알리신, 베타카로틴, 비타빈 A, 비타민 B$_1$ · B$_2$,
비타민 C, 칼슘, 칼륨, 철분, 인, 포도당, 과당 등이 함유되어 있다.

혈액순환 촉진, 소화불량 개선, 혈당 강하, 정혈, 체질 개선, 강심,
스태미나 증진, 살균, 빈혈, 혈압강하, 정장, 빈뇨, 야뇨, 항산화작
용, 항암(위암, 결장암, 유방암, 간암), 생리통, 피부미용 등에 좋은 효과를
보인다.

24 머위

국화과(Compositae)에 속하는 여러해살이풀로 한
방에서는 꽃봉우리를 관동화(款冬花)라고 하여
호흡기 질환의 약재로 사용한다.

주요 성분으로는 폴리페놀, 클로로겐산, 베타카로
틴, 플라보노이드, 페타시킨, 헥사날, 시네올, 비타민 A, 비타민
B₁·B₂, 비타민 C, 칼슘, 칼륨, 나트륨, 철분, 인, 나이아신, 사포
닌 등이 함유되어 있다.

식욕증진, 거담, 천식, 진정, 이뇨, 편두통, 타박상, 생선 식중독,
기관지염, 폐농양, 후두염, 뇌졸중 예방, 알레르기성 비염, 항암 등
여러 가지 효과를 나타낸다.

25 아욱

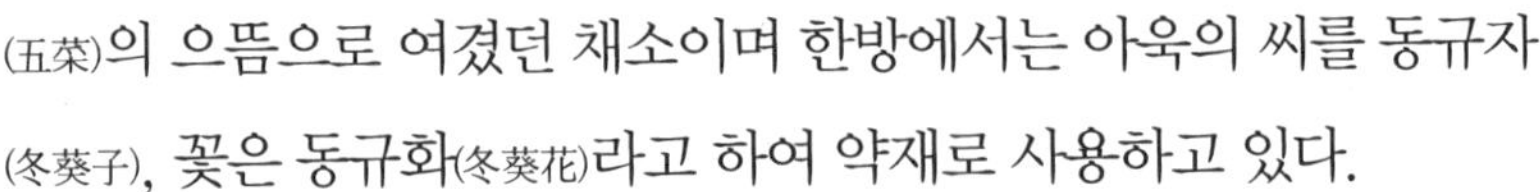

아욱과(Malvaceae)에 속하는 한해살이풀로
영양이 골고루 들어 있어 중국에서는 오채
(五菜)의 으뜸으로 여겼던 채소이며 한방에서는 아욱의 씨를 동규자
(冬葵子), 꽃은 동규화(冬葵花)라고 하여 약재로 사용하고 있다.

주요 성분으로는 레티놀, 베타카로틴, 자당, 맥아당, 식이섬유, 비
타민 A, 비타민 B₁·B₂, 비타민 C, 비타민 E, 엽산, 나이아신, 나
트륨, 아연, 칼륨, 칼슘 등이 함유되어 있다.

성장발육 촉진, 최유(젖 분비촉진), 변비, 골다공증, 신경통, 위장병,
이뇨, 기침, 황달, 혈뇨, 임질, 항암 등에 좋은 효과를 나타내며 비
만 개선에도 활용되고 있다.

바다에서 나는
바다풀의 항암력

26 파래

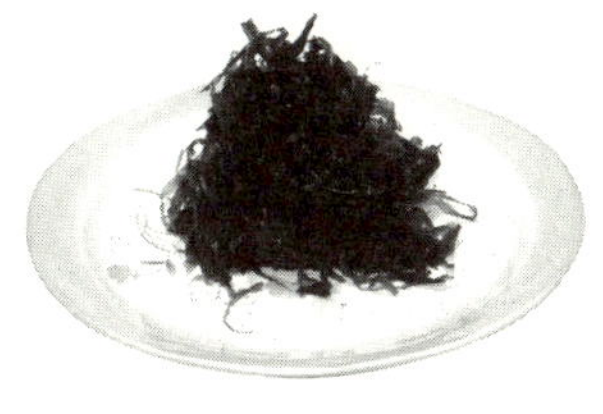

갈파래과(Ulvaceae)에 속하는 녹조식물로 청태라고도 부르는 바닷속 영양식물이다.

주요 성분으로는 메틸메티오닌, 폴리페놀, 클로로필, 식이섬유, 나이아신, 베타카로틴, 요오드, 레티놀, 비타민 A, 비타민 $B_1 \cdot B_2 \cdot B_6$, 비타민 C, 비타민 E, 비타민 K, 나트륨, 칼슘, 칼륨, 아연, 철분, 인, 엽산 등이 함유되어 있다.

주요 효능은 체온과 땀을 조절하며 신진대사 증진, 골다공증, 피부염, 니코틴 해독, 간기능 활성, 항균, 위 · 십이지장궤양 예방, 빈혈 예방, 변비, 항암(폐암) 등의 효과를 나타낸다. 다이어트 식품으로도 이용되고 있다.

27 톳

모자반과(Sargassaceae)에 속하는 바닷말의 일종
으로 갈색말 무리에 속하며 사슴꼬리와 유사하다
고 하여 녹미채(鹿尾菜)라 부르기도 한다.

주요 성분으로는 씨놀, 알길산, 후코이단, 에스트로겐 유사 활성
물질, 식이섬유, 비타민 A, 비타민 K, 칼슘, 요오드, 철분, 아연, 회
분 등이 함유되어 있다.

동맥경화, 고지혈증, 당뇨병, 정혈, 변비, 탈모 예방, 정자생성 촉
진, 면역력 증대, 청소년 성장발육 촉진, 노화방지, 해독, 항암(피부
암), 갱년기장애 등에 좋은 효과를 나타낸다. 다이어트 식품으로도
이용되고 있다.

28 미역

미역과에 속하는 대표적인 해조류의 하나
로 한방에서는 감곽(甘藿), 자채(紫菜), 해채(海菜)
등으로 부른다.

주요 성분으로는 알긴산, 후코이단, 식이섬유, 베타카로틴, 비타
민 A, 비타민 $B_1 \cdot B_2$, 비타민 C, 칼륨, 칼슘, 코발트, 불소, 요오
드, 철분, 라미닌, 후코스테롤, 클로로필, 에이고사 판타엔산 등이
함유되어 있다.

갑상샘 장애 방지, 중성지방과 콜레스테롤 배출, 정혈, 진정, 변
비, 혈압강하, 신진대사 촉진, 성장발육 촉진, 강골, 산후 자궁수축

암 치료법 드디어 찾았다!

과 지혈, 중금속 및 환경호르몬 흡착 배설, 체온조절, 혈전방지, 위궤양·십이지궤양 예방, 니코틴 제거, 발모, 항암(대장암, 직장암을 비롯한 각종 암), 피부미용에 좋은 효과를 나타낸다. 다이어트 식품으로도 많이 이용되고 있다.

29 다시마

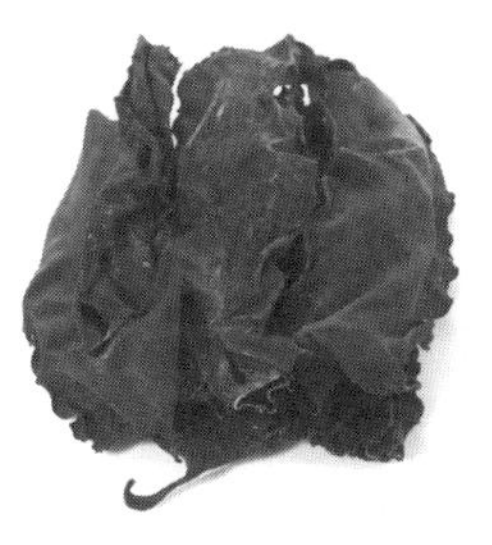

다시마과(Liminariaceae)에 속하는 여러해살이 갈조류의 하나로 한방에서는 곤포(昆布)라고 한다. 바다의 채소라고 불릴 만큼 각종 생활습관병 예방에 좋은 식품이다.

주요 성분으로는 알긴산, 라미나린, 만니톨, 라미닌, 프롤린, 알라닌, 레티놀, 베타카로틴, 엽록소, 글루타민산, 비타민 A, 비타민 B_1·B_2·B_6, 비타민 C, 비타민 E, 칼슘, 칼륨, 엽산, 인, 철분, 요오드, 나트륨, 나이아신, 화분 등이 함유되어 있다.

동맥경화 및 심장병 예방, 혈압강하, 변비, 탈모, 골다공증 예방, 피로회복, 신진대사 활성, 체력증진, 성장발육 촉진, 항암(대장암), 뇌기능 활성, 피부미용 등에 좋은 효과를 나타낸다. 나이어트 식품으로도 각광을 받고 있다.

30 김

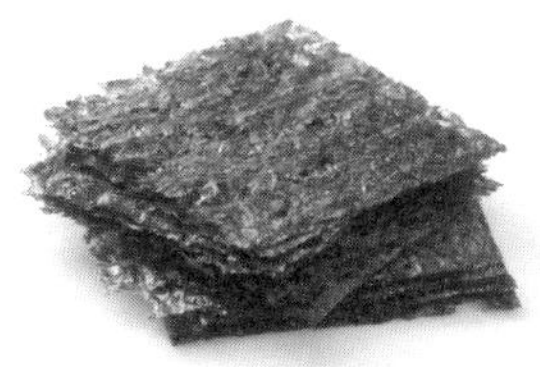

보라털과에 속하는 홍조식물로 해태(海苔)라고도 부른다.

주요 성분으로는 알긴산, 타우린, 레티놀, 베타카로틴, 식이섬유, 비타민 A, 비타민 $B_1 \cdot B_2 \cdot B_6 \cdot B_{12}$, 비타민 C, 비타민 E, 나이아신, 아연, 엽산, 인, 철분, 칼륨, 칼슘, 화분 등을 함유하고 있다.

동맥경화, 고혈압, 해독, 변비, 빈혈, 골다공증, 성장발육 촉진, 시력보호, 갑상샘 장애 방지, 두뇌발달, 면역기능 향상, 간보호, 식욕증진, 노화방지, 피부미용, 비만, 항암 등에 좋은 효과를 나타낸다.

암 치료법 드디어 찾았다!

암을 이기는
곡류의 항암력

31 현미

벼과(Poaceae)에 속하는 한해살이풀로 풍부한
영양소를 함유한 살아있는 쌀이다.

주요 성분으로는 셀레늄, 피틴산, 메티오닌, 옥
타코사놀, 판토텐산, 감마오리자놀, 식이섬유, 비타민 B_1 · B_2 ·
B_6, 비타민 C, 비타민 E, 나이아신, 나트륨, 아연, 엽산, 인, 철분,
칼륨, 칼슘 등을 함유하고 있다.

콜레스테롤 감소, 혈압강하, 혈당강하, 항산화작용, 면역력 증진,
중금속 체외 배설 촉진, 세균성질환 예방, 변비, 탈모, 피로회복,
만성 위염 · 위궤양 예방, 간기능 활성, 노화 억제, 항암 등에 좋은
효과를 나타낸다.

＊ 발아현미 : 현미를 알맞은 온도와 수분과 산소를 공급해 싹을 틔운 것으로 현미

가 발아되면 기존에 있던 영양소가 크게 늘어남과 동시에 새로운 영양소가 생겨나서 건강에 더욱 유익하게 작용한다. 특히 주목할 성분들의 주요작용은 다음과 같다.

① 아라비녹실산 : 백혈구를 활성화하여 면역력을 증가시키며 백혈병을 비롯한 암, B형 간염, 류머티스성 관절염에 효과를 보인다.

② 감마아미노부티릭산(GABA) : 기억력 증진, 우울증 개선, 간기능 활성, 인슐린 효과 증대, 혈압 강하, 알코올대사 촉진 등의 효과를 나타낸다.

③ 페룰라산, 토코트리에놀 등의 항산화제 : 노화, 암, 당뇨병, 류머티스를 일으키는 유해산소를 제거한다. 특히 페룰라산은 항산화력이 강해서 기미, 주근깨 생성 억제 효과가 있다.

다시 말해 발아현미는 각종 난치병을 예방할 수 있는 신물질이라 할 수 있다. 현미로 밥을 지으면 맛이 없고, 딱딱하며 소화가 잘 되지 않아 사람들이 먹기를 꺼리기도 하는데 현미의 이러한 단점을 보완한 것이 발아현미다.

32 율무

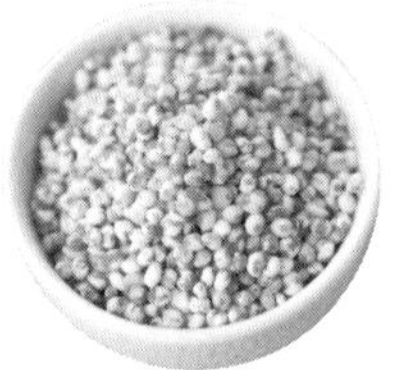

볏과(Poaceae)에 속하는 한해살이 또는 여러 해살이풀로 한방에서는 의이인(薏苡仁)이라 하며, 약재로 이용되고 있다.

주요 성분으로는 코이키소에노라이드, 코이키솔, 그루캔, 덱스트린, 트리테르페노이드, 비타민 $B_1 \cdot B_2 \cdot B_6$, 비타민 E, 칼슘, 철분, 아연 등을 함유하고 있다.

면역력 증진, 비만, 이뇨, 부종, 콜레스테롤 저하, 동맥경화, 심장질환, 지방간, 혈압 강하, 혈당 강하, 피부미용, 각질 제거, 소염,

배농, 불임, 노화방지, 건위, 강장, 항암(위암, 자궁암, 유선암, 대장암, 융모상 피암) 등에 좋은 효과를 나타낸다.

33 콩

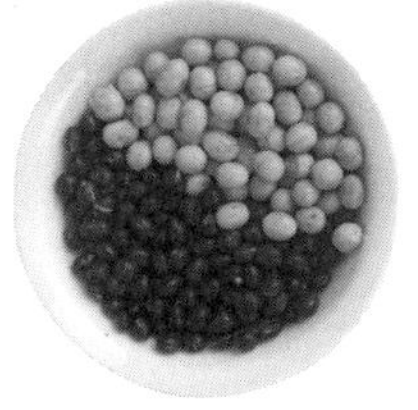

콩과(Leguminosae)에 속하는 한해살이 식용작물로 대두(大豆)라고도 부른다. 밭에서 나는 소고기라고 할 정도로 단백질이 풍부하며 알갱이의 색깔에 따라 흰콩, 누런콩, 푸른콩, 밤콩, 검정콩, 우렁콩, 선비제비콩, 매알콩, 아주까리콩 등으로 나누어진다.

주요 성분으로는 제니스틴, 라이신, 글루타민산, 알긴산, 레티놀, 베타카로틴, 나이아신, 비타민 A, 비타민 $B_1 \cdot B_2 \cdot B_6$, 비타민 C, 비타민 E, 식이섬유, 나트륨, 아연, 엽산, 인, 철분, 칼륨, 칼슘, 화분 등이 함유되어 있다.

혈압 강하, 혈당 강하, 콜레스테롤 수치 개선, 심장질환, 골다공증, 폐경기 여성질환, 남성 정자감소, 변비, 해독, 항암(대장암, 유방암, 간암, 위암, 사궁암) 등 좋은 효과를 나타낸다. 다이어트 식품으로도 널리 이용되고 있다.

34 수수

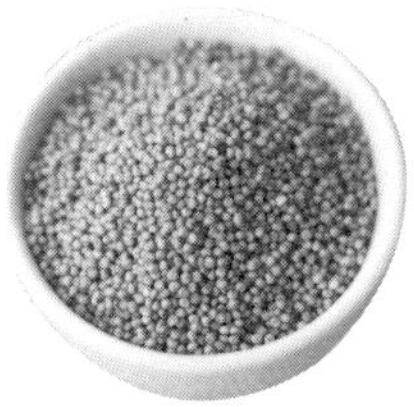

볏과(Poaceae)에 속하는 한해살이풀의 씨를 말하며 고량(高粱), 촉서(蜀黍)라고도 부른다.

주요 성분으로는 리신, 트립토신, 히스티딘, 탄닌, 피틴, 아밀로오스, 프로안토시아니딘, 플라본, 플라보놀, 페놀, 스쿠텔라린, 식이섬유, 나이아신, 비타민 $B_1 \cdot B_2 \cdot B_6$, 아연, 엽산, 마그네슘, 칼륨, 칼슘, 화분 등이 함유되어 있다.

항산화작용, 체온유지, 위장보호, 식욕증진, 해독(주독, 약물중독), 피부미용, 설사, 해소, 이뇨, 방광염(방광 면역기능 강화), 염증 완화, 항암 등 많은 효과를 나타낸다.

＊ 항돌연변이 효과로는 현미, 통보리, 통밀, 차조, 율무와 비교할 때 수수가 가장 우수하다고 보고되었다.

35 팥

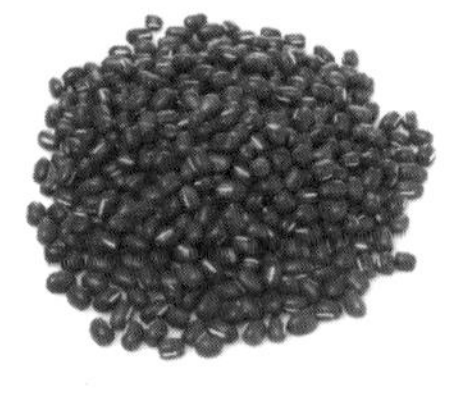

콩과(Leguminosae)에 속하는 한해살이풀의 씨를 말하며 소두(小豆) 또는 적소두(赤小豆)라고도 부른다.

주요 성분으로는 사포닌, 플라보노이드, 파제올린, 팔미트산, 콜린, 알란토인, 크레아틴, 스테아린산, 아라킨산, 아데닌, 트리고넬린, 식이섬유, 올리고당, 비타민 $B_1 \cdot B_2 \cdot B_6$, 철분, 칼륨, 칼슘, 인, 화분 등이 함유되어 있다.

빈혈, 감기 예방, 탈모 예방, 변비, 이뇨, 혈액순환 촉진, 체지방 분해, 피부미용, 피로회복, 소염, 해독(주독), 배농, 혈당 저하, 신장염, 부종, 복수, 유즙생성 촉진, 항암 등 여러 가지 효과를 나타낸다. 다이어트식품으로도 많이 이용되고 있다.

주렁주렁 열리는
열매채소의 항암력

36 호박

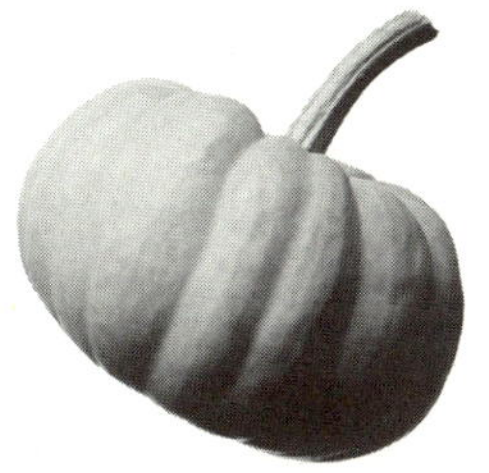

박과(Cucurbitaceae)에 속하는 덩굴성 한해살이 풀의 열매로 영어로는 pumpkin라고 부르는 데 해독이라는 의미를 지니고 있다.

주요 성분으로는 펙틴, 셀레늄, 카로틴, 베타카로틴, 식이섬유, 칼륨, 칼슘, 비타민 B₂, 비타민 C, 비타민 D, 비타민 E, 인 등이 힘유되어 있다.

혈당 강하, 혈압 강하, 이뇨, 부종(산후부종), 야맹증 및 눈의 피로, 혈액순환 개선, 면역력 증진, 변비, 간기능 회복, 신장기능 회복, 피부미용, 위점막 보호, 전립샘질환 개선, 소염, 해독, 노화방지, 식욕증진, 체질개선, 두뇌발달, 항암(대장암) 등 여러 가지 효과를 나타낸다. 다이어트 식품으로도 많이 이용되고 있다.

＊ 호박씨에는 필수아미노산인 메티오닌 등이 많아 간 기능을 돕는다. 불포화지방
산과 레시틴은 혈액순환을 돕고 콜레스테롤 침착을 막기 때문에 고혈압이나 노
화 예방에 효과가 있다.

37 가지

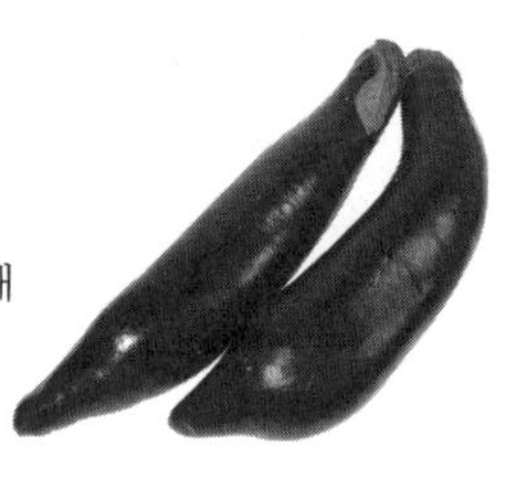

가지과(Solanaceae)에 속하는 한해살이풀로(열대
지방에서는 여러해살이풀이다) 가자(茄子)라고도 부
른다.

주요 성분으로는 폴리페놀, 나스신, 히안신, 안토시아닌, 베타카
로틴, 식이섬유, 나이아신, 비타민 A, 비타민 B₁ · B₂ · B₆, 비타민
C, 비타민 E, 아연, 엽산, 인, 철분, 칼륨, 칼슘, 회분 등이 함유되
어 있다.

해열, 소염, 비만 예방, 피로회복, 체력증진, 피부미용, 장내 노폐
물 제거(장질환 예방), 혈압 강하, 항암 등 좋은 효과를 나타낸다.

38 고추

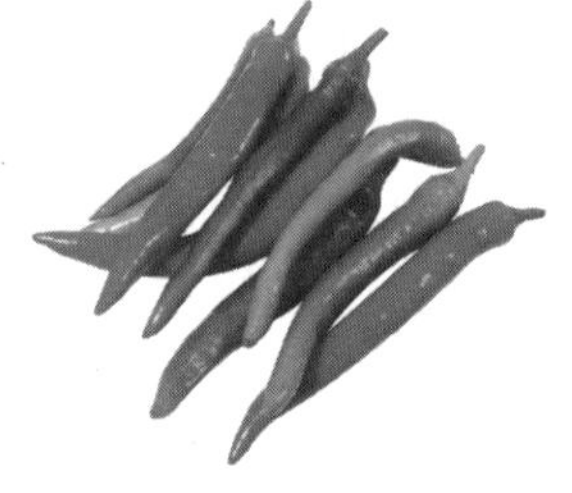

가지과(Solanaceae)에 속하는 한해살이풀로 당
초(唐椒), 번초(番椒)라고도 부른다.

주요 성분으로는 캡사이신, 캡산틴, 아데닌, 베타인, 콜린, 카로
틴, 베타카로틴, 플라보노이드, 라피노제, 갈락토즈, 나이아신, 비
타민 A, 비타민 B₁ · B₂, 비타민 C, 비타민 P, 칼슘, 칼륨, 나트륨,
인, 철분 등이 함유되어 있다.

거담, 장내 살균작용, 식욕증진, 피부미용, 면역력 증진, 피로회복, 말초혈관 확장, 항산화작용, 스트레스 해소, 체지방 감소(다이어트 효과), 정력증진, 보온, 혈액순환 촉진, 진통, 항암(암세포 증식억제 및 사멸) 등 여러 가지 효과를 나타낸다. 대표적 향신료로도 쓰이고 있다.

39 토마토

가지과(Solanaceae)에 속하는 한해살이풀로 『토마토가 빨갛게 익으면 의사 얼굴이 파랗게 된다.』는 서양속담과 같이 토마토를 먹으면 건강해져서 병원은 불황이 된다는 뜻으로 그만큼 토마토는 건강식품이라는 뜻이기도 하다.

주요 성분으로는 라이코펜, 시스트르산, 타르타르산, 숙신산, 레티놀, 글루타치온, 셀레늄, 베타카로틴, 비타민 A, 비타민 B_1 · B_2 · B_6, 식이섬유, 아연, 인, 철분, 칼륨, 칼슘, 펙틴, 루틴, 망간 등이 함유되어 있다.

혈압 강하, 심근경색 예방, 혈액순환 개선, 신진대사 촉진, 피로회복, 골다공증 예방, 노화방지, 면역력 증진, 혈당 강하, 체내 산도 유지, 항진균, 빈혈, 체질 개선, 소화기능 증진, 뇌세포 기능 향상, 항암(전립샘암, 폐암) 등 여러 가지 효과를 나타낸다. 다이어트 식품으로도 널리 이용되고 있다.

* 토마토에는 많은 영양소가 들어 있지만 그 중에서 가장 중요한 성분 중 하나가 라이코펜이다. 라이코펜은 암을 일으키는 활성산소의 역할을 막아준다.

일반적으로 야채나 과일에 열을 가하면 영양소가 파괴된다고 해서 토마토를 그냥 생식하는 경향이 있는데 특이하게도 라이코펜은 열을 가하면 효과가 더 커지는 성질을 가지고 있다.

열을 가하면 파괴되는 비타민 C는 다른 식품 중에서도 얻을 수 있기에 익혀 먹도록 하고 특히 기름에 조리하면 라이코펜의 흡수율을 2배 이상 높일 수 있다.

고소한 맛속에 듬뿍~
견과류의 항암력

40 들깨

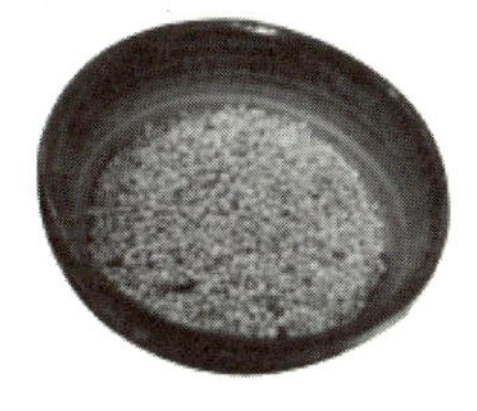

꿀풀과(Lamiaceae)에 속하는 한해살이풀로 한방에서는 임자(荏子) 또는 수임자(水荏子)라고 부른다.

주요 성분으로는 페닐알데하이드, 리모넨, 페닐라케톤, 팔미트산, 스테아르산, 올레산, 플라스말로젠, 리놀렌산, 알파리놀렌산, 라이신, 비타민 A, 비타민 B₁ · B₂, 나이아신, 비타민 C, 비타민 E, 비타민 F 등이 함유되어 있다.

자양강장, 기억력 증진, 치매 예방, 변비, 면역력 증진, 혈관 노화 방지, 체질 개선, 에너지 불균형 회복, 천식 해소, 산후회복, 생식 기능 증강, 시력보호, 전립샘질환 예방, 탈모 억제, 통풍 예방, 식욕증진, 장관연동운동 항진, 콜레스테롤 조절, 혈압강하, Ca 흡수

율 증대, 항암(유방암, 대장암), 체온조절, 항산화작용 등 여러 가지
효과를 나타낸다.

＊ 들깻잎에는 시아니딘, 안토시안, 라이신, 플라보노이드, 파이톨, 리놀렌산, 리놀
레산, 올레산, 페닐알데하이드, 페닐라케톤 등이 함유되어 있다.

특히 이들은 암세포 성장 억제 및 제거시키는 자연살해세포 활성을 높이고 아
울러 대식세포 기능을 활성화시켜 면역기능을 강화시킨다. 뿐만 아니라 엽록소
가 풍부하여 세포재생 및 상처치유 촉진 작용과 함께 항알레르기, 혈당 저하,
심혈관질환 예방, 식욕증진, 피부미용 효과도 갖는다.

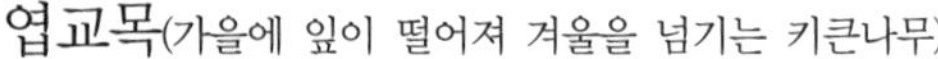

41 호두

가래나무과(Juglandaceae)에 속하는 낙
엽교목(가을에 잎이 떨어져 겨울을 넘기는 키큰나무)
인 호두나무의 과실이며 호도(胡挑)라고도 부른다.

주요 성분으로는 리놀산, 리놀레인산, 에라직산, 엘아르기닌, 레
시틴, 트립토판, 디아미노산, 탄닌, 식이섬유, 비타민 A, 비타민
B_1, 비타민 C, 비타민 E, 망간, 마그네슘, 칼슘, 인, 철분, 화분 등
이 함유되어 있다.

기억력 향상, 치매, 뇌졸중, 고혈압, 당뇨병, 동맥경화, 심장병 등
각종 성인병 예방, 소화기능 증진, 피부미용, 자양강장, 탈모, 노화
방지, 조혈작용, 노인성 해수, 변비(만성, 노인성), 혈액순환 개선, 불면
증, 노이로제, 항암(유방암) 등 많은 효과를 나타낸다.

＊ 호두 성분 중 에라직산은 암세포가 스스로 파괴되는 아폽토시스(apoptosis)라는
과정을 밟게 한다.

먹으면 약이 되는
과일의 항암력

42 사과

장미과(Rosaceae)에 속하는 사과나무의 열
매로 『하루 한 알의 사과는 의사를 멀리
한다.』는 영국 속담과 『사과 나는 곳에 미인난다.』는
우리의 속담에서 사과의 영양적 가치와 효능을 충분히 짐작할 수
있다.

주요 성분으로는 펙틴, 리그닌, 셀룰로오즈, 헤미 세룰로오즈, 호
박산, 글리콜산, 인, 철분, 칼슘, 칼륨, 나트륨, 망간, 마그네슘, 코
발트, 몰리브텐, 불소, 요오드, 플라보노이드, 안토시아닌, 아스파
르트산, 메티오닌, 글루타민산, 시스테인, 티로신, 트립토판, 히스
티딘, 루신, 라이신, 페닐알라닌, 카프르산, 라우르산, 미리스트
산, 미리스톨레산, 팔미트산, 스테아르산, 비타민 A, 비타민 B_1 ·

B₂, 비타민 C, 칼슘, 칼륨, 마그네슘, 인, 철분, 엽산, 나이아신, 회분 등이 함유되어 있다.

심장질환 예방, 뇌졸중 예방, 전립샘기능 강화, 혈압강하, 항산화작용, 변비, 당뇨병, 면역기능 향상, 소화촉진, 피로회복, 호흡기질환(천식 등) 예방, 담석, 뼈건강, 항암(폐암, 전립샘암), 노화방지, 피부미용 등에 좋은 효과를 나타낸다. 다이어트식으로도 이용되고 있다.

43 포도

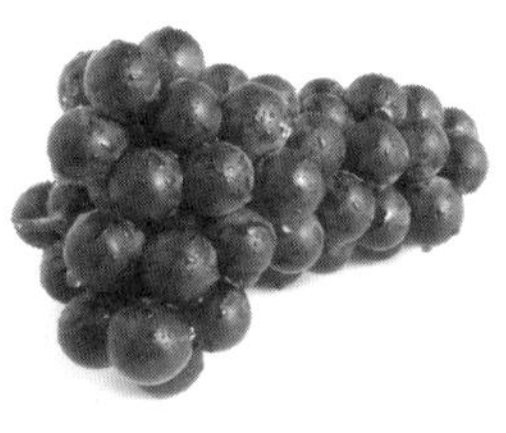

포도나무과(Vitaceae)에 속하는 세계에서 가장 많이 생산되는 과일이며, 술로 만들어진 최초의 과일이기도 하다.

주요 성분으로는 퀘르세틴, 레스베라트롤, 안토시아닌, 카테킨, 탄닌, 폴리페놀, 후라보노이드, 식이섬유, 타르타르산, 이노시톨, 펜토산, 류신, 포도당, 과당, 비타민 B₁·B₂·B₆, 비타민 C, 비타민 E, 칼슘, 칼륨, 인, 철분, 나트륨, 회분 등이 함유되어 있다.

체질개선, 해독, 정혈, 피로회복, 피부미용, 생활습관병 예방(동맥경화, 심장질환, 간질환 등), 이뇨, 빈혈, 부종, 식욕증진, 신장기능 강화, 변비, 치매 예방, 항암 등 다양한 효과를 나타낸다.

＊ 장수 전문가 프란시스코 콘트라레스 박사는 포도씨 추출물을 노화방지에 좋은 5대 식품 중 하나로 꼽았다. 포도씨의 20%가 불포화지방산이지만 쉽게 산패되지 않는 이유는 비타민 C보다 20배, 비타민 E보다 50~70배가량 강력한 항산화제 물질인 프로엔토사이아니딘스를 함유하고 있기 때문이다.

또한 포도 씨앗과 껍질에는 정상세포가 암세포로 되는 것을 막고 악성 암세포의 증식을 막는 레스베라트롤이 다량 함유되어 있다.

포도씨에는 강한 항산화 기능을 갖는 물질인 토코페롤이 다른 기름보다 약 70 배 정도 많이 포함되어 있어서 기름의 산화방지와 영양적 효과, 노화 방지, 활력증진 측면에서 매우 우수한 효과를 갖고 있다.

카테킨류는 토코페롤보다 약 16.5배의 항산화 능력을 갖고 있는 물질로 활성요소 물질은 OPC(Oligomeric Proanto Cyandins)이다. OPC는 혈관과 관계되는 질병에 아주 뛰어난 효과가 있다.

포도씨의 테라핀 성분은 피부의 노폐물을 빨아들이고 수분은 그대로 남겨놓아 주름 예방에도 효과가 있다.

그 외에도 포도씨에는 폴리페놀, 피크나게놀, 리놀렌산, 올레산 등이 함유되어 있으며 콜레스테롤 억제작용, 탈모 예방, 해독작용, 살균작용, 항암작용, 혈액순환, 질염 예방, 피부미용, 면역기능 증진 등 많은 효과를 지니고 있기에 가능하면 씨와 껍질 모두를 함께 먹는 것이 건강에 더욱 도움이 된다.

44 감귤

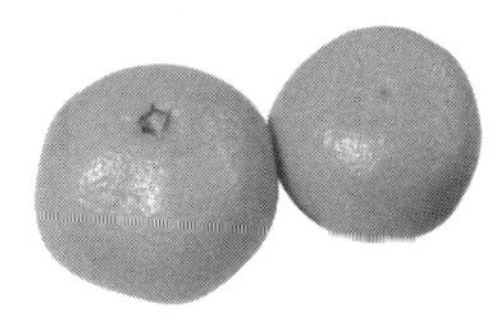

운향과(Rutaceae)에 속하는 잎이 늘 푸르며 높게 자라지 않는 나무의 과일로 온주귤, 온주밀감이라고도 한다.

주요 성분으로는 테레핀, 리모넨, 헤스페리딘, 나리진, 노블레틴, 펙틴, 마비오이노시톨, 리모닌, 아닐린, 이카친, 베타카로틴, 구마린, 크립토키산틴, 사과산, 구연산, 식이섬유, 비타민 C, 칼륨, 칼슘, 나트륨, 인, 철분 등이 함유되어 있다.

콜레스테롤 조절, 동맥경화 예방, 면역력 증진, 항균작용, 식욕증진, 피부미용, 빈혈 예방, 피로회복, 성장발육, 체질개선, 스트레스 해소, 항암(피부암, 대장암, 구강암), 백내장 예방, 심장질환 예방 등과 같은 다양한 효과를 나타낸다. 다이어트 식품으로 이용되기도 한다.

> * 감귤 과피 추출물(C.P.E : Citrus peel extract)은 혈관 내피세포를 강화시키고 혈액을 정화시키는 작용과 함께 LDL 콜레스테롤을 최고 40%까지 감소시키기까지 하여 고지혈증, 심혈관질환, 동맥경화, 뇌혈관질환, 간기능 개선, 치매 등 생활습관병 예방에 좋은 효과를 나타낸다.

45 매실

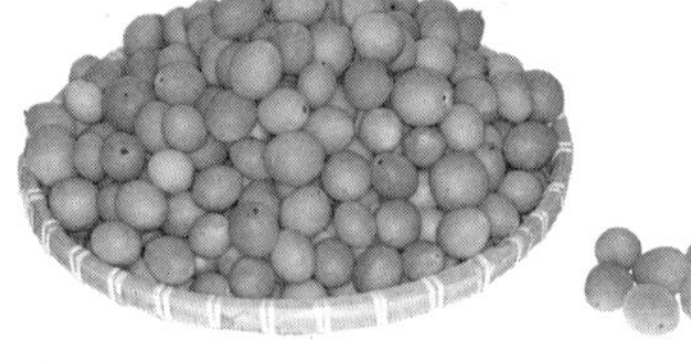

장미과(Rosaceae)에 속하는 매화나무의 열매로 3000여 년 전부터 건강보조식품과 약재로 사용되어 왔다. 한방에서는 훈증한 다음 건조시켜 오매(烏梅)라고 부르며 한약재로 이용되고 있다.

주요 성분으로는 구연산, 사과산, 주석산, 호박산, 피크리산, 시토스테롤, 카테킨, 펙틴, 탄닌, 리오니레시놀, 리놀레산, 폴리페놀, 플라보노이드, 아미그다린, 피루브산, 베타카로틴, 비타민 C, 비타민 E, 칼륨, 칼슘, 철분, 마그네슘, 인, 아연 등이 함유되어 있다.

정혈, 자양강장, 피로회복, 노화방지, 살균, 토사곽란, 지사, 해독, 만성변비, 혈변, 혈뇨, 구취제거, 체질개선, 소화불량, 피부미용, 정장, 간기능 개선, 항암, 칼슘 흡수율 개선 등 다양한 효과를 나타낸다.

암세포가 꼼짝 못하는
버섯의 항암력

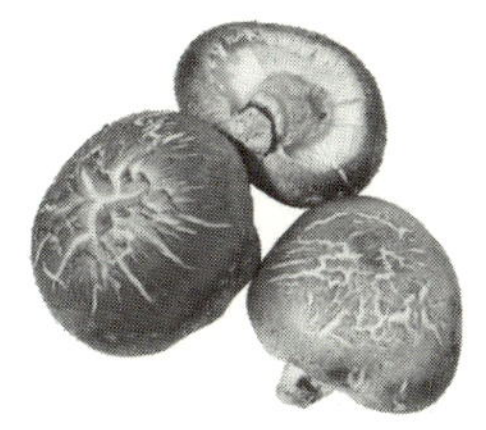

46 표고버섯

느타리버섯과(Pleurotaceae)에 속하는 버섯으로 참나무, 너도밤나무 등의 활엽수에서 기생하는 목재부후균이다.

주요 성분으로는 에리타데닌, 레티난, 레티오닌, 에르고스테롤, 라미신, 셀레늄, 키니타제, 구아닐산, 에르소그테린, 아데닐산, 나이아신, 식이섬유, 비타민 $B_1 \cdot B_2 \cdot B_6$, 비타민 D, 칼륨, 칼슘, 철분, 불소, 인, 마그네슘 등이 함유되어 있다.

콜레스테롤 조절, 혈압강하, 빈혈 예방, 혈액순환 촉진, 항바이러스 작용, 혈당강하, 신장병, 변비, 피부미용, 면역기능 증진, 골다공증 예방, 인터페론생성 촉진, 구루병 예방, 식욕항진, 간기능 개선, 해독, 피로회복, 신경안정, 항암 등 여러 가지 효과를 나타낸다. 다이어트 식품으로도 사용되고 있다.

47 송이버섯

송이과(Tricholomataceae)에 속하는 버섯으로 소나
무 아래서 자라나 송이버섯이라고 부른다.
주요 성분으로는 아르기닌, 알라닌, 글라이신,
글루타민산, 류신, 구아날산, 세린, 트레오닌, 에르
고스테롤, 펜타데사이린산, 팔미틴산, 스테아린산, 올레인산, 리
놀레인산, 셀라제, 벤드라제, 헤밀라제, 사파틱산, 베타-14-16글
루칸, 비타민 B_1 · B_2 · 비타민 C, 비타민 K, 철분 등이 함유되어
있다.
노화방지, 콜레스테롤 저하, 혈액순환 개선, 동맥경화 예방, 혈딩
강하, 혈압강하, 피부미용, 노화방지, 소화증진, 진정효과, 면역력
증진, 비만억제, 항암(인후암, 갑상샘암, 위암, 직장암) 등에 효과를 나타낸
다.

＊ 송이버섯은 지금까지 알려진 버섯 가운데 항암효과가 제일 높은 버섯 중 하나
다. 한 연구기관에서 실험한 결과에 따르면 송이버섯에 들어 있는 다당류 성분
인 베타-14-16글루칸은 흰쥐를 이용한 동물실험에서 높은 항암활성이 있는 것
으로 나타났다.

또 송이버섯 달인 물을 암에 걸린 흰쥐에게 먹였을 때 암을 91.3% 억제하거나
파괴했는데 팽이버섯은 86.5%, 표고버섯은 80.7%, 아카시아버섯은 77.5%, 상
황버섯은 64.9%의 종양 억제 효과가 있는 것으로 나타났다.

항암 성분 듬뿍~
기타식품의 항암력

48 브로콜리

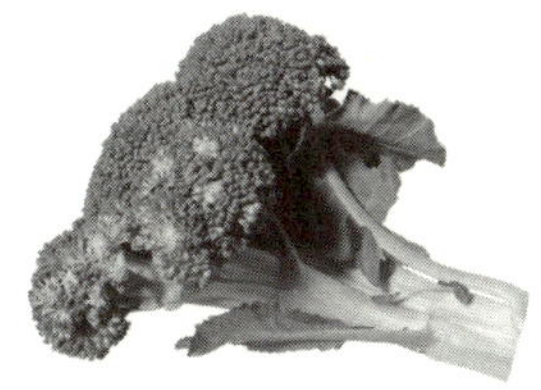

십자화과(Brassicaceae)에 속하는 녹황색 채소로 녹색꽃 양배추라고도 부른다.

주요 성분으로는 설포라페인, 인돌-3-카바놀, 플라보노이드, 페나틸이소티오시아네이트, 루테인, 제아산틴, 식이섬유, 베타카로틴, 레티놀, 카로틴, 나이아신, 셀레늄, 비타민 $B_1 \cdot B_2$, 비타민 C, 비타민 U, 칼슘, 칼륨, 나트륨, 인, 철분, 회분 등이 함유되어 있다.

혈압강하, 노화방지, 피부점막 저항력 강화, 피로회복, 기억력 증진, 백내장 예방, 성장발육, 변비 예방, 야맹증, 치매 예방, 항암(위암, 유방암, 대장암), 살균(헬리코박터 파일로니) 등 많은 효과를 나타낸다.

＊ 미국 시사주간지 타임이 선정한 10대 건강식품(토마토, 시금치, 포도주, 견과류, 귀리,

연어, 마늘, 녹차, 머루, 브로콜리) 중 하나이며 미국에서 선정한 채소 영양평가에서 16개 채소 중 1위를 차지했고 시금치가 2위, 양배추가 3위를 차지하였다.

49 알로에

백합과(Liliaceae)에 속하는 여러해살이 다육식물로 앨로 또는 노회라고도 부른다.

주요 성분으로는 안트론글리코사이드, 알로에틴, 알로에우르신, 알로미틴, 사포닌, 알도인, 알로에에모딘, 알보란 B, 알로에아보나사이드, 알로에울신, 알로에닌, 우론산, 베타발로인, 식이섬유, 콜린, 비타민 $B_1 \cdot B_2$, 비타민 C 등이 함유되어 있다.

변비 개선, 화상, 항알레르기 작용, 피부미용, 면역력 증진, 조혈기능 개선, 손상된 세포 활성화, 소염, 해독, 탈모 예방, 간세포 성장촉진, 혈당강하, 혈압강화, 뇌졸중 예방, 비만 개선, 혈액순환 촉진, 진통, 진정, 소화기능 증진, 장연동운동 촉진, 모세혈관 확장, 항암(간암, 위암, 대장암) 등 다양한 효과를 나타낸다.

50 청국장

우리나라 대표 음식이며 전통 발효식품으로 콩을 불린 다음 충분히 찐 후 볏짚을 넣고 40℃에서 발효하면 볏짚에 있는 바실루

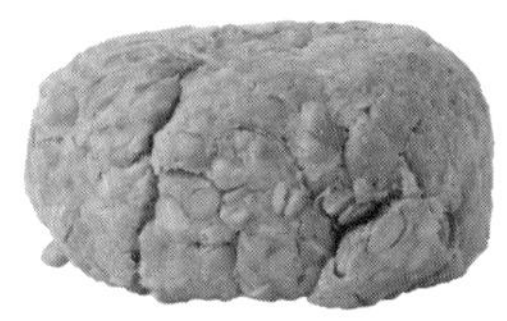

스(Bacillus)속 균이 증식하면서 끈끈한 점성물질이 생기는데 이 발효제품을 덩어리로 만든 것을 말한다. 일본의 낫토(Natto)와 비슷하다고 잘못 알려져 있는데 발효에 관여하는 균이 서로 다르다(낫토는 낫토균을 사용한다).

주요 성분으로는 레시틴, 멜라노이딘, 이소플라본, 트립신, 파이토스테롤, 제니스테인, 다이제인, 글리시테인, 폴리글루타민산, 사포닌, 식이섬유, 비타민 B_1 · B_2 · B_{12}, 비타민 E, 철분, 칼슘 등이 함유되어 있다.

장기능 개선(변비, 설사 예방), 빈혈, 콜레스테롤 조절, 성인병 예방(동맥경화, 심장병 등), 면역력 증진, 피부노화 방지, 골다공증 예방, 간기능 개선, 혈당강하, 혈압강하, 소화촉진, 항암(대장암, 유방암, 전립샘암) 등 많은 효과를 나타낸다. 다이어트 식품으로도 이용되고 있다.

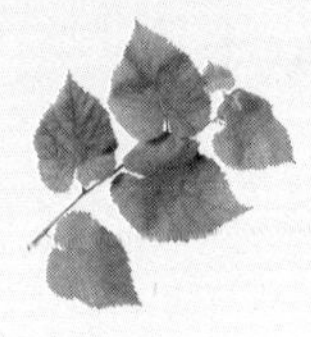

누구에게나 두려운 암!
혹시 내 몸은 괜찮을까?
걱정스럽다면 내 몸이 보내는 신호에 관심을 가져야 한다.
원인을 알 수 없는 불쾌감, 이상 감각 등이 느껴지면
확실한 진단을 통해 치료에 임해야 할 것이다.

혹시 나도?
스스로 알아보는
암 자가진단법

암 발생을 알리는
위험신호 16가지

암의 초기에는 이렇다 할 특별한 자각증상이 없을 때가 많다. 그러나 신체 내부로부터 어딘지 모르게 불쾌감을 느낀다든지, 신체 외부의 이상 감각 등으로 어느 정도의 짐작은 할 수 있다.

예를 들면 갑자기 음식의 기호에 변화가 나타나든지, 음식을 삼킬 때 무엇이라고 형용할 수 없는 느낌을 느끼게 되면 일단은 식도에 이상이 있거나 암의 전조 증상으로 알고 검사를 통해 확실한 진단과 함께 치료에 임하여야 할 것이다.

이러한 초기암 또는 이보다 전단계인 잠복암과 미소암 상태에서 나타날 수 있는 전조 증상 몇 가지를 소개하면 다음과 같다.

01 **소화불량** 식욕이 없고 위 부위가 더부룩하며 가스가 찬 것 같은 팽만감과 함께 트림이 나온다. 어깨가 아프기도 하고 대변이 고르지 못하면서 점점 여위어 가는 증세는 주로 위암, 간암, 대장암, 신장암 등과 관계가 있을 수 있다.

02 **기침과 혈담** 40대 이상의 연령층에서 담배를 즐겨 피우는 사람이거나 대기오염이 심한 곳에서 장기간 작업하는 직업을 가진 사람으로 기침, 가래 등이 계속될 때는 폐암을 의심해 볼 수 있다.

03 **통증** 요통, 배통, 늑간신경통, 좌골신경통 등을 오랫동안 치료를 하여도 별다른 효과를 보지 못했을 때는 몸속 어딘가에 암이 존재하면서 신경부분에 전이되어 신경섬유를 압박하는 것이 아닌가 의심해 볼 수 있다.

04 **애성**(쉰목소리) 말을 많이 하든지, 노래를 많이 부르든지, 아니면 먼지나 연기를 많이 쐬어서 목이 잠길 때는 보통 며칠 지나면 자연히 정상적으로 풀리는데 그렇지 않고 계속해서 목이 쉬거나 가래가 나오면 인후암, 갑상샘암 등을 의심해 볼 수 있다.

05 **두통** 갑자기 눈이 빠질 것 같고 시력에 변화가 오면서 토하거나 구역질과 함께 머리가 아플 때는 뇌종양을 의심할 수 있다.

06 **림프선의 종창** 세균이 림프선에 침입하면 부위가 부으면서 통증이 있는 것이 일반적이지만, 별다른 통증없이 그 자리가 붓고 단단한 것이 만져질 때 암을 의심해 볼 수 있다.

07 **대변의 이상** 만성설사와 변비 증세가 교대로 반복되거나 대변 모양이 가늘어지면서 때때로 혈변이 나올 경우에는 대장암을 의심해 볼 수 있다.

08 **혈뇨** 급성신장염, 신결석, 요로결석에도 혈뇨가 나올 수 있으나 혈뇨가 계속해서 조금씩 나오게 되면 신장암, 방광암을 의심해 볼 수 있다.

09 **연하곤란** 음식을 삼킬 때 식도에 자극을 느끼거나 연하곤란이 있게 되면 먼저 식도암을 의심해 볼 수 있다. 식도염이나 식도 협착증에서 나타나는 경우도 많다.

10 **피부점막의 출혈** 특별한 이유도 없이 코와 잇몸에서 출혈이 있을 때라든지, 전신의 피부 어딘가에 점상이나 반상의 출혈이 나타날 경우에는 백혈병을 의심할 수 있다.

11 **유방의 멍울** 특히 몸이 비대한 사람으로 유방 속에 멍울이 만져지면 유방암을 의심할 수 있다.

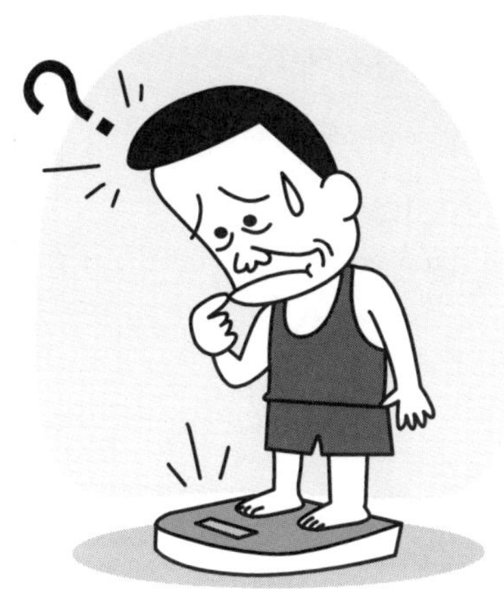

12 여성의 부정출혈 한 달에 한 번 있어야 할 월경이 두 번, 세 번 있거나 성생활 다음에 출혈 증상이 나타나면 자궁암을 의심할 수 있다.

13 체중감소 아무런 이유도 없이 피로를 많이 느끼며 단기간 내에 체중이 급격히 줄어들면 암을 의심할 수 있다.

14 피부 표면의 이상 피부 표면에 궤양이 생겨 오랫동안 낫지 않거나 화상으로 생긴 반흔 위에 헌 데가 생기든지, 사마귀의 표면이 헐거나 변화할 경우에는 피부암을 의심해 볼 수 있다.

15 혀 부위가 헐고 잘 낫지 않을 때 혀 부위가 헐고 잘 낫지 않을 경우나 사마귀나 멍울 같은 것이 생기면 설암을 의심할 수 있다.

16 **식성의 변화** 평소에 육식이나 기름진 음식을 즐기던 사람
이 갑자기 식성 변화와 함께 이전의 음식이 싫어지면서 체중의 감소
가 따를 때는 암을 의심할 수 있다.

암, 두려울 때 이것만은 실천하자!

01 편식을 하지 않고 균형잡힌 식사를 한다

음식의 성분 중에는 세포 돌연변이를 일으키는 발암성 물질과 돌연변이를 억제하는 제암성 물질이 들어 있는 경우가 있다.

그러므로 몇 가지 음식에만 지나치게 치우치지 말고 여러 가지 음식을 골고루 맛있게 먹으면 발암물질과 제암물질의 작용이 서로 상쇄되어 돌연변이가 적게 나타나는 효과를 기대할 수 있다.

그리고 음식물을 골고루 섭취하면 각 음식에 들어있는 비타민과 효소를 비롯한 다양한 영양소들이 우리 몸을 건강하게 유지시켜 줄 뿐만 아니라 암 예방에도 커다란 도움이 된다.

02 과식과 속식을 피하고 배 팔분의 식사를 한다

식사는 즐겁게, 천천히 잘 씹어 먹되 복만 상태가 아니라 배 팔분 (八分)으로 끝낸다. 식이 칼로리 제한은 손상된 세포 DNA의 해독과 복구를 촉진시켜 원형을 유지하도록 해주기 때문에 암 예방과 치료에 중요한 역할을 하게 된다.

실제로 동물실험에서 쥐가 좋아하는 먹이를 마음대로 먹게 했던 그룹과 식사량을 60%로 제한한 그룹을 비교하였더니 식사량을 제한한 그룹에서 발암률도 낮았고, 훨씬 더 오래 살았다는 보고가 있음을 살펴볼 때 배 팔분의 식사습관은 반드시 지켜져야 할 것이다.

03 술은 가끔 마시되 과음하지 않는다

술을 적당량 마시면 식욕도 증진되고 혈액순환도 촉진되어 우리 몸에 약이 된다는 말도 있지만 그 적덩량의 기준이 문제이고 그 기준을 지키기가 무척 어렵다.

특히 알코올 농도가 높은 술의 섭취가 많을수록 구강암, 인후암, 식도암 등을 비롯하여 암 발생률이 높아진다는 사실이 통계적으로 증명되었다.

프랑스 노르망디 지방의 주민들은 알코올 농도가 높은 브랜드를 마시는 습관이 있는데 이곳에는 식도암 발생이 많은 것으로 조사되었다. 이는 독한 술이 구강 및 후두, 식도 등의 점막세포를 상하게 하기 때문이다.

그러므로 술은 가끔씩 마시되 독한 술보다는 도수가 낮은 술을, 그리고 과음하지 않아야 한다.

04 담배는 끊도록 한다

담배는 우리 몸에 백해무익한 것으로 폐암과 직접적으로 관계돼 있고 다른 암과도 간접적으로 영향을 미치고 있다는 것은 이미 알려진 사실이다.

담배가 탈 때 생기는 연기와 타르 속에 약 4000여 종류의 돌연변이를 일으킬 수 있는 물질이 함유되어 있다는 실험결과는 담배와 암과의 관련성을 시사해준다고 할 수 있다.

흡연자들의 배우자에게 나타나는 간접흡연으로 인한 폐암의 위험성은 비흡연자들의 배우자보다 2~3배 높다는 사실도 보고되었다.

그러므로 자신의 건강은 물론 가족의 건강을 위해서라도 담배를 끊는 것이 바람직하다고 본다.

05 비타민과 섬유질이 풍부한 자연식품을 즐겨 먹도록 하자

기관과 기관지의 표면을 덮고 있는 원주섬모상피가 암화하게 되면 편평상피화되는데 비타민 A는 이러한 편평상피로의 진행을 방지해주는 작용을 한다. 비타민 C · E 등도 각기 암화 방지작용을 하는 것으로 밝혀저 있다.

한편 간에서 분비되는 담즙의 성분인 담즙산은 장내에서 어떠한 특수 세균에 의해 발암 촉진인자인 유리담즙산이라는 물질로 변한다. 그러나 과일과 채소에는 섬유질이 많아 이들 과일과 채소를 다양하게 많이 섭취하게 되면 변통이 좋아지고 대변의 장내 정류시간이 짧아지면서 2차 담즙산의 생성과 대장 점막에 대한 작용이 적어지게 되어 대장암에 걸릴 위험성이 줄어든다.

06 짜고 매운 음식은 가급적 피하고 뜨거운 음식은 식혀서 먹도록 한다

짜고 매운 음식은 위점막을 덮고 있는 얇은 보호막을 파괴해서 쉽게 점막에 상처를 입힌다. 일단 위점막이 상처를 받게 되면 몸 안에서는 상처 치유를 위해 상처 부위의 점막세포가 빠르게 세포분열을 시작하는데 이때에 음식물 중에 함유되어 있는 발암물질은 세포분열이 왕성한 세포에 강하게 작용하여 위암의 발생 여건을 만들어주게 된다.

또 지나치게 뜨거운 차와 죽을 먹는 습관이 있는 지역에서 식도암 발생이 많은 까닭은 이들 뜨거운 음식물로 인하여 식도 점막이 반복적으로 상처를 받기 때문이다. 그러므로 짜고 매운 음식은 가급적 피하고 뜨거운 음식물은 식혀서 먹거나 마시는 것이 암 예방을 위해 바람직하다 하겠다.

07 태운 음식은 먹지 말아야 한다

고기와 생선을 구울 때 타서 나오는 연기나 그을린 부분에서 발암성 물질이 발견되고 있음을 동물실험에서 확인되었다.

전분과 설탕의 눌은 부분에서도 변이원 물질이 발견되고 있어 암 예방을 위해서는 태우거나 눌은 음식은 먹지 말아야 할 것이다.

08 곰팡이가 핀 음식은 먹지 않도록 한다

땅콩이나 옥수수, 묵은 쌀 등에 피는 곰팡이는 비록 소량이지만 먹지 말아야 한다. 특히 땅콩류에 피는 곰팡이가 내는 독소물질 중 하나인 아프라톡신은 강력한 발암성 물질로 간암 발생과 직접적인 관계가 있음이 연구 결과 밝혀졌다. 아무튼 곰팡이가 핀 음식은 먹지 않도록 조심해야 한다.

09 햇볕에 오래 쬐인 튀김은 먹지 않도록 한다

튀긴 음식을 햇볕이 쬐이는 곳에 오래 두었다 먹으면 자외선에 의하여 세포에 장해를 일으키는 과산화지질이 만들어진다.

그러므로 튀김요리는 조리한 즉시 먹어야 한다. 튀김기름도 여러 번 사용하여 색깔이 변한 것은 다시 사용하지 않도록 한다.

10 발암물질인 니트로소아민과 연관된 식품 및 화학조미료는 가급적 피한다

니트로소아민은 아질산염과 아민류라는 두 가지 물질에 의해서 만들어지는데 이 두 가지 물질은 육가공 식품과 인스턴트 식품에 많이 들어 있다. 이들 하나하나는 발암성을 나타내지 않지만 두 가지를 함께 섭취하면 몸속에서 니트로소아민이라는 발암물질로 변하면서 암을 유발시킨다. 화학조미료(백설탕, 맛소금) 섭취도 혈액의 산독화를 촉진시키므로 가급적 사용을 피해야 한다.

11 햇볕에 장시간 노출되지 않도록 한다

자외선은 그 자체가 강력한 돌연변이를 일으키는 변이원이 되기 때문에 장시간 햇볕을 쬐이게 될 경우 세포내 유전자가 변이를 일으켜 발암을 촉진시킨다.

실제로 직사광선을 많이 받는 현장에서 일하는 작업인에게 피부암이 많이 발생한다는 통계가 이를 뒷받침하고 있다. 그러므로 암 예방을 위해서는 필요 이상 장시간 햇볕에 노출되지 않도록 주의하여야 한다.

12 과로를 피하고 적당한 운동을 생활화한다

모든 질병은 과로로 인한 생체의 면역력과 저항력 저하의 결과라고 해도 과언은 아니다. 암에 대한 자연치유력을 높이기 위해서는 먼저 생활 속에서 과로를 피하고 체력유지와 정신적 건강을 위해서 자신에게 알맞은 적당한 운동이 필요하다.

13 몸을 청결히 한다

목욕과 샤워시설이 적은 지역의 여성들에게 자궁경부암이 빈발하고 있는데 반해 신체를 항상 청결히 유지하는 생활습관을 지닌 나라에서는 자궁경부암 발생이 적다는 통계수치는 평소 몸을 청결히 하는 습관이 암 예방에 도움이 되고 있음을 단적으로 보여주는 예라 하겠다.

14 스트레스를 줄이고, 기쁜 마음으로 생활한다

스트레스는 면역세포의 수와 활동을 떨어뜨려 암을 유발할 수 있다. 아울러 스트레스 때문에 생긴 위험한 생활습관도 암 발생과 관련 있다.

미국 의학전문지 〈캔서(Cancer)〉지에 실린 연구에 따르면 자식을 잃은 부모 2만 1062명과 그렇지 않은 부모 29만 4000명을 대상으로 16년에 걸쳐 암 발생을 조사한 결과, 아이를 잃은 어머니에서 암 발

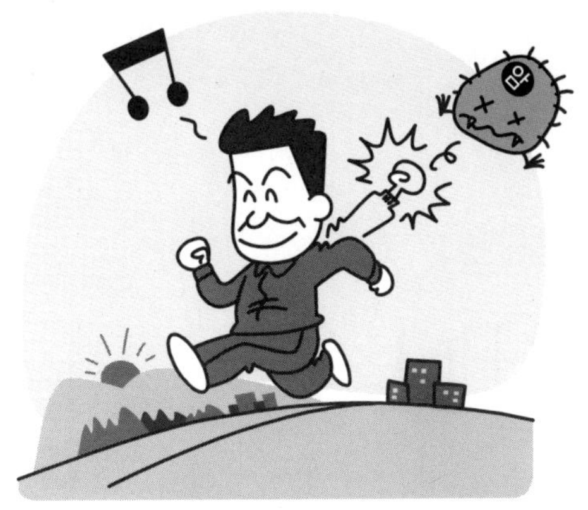

생률이 18%나 높았다.

특히 암에 걸린 어머니들의 65%가 폐암으로 나타났는데 이들이 스트레스를 풀기 위해 흡연 등 건강에 좋지 않은 생활습관에 의지한 것으로 추정된다.

또한 스트레스 정도가 심한 남성에서 전립샘암 종양 수치인 전립샘 특이항원이 3배 더 높게 나타났다.

지금까지의 내용들을 일상생활에서 꾸준히 실천하고 따를 때, 암 예방과 치료는 물론 건강 증진에도 많은 도움이 될 것이다.

암 정보 핫 논란 속으로…

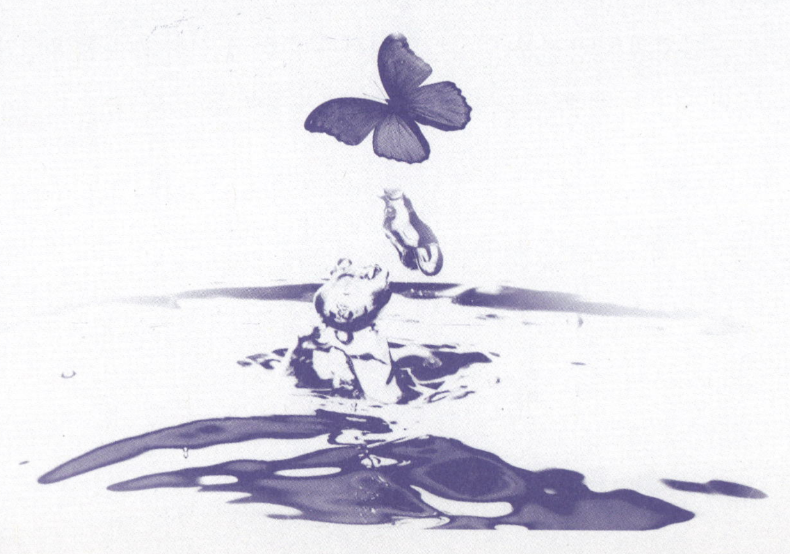

■ 비타민, 암환우에겐 오히려 독?

비타민은 각종 질병을 예방할 수 있게 해주는 보고이자 중요한 무기로 인식되어 왔다. 그러나 미국세포생물학회 연례학술회의에서 최소한 암에 관한 한 비타민이 오히려 독으로 작용할 수 있다는 내용이 발표되어 관심을 모으고 있다.

암환우에게 비타민을 복용토록 하면 이는 결국 맞불을 놓는 격이어서 암이 더욱 빠르게 확산되도록 촉진시키는 결과를 초래할 수 있다는 것이다. 일부 학자들은 비타민 A와 E의 경우 암세포나 병변세포들에게서 자연적으로 일어나는 자기파괴 메커니즘에 부정적으로 간섭할 수 있다는 점에 주목하며 화학치료요법이나 방사능 치료를 받고 있는 암환우에게 비타민을 복용시키면 부지불식간에 치료를 방해받게 된다고 지적해 왔었다.

이번 연구를 주도한 노스캐롤라이나대학 루돌프 샐가니크 박사는 『누구나 비타민이 매우 중요한 물질이라는 데는 이의를 제기하지 않지만 비타민의 정확한 효용에 대해서는 의외로 잘 모르고 있는 것이 현실』이라고 말했다.

연구팀은 비타민 A와 E가 뇌종양이 발생한 마우스들에게 손싱을 입힌다는 사실을 입증했는데 마우스의 체내에서 비타민을 제거한 결과 식이요법을 통해 일상적인 수준의 비타민을 복용시킨 마우스들에 비해 종양의 크기가 17% 정도 작아졌으며 괴사한 종양 세포수 역시 5배나 많게 나타났다고 덧붙였다.

유방암에 걸린 마우스들을 대상으로 한 실험에서도 똑같은 결과가 나왔다고 말하며, 이는 비타민 A 및 E 등의 항산화물질들이 혈액 중에서 유해산소와 결합하면서 암세포들의 괴사를 억제하기 때문으로 보인다고 풀이했다.

■ 비타민 C 대량요법 암 치료에 역효과?

암환우에게 대량의 비타민 C를 투여하면 오히려 해가 된다는 연구결과가 나왔다. 암세포가 비타민 C를 다량 흡수하여 암 치료 목적으로 실시되는 방사선요법이나 화학요법을 무력하게 한다는 것인데 비타민 C가 암세포를 죽이기는커녕 오히려 보호하여 결과적으로 암은 더욱 악화된다고 연구팀은 밝혔다. 비타민 C의 유해성을 확실하게 입증하지는 못했지만 여러 가지 생물학적 증거로 볼 때 가능성은 충분하다고 연구팀은 강조했다.

암세포 내에서 비타민 C가 다량 발견된 것은 최근의 일이며 프리라디칼이라 불리는 산소의 독성을 막기 위한 것으로 확인됐다. 방사선요법이나 화학요법 등 항암치료 역시 산소의 독성을 이용하여 암세포를 사멸시키는 방법 중 하나임은 주지의 사실이다.

뉴욕 MSK암센터의 데이빗 골드 박사는 미국암협회총회에서 암환우에 대한 비타민 C 대량요법의 유해성을 경고하며 과일이나 야채 등 천연식품을 통해 항산화 성분을 흡수하도록 권하고 있다.

비타민 C가 암 치료에 도움이 되지 못한다는 사실은 연구논문을 통하여 알려졌으나 최근 일부 대체요법자들에 의해 대량요법이 유익한 것처럼 잘못 전파되고 있다고 비타민과 식물요법의 권위자인 배리에 캐실레트 박사는 말하고 있다.

골드 박사는 야채와 종합비타민제를 통한 비타민 C의 섭취가 암환우에게 해롭지는 않지만 그람 단위의 비타민 C 대량 함유제제는 피하는 것이 좋다고 말했다. 특히 방사선요법이나 화학요법을 행하고 있는 중 비타민 C 대량요법은 결코 바람직할 것이 없다고 덧붙였다.

이전에도 남가주대(USC) 연구팀이 비타민 C 대량 투여가 동맥경화를 촉진하는 요인이라 발표하여 학계가 떠들썩했는데 이번에 암환우에게도 해롭다는 결과가 나옴으로써 최근 유행하는 비타민 C 대량요법에 대한 새로운 평가가 필요하다는 지적이다.

■ 비타민 C, 암 유발 위험성 경고 받다

암을 예방하는 것으로 알려진 비타민 C가 DNA 손상을 일으키는 독소 생성을 촉진, 결과적으로 암을 일으킬 수 있다는 연구 결과가 나왔다.

미국 펜실베니아대학 연구팀은 사이언스지에 『비타민 C가 DNA 손상을 일으키는 독소 생산을 촉진하는 촉매로 작용할 수 있음을 실험으로 확인했다.』고 발표했다.

이 연구팀의 이안 블레어 박사는 이번 발견이 비타민 C 보충제의 사용에 주의해야 함을 의미할 수는 있다고 말했다.

블레어 박사는 비타민 C에 대해 건강상 유익함과 해로움을 모두 지닌 양날을 가진 칼과 같다며 특별한 경우가 아니라면 비타민 C 보충제의 사용은 피해야 할 것이라고 덧붙였다. 대신 과일과 야채, 곡류를 충분히 섭취하는 균형 잡힌 식사로 비타민 C를 포함한 각종 영양소를 고르게 섭취하는 것이 바람직하다고 소개했다.

오레곤주립대학 내 라이너스 폴링 연구소 발츠 프라이 교수는 블레어 박사의 연구는 비타민 C의 화학적 특성을 이해하는 데 중요한 발견이라고 평가했다. 하지만 시험관 내 결과와 생체 내 결과가 동일한지에 대해서는 앞으로 더 연구가 필요하다고 주장했다.

그러면서도 프라이 교수는 블레어 연구팀이 음식물에 함유된 지질을 과산화지질로 변화시키는 비타민 C의 효과를 분석한 것으로 알고 있다며 과산화지질이 세포 내에서 DNA 손상을 야기하는 유전자 독소로 전환될 수 있음은 사실이라고 말했다.

이에 블레어 박사도 비타민 C가 과산화지질을 유전자 독소로 변화시키는 작용이 강력하지만 DNA가 손상을 입더라도 바로 암에 걸리지 않는 것은 모든 세포 내에는 DNA 손상에 대한 강력한 복구기능이 있기 때문이라고 설명했다.

비타민 C의 암 예방 효과를 입증하려는 많은 연구가 실패로 끝난 이유도 이 때문인 것 같다고 블레어 박사는 추정하고 비타민 C 보충제에 대해서는 학자 간 이견이 있지만 확실하게 건강에 유익하다는 증거는 어디에도 없다고 주장했다.

■ 비타민 E 많이 먹으면 발암?

암의 예방 효과가 있다 하여 의약품이나 건강식품 등으로 널리 사용되고 있는 비타민 E를 과잉으로 섭취할 경우 본래의 효과와는 정반대로 발암의 위험성이 높아질 수 있음이 밝혀졌다.

일본 미에대학 가와니시 교수가 일본 암학회에서 이같이 발표했는데 맥아나 식물성기름 등에 다량 함유되어 있는 비타민 E는 DNA의 손상을 보호하는 항산화제로서 일찍이 암의 억제효과가 입증된 바 있다.

가와니시 교수는 백혈병 환자의 세포에 통상 혈중 농도의 10배에 해당하는 비타민 E를 첨가하여 배양한 후 DNA를 조사한 결과 DNA상 발암에 해당하는 손상을 발견할 수 있었으며, 비타민 E가 만들어 내는 활성산소에 의해 DNA를 구성하는 티민과 시토신이라는 2종의 염기가 손상을 입은 것이 원인이었다고 발표했다.

미국 국립암연구소는 핀란드의 흡연자 2만 9000명을 대상으로 임상시험을 실시하여 발암 억제작용이 있는 베타카로틴을 섭취함으로써 폐암 발생률이 거꾸로 18%나 상승했다고 발표한 바 있다. 당시 이 암연구소는 비타민 E를 섭취한 남성의 경우 전립샘암이 34%, 결장·직장암이 16% 감소됐다고 보고하여 비타민 E의 발암억제 작용을 확인시켜 주었었다.

가와니시 교수의 이번 실험으로 발암 억제와 촉진 작용을 동시에 보이는 베타카로틴처럼 비타민 E도 상반되는 두 가지 작용을 동시에 지니고 있을 가능성을 확인하게 되었으며, 비타민 E의 암억제 작용을 부정할 수는 없지만 과잉 섭취 때는 발암이 촉진될 수 있음이 분명하다고 말했다. 그러므로 몸에 좋다하여 비타민 E를 부설제하게 섭취하는 것은 바람직하지 않다.

■ 상황버섯, 유독성 물질 함유 가능성 제기

항암효과가 뛰어난 것으로 알려진 기적의 버섯 상황(桑黃)이 호흡중추신경계를 마비시키는 유독성 물질을 함유하고 있을 가능성이 있다는 주장이 제기돼 눈길을 끌고 있다.

상황버섯은 민주름버섯목에 속하는 다년생 목질진흙버섯으로 그 종류가 수십 가지에 달한다. 이 중 항암효과가 있는 것은 학명이 펠리누스 린테우스(Phellinus linteus)라 불리는 것으로 다른 상황버섯과는 달리 인공 재배되지 않아 매우 희귀할 뿐더러 손바닥 만한 크기로 자라기 위해 약 10~15년이나 걸릴 정도로 생장이 더디기 때문에 전문가들도 발견하기 어려운 버섯이다.

상황버섯 권위자인 한국과학기술연구원 생명공학연구소 Y 박사는 『많은 사람이 진품인지를 확인하기 위해 물어오고 있으나 실제 상황버섯이라고 판단되는 것은 매우 드물어 확인한 버섯 중 진짜는 5%에도 못 미친다.』고 말했다.

또 상황버섯이 항암 · 면역효과가 있다는 지금까지의 연구결과는 대부분 상황버섯의 균사체를 분리해 액체배양한 배양액에서 추출 정제한 물질을 대상으로 실험한 것으로 상황버섯 자체로 실험한 연구결과는 없다. 따라서 학계에서는 상황버섯 자체에 항암 · 면역 효과가 있는지에 대한 판단을 유보하고 있는 실정이다.

Y 박사는 『게다가 상황버섯은 식용이 아니기 때문에 자실체 내에 항암활성을 나타내는 다당체뿐만 아니라 유독성 물질도 함유하고 있을 가능성이 높다.』고 강조하며 『따라서 상황버섯 자체를 다량 혹은 장기간 복용하면 구토, 설사뿐만 아니라 뇌혈관운동, 중추신경계나 호흡중추신경계를 흥분시켰다가 나중에는 마비시킬 가능성까지 있으므로 주의해야 한다.』고 말했다.

■ 저(低)콜레스테롤, 암 부른다

혈중 콜레스테롤 수치가 100mg/dl 이하인 사람은 콜레스테롤치를 높이는 치료를 받아야 한다. 한국지질학회지는 〈저콜레스테롤 혈증을 보이는 환자의 질병 양상〉이라는 논문에서 치료 대상이 되어야 하는 저콜레스테롤혈증의 기준을 제시했다.

국내 한 대학병원 연구팀이 한 달 동안 임상병리과에서 실시된 환우들의 혈청총콜레스테롤치를 조사한 결과 130 이하인 사람은 34.4%로 환자 3명 중 한 명꼴로 나타났다. 이는 콜레스테롤 250 이상의 고콜레스테롤 혈증 못지 않게 저콜레스테롤 혈증이 심각한 건강 이상을 유발할 수 있다는 가능성을 보여주는 것이다.

성별로는 남자 환우의 37.1%, 여자 환우의 30.8%에서 이런 증상이 나타난 것으로 조사되었으며, 이들의 질병은 입원환우들의 경우 위암(17.1%), 간·담도계암(16.2%), 만성 간질환 및 간경화(15.1%) 등의 순이었으며 외래환우들의 경우 만성 간질환 및 간경화(40.3%), 폐결핵(12.1%), 만성신부전(8.3%) 등의 순으로 나타났다.

고콜레스테롤인 사람은 심혈관계 질환으로 인한 사망이 많은 반면 저콜레스테롤인 사람은 암, 호흡기질환 등으로 인한 사망률이 높다.

외국의 연구결과에 따르면 저콜레스테롤 혈증은 증상 발현 전의 암과 밀접한 관계가 있으며 일부 암의 발현 전단계에서 저콜레스테롤혈증이 나타나기에 총콜레스테롤 수치는 무조건 낮은 게 좋은 것이 아니라 160~200 사이로 적정한 관리가 필요하다고 강조하고 있다.

암 환우의 생존 기간이 길어지면서 암 환우가 암이 아닌 다른 질환으로 사망하는 사례가 늘고 있다. 실제로 암 환우의 24%는 암 이외 질환으로 사망하는데 뇌혈관질환, 심장질환, 폐질환이 대표적이다. 특히 고혈압은 심·뇌혈관질환의 원인이어서 주목된다.

암 환우들은 항암치료나 방사선치료를 받는 경우가 많으며 이때 심장 근육에 독성작용을 가지는 항암제를 사용하거나 방사선 치료를 받을 때 심장 부위가 치료영역에 포함되는 경우 심혈관질환으로 인한 합병증 발생이 늘어날 수 있다.

암 진단 전 고혈압이 있었던 암 환우는 정상 혈압인 환우에 비해 사망 위험도가 높으며, 복부 수술을 받았던 암 환우는 신동맥 협착으로 인한 고혈압이 발생할 수도 있다.

최근 당뇨나 인슐린 저항성이 암의 원인 중 하나이고, 당뇨의 유병 자체가 암의 치료 경과와 암 환우의 생존에 영향을 줄 수 있다는 사실이 밝혀지고 있다. 당뇨나 인슐린 저항성이 있는 암 환우는 이와 관련된 합병증 때문에 사망률이 높아질 수 있다는 것이다. 또한 당뇨가 있는 암 환우의 경우 2차 암이 발생할 위험도 증가하는 것으로 알려졌다.

암 환우들에게 비만과 만성질환 관리는 생존과 관련된 중요한 문제이며 적절한 영양치료와 5MET(Metabolic equivalent) 이상의 운동은 암의 재발과 전이를 막아준다.

유방암 환우들은 호르몬 치료제를 장기간 복용하는 경우가 많은

데 이는 재발을 막고 생존 기간을 늘리지만 너무 오래 사용할 때는 골밀도를 떨어뜨린다. 이뿐만 아니라 항암 치료를 받는 여성 암 환우 중 상당수에서는 조기 폐경 되는 경우가 많아 골다공증이 발생할 위험이 높다.

남성의 경우 전립샘암에서 사용하는 호르몬 치료로 인해 골다공증이 발생할 수 있으며, 소아 암 환우에서는 복합적인 항암요법과 다량의 스테로이드 치료로 인해 골다공증이 흔하게 나타난다. 예방을 위해서는 금연, 운동, 충분한 칼슘 섭취를 실천하는 것이 중요하다.

■ 당뇨, 심장병, 암… 식이섬유가 만병통치?

「제6의 영양소」 식이섬유의 열풍이 거세다. 변비에 좋은 것으로만 알려져 있던 식이섬유가 다이어트와 피부미용에도 효과가 있고 비만, 당뇨병, 심혈관계질환, 암 등의 예방에도 효과가 있다고 알려지면서 관심이 급증하고 있다.

그런데 문제는 우리나라의 경우 식이섬유 섭취량이 턱없이 부족한 것으로 드러나 경각심을 더해주고 있다. 2006년 보건복시부 자료에 따르면 1인당 하루 평균 식이섬유 섭취량은 19.8g으로 WHO 권장량 27~40g에 크게 못 미치는 수준이다. 이는 자연식품보다는 가공식품이나 정제식품 섭취가 늘면서 식이섬유 섭취량이 크게 줄었기 때문이다.

그렇다면 식이섬유의 섭취량이 권장량에 못 미칠 경우 우리 몸에는 어떤 영향을 미치게 될까? 미국식품의약국(FDA)은 수용성 식이섬유를 심장병 예방 효과 A등급(충분한 과학적 근거가 있음)으로 분류했다.

미국의 영양학자 크리세브스키 박사의 역학조사 결과에 의하면 식이섬유를 하루 20g 이상 섭취하면 관상동맥 등 순환계질환 발병률이 낮아지는데 특히 감귤, 사과, 귀리, 미역 등 물에 녹는 수용성 식이섬유가 효과적인 것으로 나타났다.

또한 식이섬유는 콜레스테롤로부터 만들어지는 담즙산을 흡착해 배설시켜 콜레스테롤의 소모를 촉진하고 장에서 식이섬유에 의해 만들어진 단쇄지방산들은 간에서 콜레스테롤 합성을 억제시켜 고지혈증과 심혈관질환을 예방한다.

미국 임상영양의학회지에 따르면 변 배설량은 물에 녹지 않는 옥수수껍질, 통곡, 양배추, 당근 등 불용성 식이섬유 섭취량에 비례하여 증가했으며, 효과를 볼 수 있는 최대치는 32g이었다. 변의 양이 증가하고 배설 빈도가 많아지면 발암물질이 장을 빨리 통과해 대장암 예방 효과가 있다. 또 장내 미생물에 의해 식이섬유가 발효돼 만들어지는 단쇄지방산은 장내 산도(PH)를 낮춰 유해세균 증식을 억제시키는 작용을 한다.

그밖에 식이섬유는 칼로리가 거의 없고 음식물이 위에서 장으로 배출되는 시간을 지연시켜 오랫동안 포만감을 느끼게 하므로 다이어트 효과를 기대할 수 있다. 또 소장에서 당이 급속도로 흡수되지 않도록 해 체내 인슐린 요구도를 낮추면서 당뇨병 치료에도 효과가 있다.

서구화된 식생활 패턴으로 고지혈증과 동맥경화 등 심혈관계질환, 당뇨병, 대장암이 지속적으로 증가하는 시점에서 식이섬유는 현대인의 건강에 필수적인 영양소다. 그러나 소화·흡수 능력이 떨어지는 노인이나 성장기 어린이, 장에 가스가 차거나 설사를 하는 사

암 치료법 드디어 찾았다!

람은 식이섬유의 지나친 섭취를 피하는 것이 좋다.

이러한 식이섬유는 자연식품으로 섭취하는 것이 가장 좋다. 이는 식이섬유와 더불어 탄수화물, 단백질, 비타민, 무기질 등이 함유돼 있기 때문이다.

보건복지부가 발표한 〈상용식품 150종의 식이섬유 함량분석〉 결과에 따르면 1위는 미역(말린 것)으로 100g당 43.4g이었다. 그 외에도 김(33.6g), 강낭콩(19.15g), 카레(6.89g) 등이 식이섬유 함유량이 높았다.

식이섬유는 채소, 과일, 곡류, 해조류 중 거친 부분에 많다. 곡류 껍질이나 바나나, 귤 껍질 안쪽에 있는 실 같은 것들이 식이섬유 덩어리다. 식이섬유는 열에 의해 파괴되지 않으므로 삶거나 쪄도 별 문제는 없다. 그러나 식이섬유는 칼슘, 아연, 철분 등의 중요한 무기질과 결합하여 배설되므로 너무 많이 섭취하는 것도 바람직하지 않다.

수분이 충분히 함유된 자연식품이 아닌 분말 형태의 가공식품으로 식이섬유를 섭취한다면 충분한 수분을 함께 섭취해야 한다. 식이섬유는 장에서 수분을 흡수해 변의 양을 늘리므로 수분 섭취가 충분하지 않다면 오히려 변이 딱딱해져 배변이 어려워질 수 있다.

＊ 식이섬유 함량이 높은 식품 (100g당)

미역(말린 것) 43.43g, 김 33.60g, 다시마(말린 것) 27.56g, 강낭콩 19.15g, 팥 17.59g, 대두 16.67g, 들깻가루 13.38g, 대추 12.75g, 깨 11.81g, 보리 11.20g, 쑥 8.55g, 녹두 8.55g, 깻잎 7.90g, 수수 6.95g, 카레분말 6.89g, 혼합잡곡 6.88g, 완두콩 6.75g, 마늘 5.90g, 취나물 5.80g

■ 비만일수록 암 위험 높다

　비만인 사람은 암에 걸릴 위험도 높다. 미국 국가과학위원회는 암을 유발하는 모든 요인들을 검토한 결과 암은 당뇨병, 담낭질환에 이어 체중과 관련이 깊은 세 번째 질병이라고 밝혔다. 기본적으로 암은 세포에서 발생하는 질병이므로 더 많은 세포를 가진 사람은 암에 그만큼 더 많이 노출되어 있어 비만과 암은 관련성이 상당히 깊다.

　독일 암연구센터의 위르겐 바렌돌프 교수는 271명의 신장암 환자들을 정상인과 비교 연구했는데 결과는 비만인 사람이 신장암에 걸릴 확률은 정상인의 2.5배로 나타났다. 여기서 그는 비만은 암의 2차적 결정요인이라고 결론 내렸다.

　암과 체중의 관계를 처음 연구한 사람들은 유방암 전문가들이었다. 네덜란드와 일본 학자들에 의해 이루어진 연구들은 의미 있는 결과를 보여 주었다. 55~59세 그룹의 여성들을 대상으로 한 조사에서 60kg 미만인 네덜란드 여성의 유방암 발생률은 10만 명당 118.3명이었지만 70kg 이상 여성의 유방암 발생률은 177.9명으로 훨씬 높게 나타났다. 일본의 조사에서도 비슷한 결과를 보였는데 50kg 미만에서 유방암 발생률은 31.4명이었고 그 이상의 체중에 있어서 발생률은 68.4명이었다.

　이러한 결과에 대해 의학자들은 비만 부위의 세포조직이 여러 가지 호르몬, 특히 여성호르몬의 일종인 에스트로겐의 분비를 촉진하기 때문이라고 설명했으며 자궁암도 이러한 영향을 받은 것으로 나타났다.

　스위스 로잔느대학의 파비오 레비 교수는 스위스와 북이탈리아의

20~30세 비만 여성들을 대상으로 한 연구 결과를 발표했는데 결과적으로 이들의 자궁암 발생률은 정상인의 두 배로 나타났다는 것이다. 연령층이 60대로 올라가면 비만여성의 자궁암 발생률이 4배로 높아지는 것으로 조사됐다.

■ 에스트로겐 장기 복용 여성은 난소암 발생 위험 커진다

폐경기 여성이 골다공증과 심장병을 예방하기 위해 에스트로겐을 장기간 복용하면 난소암 발생 위험이 커진다는 연구결과가 나왔다.

미국암학회의 역학전문가 카멘 로드리게스 박사는 연구보고서에서 폐경기 여성들에게 결핍되는 에스트로겐 호르몬을 제공하는 이른바 에스트로겐(ERT)이 장기간 지속되면 그에 비례하여 난소암 발생 위험이 커진다는 사실이 역학조사 결과 밝혀졌다고 말했다.

로드리게스 박사는 1982년에 시작된 암 예방 조사에 참여한 24만 명의 폐경기 여성들에 관한 자료를 분석한 결과 에스트로겐을 최소한 6년, 11년씩 복용한 여성은 그렇지 않은 여성들에 비해 난소암으로 인한 사망률이 각각 40%, 70% 증가하는 것으로 나타났다고 밝혔다.

■ 대장 용종은 대변 독성이 쌓여 생긴다

서울의 한 대장항문 전문병원이 건강검진 환자 1만 7500여 명을 조사한 결과에 의하면 대장에 용종이 발견된 사람이 36.4%나 되었는데 30대는 20.9%, 40대는 33.3%, 50대는 44.9% 용종이 있다는 것이다.

일종의 노화현상인 용종은 대장 점막에 돌출된 모든 종류의 혹을 말한다. 오랜 세월 대변 속 독성물질에 대장의 점막이 노출되다 보면 점막세포가 변화를 일으켜 용종이 된다.

따라서 대변이 오래 정체돼 있는 S자 결장이나 직장에 특히 용종이 많다. 대장의 정상 점막이 용종을 거쳐 암으로 발전하는데는 10~15년 걸리는 것으로 알려져 있다. 특히 육류와 지방 중심의 서구식 식생활은 대변이 대장에 오래 머물게 만들며, 일종의 독성물질인 담즙산 생성을 촉진하므로 용종의 원인이 된다.

대장에서 발견되는 용종의 50~70%는 염증 또는 단순한 점막 비후로 인한 비종양성 용종이며, 나머지 30~50%가 암으로 발전하는 종양성(선종성) 용종이다.

그러나 내시경만으론 종양성인지 비종양성인지 알아내기 힘들므로 일단 용종이 보이면 떼어내 조직검사를 하는데 용종이 재발할 가능성은 약 30%에 달한다. 일반적으로 종양성 용종의 크기가 2cm 이상이면 그 속에 암세포가 들어 있을 확률이 35~50%에 달하지만 1cm 이하일 경우엔 1% 미만으로 알려져 있다.

■ 남성 구강암과 오럴섹스

오럴섹스를 많이 하면 정말 구강암에 많이 걸릴까?

남성의 구강암이 여성의 자궁경부암을 일으키는 인유두종바이러스(HPV)와 관련이 있다는 연구결과가 나왔다.

미국 존스홉킨스의대 연구팀은 구강암에 걸린 남성 51명을 조사한 결과 이들 중 약 43%인 22명이 HPV에 감염돼 있었다고 임상종양학회지에 보고했다(이에 앞서 지난해, 본 연구팀은 구강암 중 가장 흔한 구강편평상피암의 약 38%가 HPV와 관련이 있다는 연구결과를 발표한 바 있다).

이는 여성의 질이나 자궁경부에 존재하는 HPV가 오럴섹스를 통해 남성의 구강으로 옮겨가 구강암을 유발하는 것으로 추정된다. 구강 점막은 여성의 질이나 자궁 경부와 환경이 매우 유사하기 때문에 HPV가 잘 정착하기 때문이다.

또한 여성의 구강암도 HPV 때문인 경우가 많은데 이는 남성의 성기 피부에 묻어 있다 오럴섹스를 통해 여성의 구강 점막으로 옮겨가기 때문인 것으로 보고 있다.

■ 합성 비타민 과다 복용, 오히려 수명 단축

인체에 유해한 활성산소를 막아주고 신체 노화를 방시해 준다는 이유로 생명의 묘약이라 불렸던 합성 비타민 A, 비타민 E, 베타카로틴이 건강에 도움을 주기는커녕 오히려『사망률을 5% 이상 증가시킨다.』는 충격적 연구결과가 미국의학협회보(JAMA)에 게재되었다.

논문을 발표한 덴마크 코펜하겐대학병원 연구팀은『최근 20~25년간 비타민 관련업계는 비타민을 많이 먹을수록 좋다는 잘못된 환상을 퍼뜨렸는데 그 결과 각 나라 연구기관, 심지어 국가 공인기관까지 비타민 부작용의 심각성을 인식하지 못하게 됐다.』고 주장했다.

연구팀은 비타민 복용 그룹의 사망률은 플라시보 그룹(실제로 비타민을 복용하진 않았지만 비타민을 복용했다고 거짓말을 함으로써 야기되는 심리적 효과를 살피는 임상 기법)에 비해 평균 5% 가량 높았다고 밝혔다.

구체적으로 비타민 E 복용 그룹은 4%, 베타카로틴 그룹은 7%, 비타민 A 그룹은 16%나 사망률이 증가했으며, 비타민 A · C · E, 베타카로틴을 함께 복용했을 경우엔 보수적으로 잡아도 평균 5% 이상 사망률이 높아졌다고 말했다.

코펜하겐대학병원 연구소 연구팀은 23만 2600명(44.5%는 여성)의 피실험자를 대상으로 삼아 기존의 학술논문 68건을 통계학적 방식으로 재분석해 그 결과를 게재한 후 건강한 삶을 누리기 위해서는 음식을 통해 비타민을 섭취해야 한다고 덧붙였다.

아울러 연구팀은 비타민과 사망률에 관한 연구가 수차 시도된 바 있으나 결과가 공개되지 않은 실험이 꽤 있다는 사실을 알고 있으며, 비타민 업계로부터 조종당하지 않고 독립적으로 존재하는 기관의 독립적 연구결과에 주목해야 한다고 주장했다.

■ 혈당이 높으면 암 걸릴 위험이 크다

연구 결과 혈당치가 높으면 암에 걸릴 위험성이 높은 것으로 드러났다. 스웨덴의 우메아대학 과학자들은 스웨덴과 오스트리아 및 노르웨이의 남성 27만 4126명과 여성 27만 5818명의 혈당치를 검사한 후 10년 동안 그들 중 몇 명이 암에 걸렸는지, 혹은 암으로 사망했는지를 추적해보았다.

처음 검사 당시 이들 남녀의 평균연령은 44.8세였다. 어쨌든 추적해서 확인해 본 결과 지나치게 혈당이 높으면 암이 생길 가능성과 암으로 사망할 가능성이 더 큰 것을 발견했다.

이들 과학자는 남성들은 간, 담낭, 기도에 암이 발생하거나 그 때문에 사망할 위험성이 상당히 높은 것을 발견했으며, 또한 갑상샘암과 다발성 골수종이 생길 가능성도 커지고 직장암으로 사망할 가능성도 커지는 것을 발견했다.

여성들은 췌장암, 자궁체부암, 자궁경부암, 위암에 걸려 사망할 가능성이 커지고 방광암에 걸릴 가능성이 커지는 것으로 드러났다.

이 연구 결과에 의하면 혈당치가 높으면 남성들보다 여성들이 더 위험한 것으로 밝혀졌다. 남성들도 혈당치가 높으면 암에 걸리거나 암으로 사망할 가능성이 커지지만, 상관관계가 여성들보다는 약한 것으로 밝혀졌기 때문이다.

혈당치가 지나치게 높다는 것은 인체가 글루코오스를 제대로 물질대사 시키지 못하는 것을 의미하고 이는 인체 내의 화학작용에 이상이 생긴 것으로 볼 수 있다. 혈당치는 먹는 음식과도 밀접한 관계가 있기 때문에 혈당치를 정상화시키려면 우선 거친 음식을 벅고 적절한 운동부터 규칙적으로 하는 습관을 들여야 할 것으로 생각된다.

참고문헌

- 최신진단과 치료 : 김동휘 외 공저, 약업신문사
- 본초학 : 본초학교수 공편저, 영림사
- 현대 생약학 : 생약학연구회 저, 한국학습교재사
- 고장초 건강법 : 유지산 편저, 조세정보사
- 나의 한방 : 안병규 저, 향토문화사
- 단식의 기적 : Paul C. Bragg 저, 김태수 역, 홍익제
- 암 두렵지 않다. : 森下敬一 저, 자연금동호회
- 암보감 : 배성식 저, 전일실업출판국
- 생명의 원소 게르마늄 : 노덕삼 저, 한국메디칼 인덱스사
- 암 한방치료와 예방 : 강신명 저, 도서출판 형설사
- 암과 난치병을 고친 사람들 : 건강동우회 편, 신한마스타
- 나는 암을 정복했다. (Killing cancer) : Jason Winters 저, 이인구 역, 크리스챤비젼하우스
- 당신의 몸 얼마나 아십니까? (Your body how it works) : J.d.Ratcliff 저, 연강학술재단
- 건강의 방주 : 오장근 저, 자산
- 영양요법 : 赤澤好溫 외 공저, 도서출판 세신
- 암 예방요법 : 미국동서의학 연구재단 편저, 일월서각
- 놀라운 현미효소 : 안달충 저, 성진출판사
- 서울 약사회지 : 서울시 약사회
- 동의보감 : 허준 저, 대성출판사
- 증맥 · 방약합편 : 황광연 저, 남산당
- 약물학 : 한국약학대학협의회 · 약물학분과회 저, 문성사
- 인체해부학 : 한갑수 저, 고문사
- 인체생리학 : 최현 저, 수무사
- 원색최신의료 대백과 사전 : 도서출판 신태양사
- 지금 식생활로는 일찍 죽는다 : 유태종 채범석 편저, 도서출판 신세계
- 월간 암
- 암치료의 지름길 : 황준이 저, 태학사

T. Stock "Blood Glucose and Risk of Incident and Fatal Cancer in the Metabolic Syndrome and Cancer Project (Me-Can): Analysis of Six Prospective Cohorts" PLoS Med 6(12): e1000201. doi:10.1371/journal.pmed.1000201

F. D. Costanzo et. al., "Adjuvant Chemotherapy in Completely Resected Gastric Cancer: A Randomized Phase III Trial Conducted by GOIRC" J Natl Cancer Inst, 19 March 2008; 100: 388 - 398.

R. P. Harris et al., "Current methods of the U.S. Preventive Services Task Force: a review of the process" Am J Prev Med 2001;20(suppl 3):21-35.

Annual Meeting of the Radiological Society of North America (RSNA) 2009.

A. B. de Gonzalez et al., "Estimated Risk of Radiation-Induced Breast Cancer From Mammographic Screening for Young BRCA Mutation Carriers" J Natl Cancer Inst, 4 February 2009; 101: 205 - 209.

P. Zahl et al., "The Natural History of Invasive Breast Cancers Detected by Screening Mammography" Arch Intern Med. 2008;168(21):2311-2316.

L. Esserman et al., "Rethinking Screening for Breast Cancer and Prostate Cancer" JAMA, October 21, 2009; 302: 1685 - 1692.

T. Stock "Blood Glucose and Risk of Incident and Fatal Cancer in the Metabolic Syndrome and Cancer Project (Me-Can): Analysis of Six Prospective Cohorts" PLoS Med 6(12): e1000201. doi:10.1371/journal.pmed.1000201

P. Dubsky et al., "Anemia Is a Significant Prognostic Factor in Local Relapse-Free Survival of Premenopausal Primary Breast Cancer Patients Receiving Adjuvant Cyclophosphamide/Methotrexate/5-Fluorouracil Chemotherapy" Clin. Cancer Res. 2008 14: 2082-2087.

P. Dubsky et al., "Anemia Is a Significant Prognostic Factor in Local Relapse-Free Survival of Premenopausal Primary Breast Cancer Patients Receiving Adjuvant Cyclophosphamide/Methotrexate/5-Fluorouracil Chemotherapy" Clin. Cancer Res. 2008 14: 2082-2087.

C. S. Foster et al., "Hsp-27 expression at diagnosis predicts poor clinical outcome in prostate cancer independent of ETS-gene rearrangement" Br J Cancer 101: 1137-1144

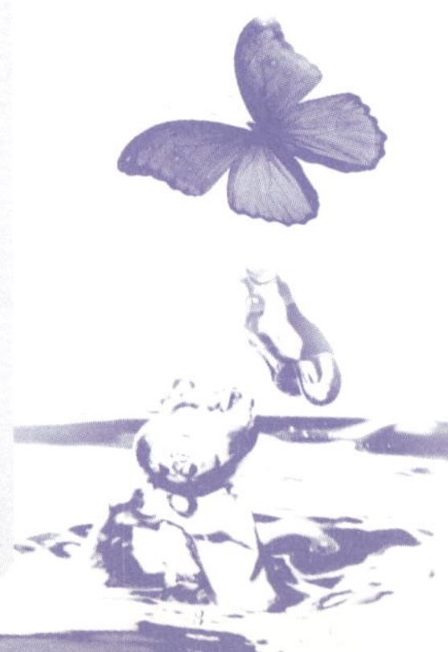